한방 임상 이야기

韓雜
治病

한방 임상 이야기
雜病韓治

제 1 권

양주노 지음

군자출판사

지은이 양주노

경희대학교 한의학과 학사
동대학 한방병리학 석사
아주대학교 의과대학 방사선종양학과 의학박사
아주대학교 의과대학 외래교수
중국 요녕중의과대학 객좌교수
수원시 한의사협회 학술이사

제1회 한의학국제박람회 대외업무팀장
중화민국 육생중의진소 임상유학
중국 중서의결합 신경의학회 명예회원
중화민국 중서의결합 신경의학회 명예회원
중국 특수침법학회 명예회원

한방 임상 이야기 雜病韓治 - 제1권

첫째판 1쇄 인쇄 | 2009년 1월 10일
첫째판 1쇄 발행 | 2009년 1월 20일
첫째판 2쇄 발행 | 2018년 1월 03일

지 은 이 양주노
발 행 인 장주연
출 판 기 획 김도성
편집디자인 군자편집부
표지디자인 군자표지부
발 행 처 군자출판사(주)
등록 제 4-139호(1991. 6. 24)
본사 (10881) **파주출판단지** 경기도 파주시 회동길 338(서패동 474-1)
전화 (031) 943-1888 팩스 (031) 955-9545
홈페이지 | www.koonja.co.kr

ISBN 978-89-6278-050-5

정가 28,000원

추천사

제자 양주노 박사가 한방임상이야기(잡병한치)라는 책을 낸다고 한다. 본인도 몇 권의 책을 낸 경험이 있는데, 그 때마다 그 책을 쓰지 않으면 안되는 절박한 심정과 이유가 있었다. 양 박사의 경우도 그러하리라.

그의 책은 그가 한의원을 개원하고서 진료했던 기록들의 모음집이다. 물론 한의사들이 읽으면 그런 정도는 나도 할 수 있다라고 할 수도 있을 것이다. 그러나 실제로 이러한 책을 내는 한의사는 많지 않다. 우선 나는 양 박사가 이러한 책을 내는 열정과 용기가 가상하다고 생각한다. 그는 실제로 자신의 삶 속에서 다가오는 도전들을 별 두려움과 주저함이 없이 헤쳐 나아가고 있다.

그는 내가 WHO 서태평양지역 사무처가 있는 마닐라에서 근무하기 시작하고나서 격려차 가장 먼저 달려온 제자이기도 하다.

우리들에게는 일어난 귀중한 생각들을 바로 실천에 옮기고자 하는 사람들이 필요하다. 혼잡한 생각들과 난무하는 말들로만은 우리 사회가 바르게 나아갈 수 없다. 우리 한의계에는 산적한 난관들을 어렵다 생각하지 않고 치고 나가는 투사들이 필요한 때다. 그는 자신의 고향인 수원에서 성실하게 학교 그리고 나의 친구 대만의 이정육 선생에게 배운 이론과 경험들을 그대로 환자진료의 현장에서 실천해나가고 있다. 동료들과 후배들은 그로부터 그런 용기와 실천력을 배울 수 있을 것이다.

이제 그가 펼쳐놓은 임상경험들은 실제 의료현장에서의 귀중한 기록들이다. 그러한 기록들이 좀 더 잘 디자인되어 증례보고가 되고 객관적으로 검증되어 한의학의 치료의학으로서의 역량을 검증하면서 그 외연을 넓혀 나가야 한다.

양주노 박사는 아직 젊은 한의사 그룹에 속한다. 그러나 그는 졸업후 경희한의대 조교, 대만에서의 일년 여에 걸친 임상연수, 아주대의료원에서의 수년간 협진 자문역 및 아주대 의학박사학위 취득 등, 한국 한의사로서는 평범하지 않으면서도 성공적인 길을 가고 있다.

이 책을 내는 그의 앞길에 더 훌륭한 스승들과 동료들과 후학들이 한 무리를 이루어 한의학 발전의 거대한 흐름을 이룰 수 있으면 하는 바람으로 멀리서나마 격려의 글을 쓴다.

마닐라에서

최승훈*

*현재 필리핀에서 귀국하여 경희대학교 한의과대학 학장 재직중

추천사

우리나라 환자들이 호소하는 암 치료에 대한 부작용이 미국인들과 다르다는 것을 알게 되었을 때 우리가 해부학적으로 이는 신체 구조 이외에 무언가 또 다른 것이 작용한다는 생각이 들었다. 이것이 바로 한의학에서는 '체질' 이라고 하는 것은 아닌가라는 생각으로 이어졌다. 이를 계기로 방사선염증에 관하여 많은 생각을 하게 되었고 이는 천연자연물질의 항염증효과 그리고 다양한 요법을 포함하는 보완요법의 공부를 하게 되었고 이로써 내가 배운 정통의학인 서양의학의 테두리에서 벗어나는 기회가 되었다. 제대로 한의학을 배우기 전에는 책에서 말하는 간과 '화' 라는 정서와의 연관성이 이해가 되지 않았고 기의 막힘 등이 병의 원인이 된다는 견해를 이해할 수 없었다. 지금은 WHO에서 Traditional Medicine 파트에서 일하고 계시는 경희대 한의과대학의 최승훈 교수와 교류를 하게 되면서 환자 개개인에 대한 논의를 하고 조금은 더 이해할 수 있게 되었다. 최승훈 교수님이 해외 연수를 가면서 대신 우리병원 암 환자를 한방을 원하는 환자들을 위한 상담의사로 양주노 선생을 소개한 것이 지금까지의 인연으로 연결되었다. 또한 에모리 대학에서 침술을 적극적으로 응용하는 것을 보고 자극을 받아 미국에서 의사를 위한 침 수련을 받고 나서 더욱 한방에 대한 이해가 깊어졌고 환자들을 살피는 방법도 조금씩 달라져감을 느끼게 되었다. 그리고는 양주노 선생에게 외국에서 얼마나 적극적으로 한방을 연구하고 응용하는지, 그리고 체계적으로 접근하고 있는지를 강조하면서 우리 한의학계도 뒤지지 않기 위하여 더욱 많은 논문과 임상연구 등이 이루어져야 한다고 설득도 했던 것이 기억에 남는다.

지난 3년간 양주노 선생이 우리 과에서 박사 학위 취득을 위하여 같이 공부하고 연구한 노력이 박사학위 취득 이외에 이 책까지 내게 되었다고 생각한다. 지금은 환자들이 사용하는 약초를 듣고는 금방 진료 중에도 전화하고 의견을 묻고 하는 가까운 인연이 되었다. 나는 지금도 한의학과 서양의학 의사들 간에 믿음보다는 불신이 더 많은 것에 안타까움을 금치 못한다. 아마 서로 잘 되지 못한 케이스들만 보게 되어 생긴 후유증일 거라는 생각이다. 물론 더 좋은 연구 및 진료 효과를 위해서는 서로 다른 분야를 공부하고 각각의 케이스를 가지고 공부하는 시간이 더 필요하다고 생각한다. 같이 공유했던 시간들이 있어서 환자를 토론하는 기회가 있게 되었고 서로의 논문을 그리고 치료 접근하는 방법이 다른 점을 이해하게 되었다. 한방 연구팀이 같이 일한 3년간 나는 나름대로 한의학을 조금은 더 공부하였음에도 같은 코드(?)로 이야기 하는데 1년은 걸린 것 같고 다른 연구자들은 2년이라는 시간이 소요되었다는 생각이다. 개인적으로 한의학을 공부하는 의사들도 많으나 얼마 전부터 의과대학생들에게 한의학을 소개하는 보완,통합의학 강의가 우리 병원을 비롯하여 많은 의과대학에서 시작되었고 물론 그 시간은 충분하지는 않지만, 앞으로 더 나아질 것이라는 밝은 전망도 내놓고 싶다.

양주노 선생의 임상 사례집은 한방으로 치료하여 성공한 케이스들의 모음이다. 그 동안 박사 학위를 위하여, 연구를 위하여 우리가 준 많은 영어 논문을 읽으면서 책 또한 내는 그 열성에 수고하였다는 말만으로는 부족하다는 생각도 한다. 이 책의 내용이 서로 다른 치료 방법으로 접근한 증례들을 살피고 서양의학과 동양의학이 합동으로 하는 임상 연구 테마가 개발되었으면 하는 것이 내 바람이다. 실제로 힘든 케이스가 더 잘 낫고 효과적으로, 부작용이 적게 치료된다면 이것이 환자들의 바람이고 정부에서 원하는 그리고 나아가 우리 의료계가 외국에 비하여 차별화 되는 또 하나의 방안이 될 것이다.

아주대의과대학 방사선종양학과 교수
전미선

추천사

爲大韓民國梁珠勞醫師「雜病韓治」序

「不參與危急重症治療的醫師不算醫師」, 任何一位醫療從業人員, 不能處理加護病房·手術室·急診·住院病人·癌症·尿毒·心腦血管疾病·猛爆性肝炎……..這種醫療從業人員只能以健康咨詢或輔導人員視之, 稱不上醫師。

東方人極爲善忘與崇拜西洋産品, 千百年來皆將「王母娘娘」那邊的各種學說與産品視爲無上美好的仙品。可是「王母娘娘」那邊的人民又將「東方」的各種學說與産品視爲神秘美好的聖品, 結果我們說他們好, 他們說我們的好。我們的民族忘掉了所有西藥的原料藥, 與原開發基本藥品來源, 係自然的動·植·礦物, 也就是中藥, 自中藥萃取一個成份, 求出其化學結構式, 再用石化原料合成, 目前西藥大約有百分之七十五左右, 皆爲石化産品。這種單一化學結構式的産品, 對人體細胞來說, 都是劇毒, 通不過各種「屏障」(BARRIER), 短時間好像滿有效的, 長時間反而對人體 細胞是一種傷害, 唯有自然的動植物産品, 可以無害通過各種屏障, 但如爲有毒産品, 就必須由熟悉藥性的專家來使用與給付消費者使用, 這就是世界各國傳統醫學從業人員的權利與責任, 如何將這些自然界的動植物合理組合, 並形成互相抑制其毒性與缺陷, 將其功能發揮到危急重症的治療, 與日常養生保健, 讓世界全人類皆能健康, 延年·輕身·不老·神仙的境界, 這種超級功能組合自然動植物能力, 在中國自殷商時代的伊尹時就完成了工作, 但目前西方醫藥製造與從業人員尙不得其門而入, 這就是我們中國傳統醫學的超時代的成就與優越性, 也就是由單味藥, 走入複方, 又將複方依「君臣佐使」, 相生·剋·虛·實·須·使·畏·惡·殺·反·賊·微·正的理論組成到目前二十一世紀, 號稱世界最發達尖端的醫藥研究與製造廠, 尙摸不透, 且無比較有效的方法可以來証明其作用原理, 造成這些西洋人的無比的尊重, 但東方人的攻擊爲不科學, 也是以自己所已知的狹窄知識, 來攻擊自己所不知與未知的知識, 或自然已存在的能力與能量爲不科學, 這些人本身就不具有「科學精神」, 而將中醫藥視之爲「玄學」。請大家不要忘記, 沒有西藥以前都是我們中醫師在用中藥治病。

數據化與量化·具像化是比較容易讓人懂與學習的知識, 參考數據的產生, 平均值的歸納統計, 可以讓任何一位醫療從業人員治病開處方有一基本方向可循, 如何將中醫藥的診治做到加個藥, 或加重劑量, 就可以昇高或縮減某一數字或影像, 使達到正常值, 這就是中醫的「致中和」。目前全世界傳統醫學界有此能力的從業人員並不多, 這也就是有志於將傳統醫學推廣進入危急重症的醫學教育與研究人員所一直在努力的目標。

傳統醫學界很奇怪的一意崇古, 極少有人願意在學習與從業過程中, 隨著每一時代的主流醫學·養生·保健·營養·起居作息之不同, 而予以創新, 並承擔起當時的時代缺陷的補充工作, 當然, 這種創新工作是極爲辛苦與孤獨的工作, 往往要忍受各種訕笑與打擊, 光以「冰」爲例, 古代的「冰」與現代的「冰」, 「冷藏」與「生冷」, 「低溫冷凍」與未滅菌的「生冷」, 「生食」與「生冷」, 「冰涼」與「生冷」, ………也不去了解有何異同, 而扯入一大推自以爲是的「非」理。

講了一堆閒話, 目的就是要告訴大家一件事, 我認爲梁珠勞醫師是大韓民國的所有傳統醫學研究與從業者中, 有肩膀與勇氣的自傳統中創新, 並進入危急重症·基礎研究與臨床創新, 並將結論整理歸納的極少數人員之一, 我目前唯一遇到的一位大韓民國有前述能力與成就的傳統醫學從業與研究者。

有幸與梁珠勞醫師共同研究學習, 係大韓民國慶熙大學韓醫科大學, 也是目前世界衛生組織傳統醫學東半球主管崔昇勳教授的介紹, 見到梁醫師自碩士畢業, 進入臨床, 再讀博士的短短幾年, 就能對各種危急重症, 並被其他中西醫從業人員視爲疑難雜證的各種疾病, 能舉重若輕的充分控制, 並得出結論, 寫成專書, 相信在大韓民國傳統醫學界, 中西醫結合界是一大奇跡與奇才, 相信大家會自他的著作中得到, 西醫沒介入前中醫如何治病, 西醫介入後中醫如何來互相輔助, 西醫放棄治療後中醫如何來收尾巴。除了這些技藝層面的結論外, 更應能體會其「苟日新·又日新·日日新」, 「與時俱新」的科學精神, 其具有「天行健, 君子以自强不息」的易經乾象的衝勁外, 更具有謙沖爲懷的易經坤象的謙卑, 形成「太極」的「儒醫」「花郎道」的完美醫師。値玆梁醫師「雜病韓治」第一卷將出版之際, 命余爲之寫序, 有友如此的高成就, 並與共遊, 謹贅言幾句, 如有得罪諸家方正之處, 敬請能宥諒本人對傳統醫學界恨鐵不成鋼的衝動與期望。並祝各位讀者, 術德並進, 全世界人類健康·和平·幸福。

中華民國台北市育生中醫診所

中醫師院長 **李政育 敬序**

中華民國九十六(西元二OO七)年十月十日國慶日序

자서

이 책은 거창한 임상의 치료기술을 소개하는 책도 아니고 한 명의 젊은 한의사가 임상에서 경험하고 있는 여러 질환에 대한 기록입니다. 한의사에게 한의원은 절대적인 생활공간으로 이 공간에서 이루어지고 있는 모든 일은 삶의 전부라고 할 수 있습니다. 수필이 개인의 삶과 생각을 표현하듯 이 책은 한 사람의 한의사가 침과 약의 한정된 방법을 가지고 여러 질환을 상대하면서 느꼈던 개인적인 연구, 각성, 좌절 등을 기록한 일기입니다.

필자는 원래 무신경하고 둔하고 게으르고 놀기를 좋아하는지라 이전까지는 삶의 목표 같은 것은 전혀 없었고 어찌어찌해서 학교를 졸업하고 학교에 잠시 있다가 대만갔다 돌아와서 개업을 하는 등 대학원 석사과정을 제외하고는 매우 평화롭고 나태한 삶을 살고 있었는데 박사학위과정을 시작하려는 순간, 갑자기 지도교수님께서 필리핀으로 가시게 되었습니다. 그래서 단순히 궁금하다는 생각으로 의대 쪽으로 박사과정을 옮기게 되었습니다. 그런데 하필 지원한 곳이 방사선종양학과였습니다. 당시에는 그냥 졸업만 하면 된다고 생각했는데 그게 아니었습니다. 수업, 교수님 및 스텝들의 대화 중에 나오는 용어의 태반은 전혀 알아들을 수 없는 문맹이었으며 낯선 곳에서 있으려니 보릿자루 신세가 되는 것 같아 너무 속이 상해서 손에 잡히는 책들은 모두 읽기 시작했습니다. 그 후 시작된 수많은 논문읽기숙제, 임상평가, 근거제시 등등 일련의 과정은 제게 상당한 고통을 요구하였으며 실험실패, 시험, 논문작성 등은 더없이 좋은 훈련이었다고 생각됩니다. 그런 중 매우 절친한 후배가 악성뇌종양GBM을 앓게 되어 전도유망한 젊은이가 그의 꿈을 포기할 수 밖에 없게 되는 것을 보면서 그 때까지만 해도 느낄 수 없었던 종양의 무서움을 알게 되었고 필자는 하찮은 실력으로 절대절명의 상태에 있는 후배를 위해서 퇴로없이 싸워야만 했습니다. 현재까지 그 후배는 생존해 있지만 당시 필자의 실력으로는 항암치료에 따라 여기저기에서 발생하는 문제들을 해결하기에도 부족했습니다. 이러한 과정에서 한의학이 중증질환에 개입하여 치료효과를 높일 수 있음을 알게 되었지만 생명을 다루는 일에 추상적인 이론만으로는 접근할 수 없다는 것을 골수에 새길 수 있었습니다. 다시 말하면 이론상의 이론은 거기에서 끝이 나는 것을 깨닫고 근거가 필요함을 알게 되었습니다. 그 후 여러 질환에 대해 중국, 일본, 한국 등의 각종 서적, 논문을 읽고 검토했지만 임상의학적인 근거EBM에 대한 갈증은 해소되지 않았습니다. 비록 한의학이 글로 남겨져 있는 역사적인 근거는 매우 많고 구하기가 쉬웠으나 중국은 한자로 되어 있고 구체적인 사항이 없어서 설득력이 부족하고, 일본은 약의 용량, 복용기간, 편견 때문에 제시하기가 어려워 결국에는 타인의 것을 필사한 것이 아닌 독자적인 치험증례집을 마련하는 것이 필요하다고 생각하게 되었습니다.

즉 이 책을 쓰게 된 이유는 젊은 한의사가 경험한 사소한 증례모음이지만 임상적 증거가 필요한 현재 한의계 상황에서 한의학 동도同徒 및 한방연구가 분들께 조금의 도움이라도 되고 스스로 공부하고픈 마음에서 시작된 것입니다. 막상 출판을 하겠다고 결정한 순간에는 욕심이 생겨 일본의 임상대가인 大塚敬節, 矢數格, 矢數道明 선생들처럼 명작을 만들어보려고 하였으나 임상경험과 학문적 깊이에서 그분들을 능가할 수는 없었습니다.

필자의 한방임상에 특효방, 특효약은 없으며 참고문헌에서 알 수 있듯이 동의보감東醫寶鑑, 사상의학四象醫學 등의 한의학韓醫學, 의부전록醫部全錄, 의종금감醫宗金鑑, 만병의약고문萬病醫藥顧問, 의학충중참서록醫學衷中參西錄 등의 중의학中醫學, 일관당一貫堂, 온지당溫知堂 등의 일본 한방의학漢方醫學, 중서의회통中西醫匯通의 이정육선생의학, 중서의결합中西醫結合의 현대 중의학中醫學 등을 손 가는 대로 참고하고 있습니다. 학문이 일천하기에 어느 것이 가장 이상적인지는 아직은 판단하기 어려우나 환자 및 의료사회의 상황에 따라 하나의 이론에 얽매이지 않고 여러 수단을 총동원하려고 합니다. 심산유곡의 어디가 최저부인지는 아직도 탐색중입니다.

부족한 내용의 졸저에 독자 여러분의 많은 양해를 부탁드리며 장래에는 진일보한 한방 임상서를 쓸 수 있도록 노력할 것이며 비록 미흡한 내용이지만 지금도 밤을 세워가며 진력분투하고 있을 한의학 및 의학 동도同徒들께 작은 참고라도 될 수 있기를 기원합니다.

연구를 독려해준 아내 진희와 아들 연담, 부모님께 감사드리며, 항상 소중한 가르침을 주시는 최승훈 교수님, 대만의 이정육 선생님, 아주대 전미선 교수님, 강승희 교수님, 오영택 교수님, 경희대 안규석 교수님, 심범상 교수님 그리고 저를 믿고 수년간 함께 일하고 있는 주영과 진선, 한의원식구들에게 감사의 말씀을 올립니다. 또한 출판을 허락해 주신 군자출판사의 장주연 사장님, 맞춤법도 틀리는 원고를 아무 말씀 없이 편집해 주신 권연정 선생님께도 감사의 말씀올립니다.

마지막으로 실력없는 젊은 한의사를 신뢰해 주신 환자분들께 진심으로 감사드립니다.

새로운 한의학을 꿈꾸며
日新又日新更日新
2008년 9월 우(愚) 양주노

목차

제2장 / 피부질환

제3장 / 안이비인후과질환 … 171

제4장 / 내장질환 … 213

제1장

신경질환

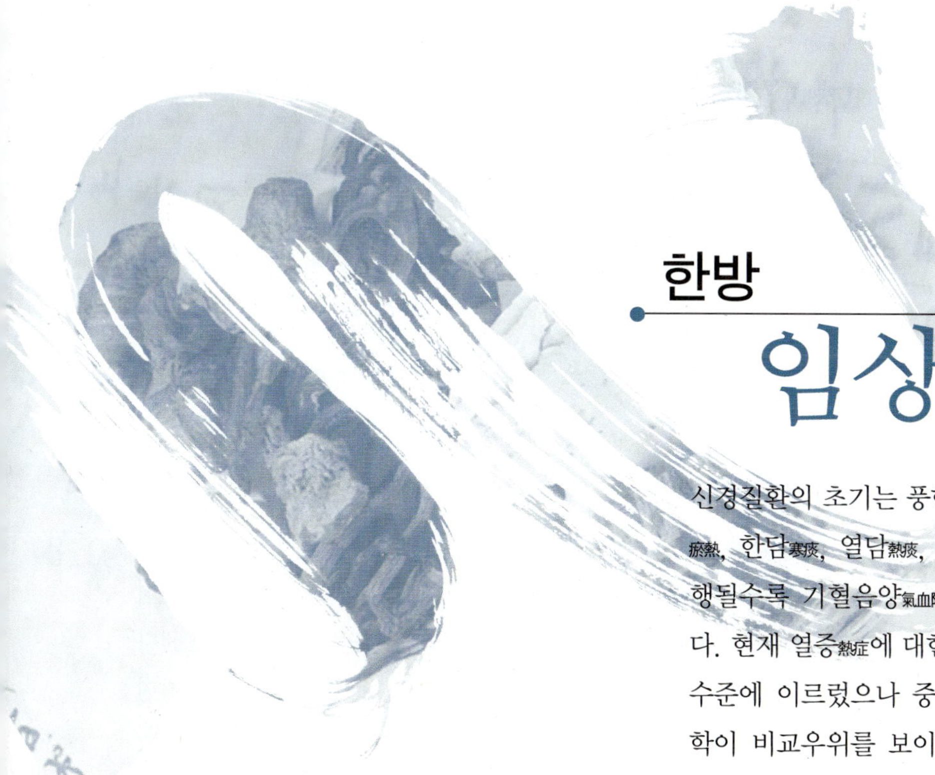

한방 임상이야기

신경질환의 초기는 풍한風寒, 풍열風熱, 습열濕熱, 어열瘀熱, 한담寒痰, 열담熱痰, 어혈瘀血 등이며 중후기로 진행될수록 기혈음양氣血陰陽의 허증虛症으로 전변轉變된다. 현재 열증熱症에 대한 서양의학의 대처는 상당한 수준에 이르렀으나 중후기의 대책은 아직은 한의학이 비교우위를 보이고 있거나 개선의 가능성이 높다. ”

01 뇌경색으로 인한 안면마비, 어지러움, 반신무력

당시 71세, 여
진료일: 2005년 5월 16일

환자는 금년 5월 5일 아침 갑자기 구토, 왼쪽 손과 발의 마비, 왼쪽 얼굴의 마비, 말을 잘 못하는 증상 등이 발생하여 모 대학병원에 입원하여 우측 뇌혈관의 협착에 의한 뇌경색으로 진단되었으며, 5월 12일 퇴원하였으나 왼쪽의 얼굴과 손발의 마비가 지속되어 내원하였다.

증상분석

환자는 경도의 혈당상승으로 식사를 조절하고 있었으며 어릴 적부터 머리가 자주 아파 각종 검사를 하여도 원인을 알 수가 없어서 두통이 있을 때마다 진통제를 자주 복용하였으며, 현재의 증상은 왼쪽 얼굴과 손발이 마비되어 얼굴은 오른쪽으로 돌아가 있었고 손발은 힘이 없었다. 왼쪽 수족의 동작은 가능하였으나 우측에 비해 근력이 상당히 저하되어 있었으며, 왼쪽의 안면은 마비되어 눈을 감기도 힘들고 물을 먹으면 물이 샌다고 하였다. 환자의 증상이 가벼워서 치료가 쉬워 보일 수는 있으나 일단 치료를 하려면 상당한 시간이 필요할 것으로 생각되어 6개월 이상 복약과 침구치료를 하기로 하였다. 이러한 뇌허혈에 의한 중풍은 심경허중心經虛中에 해당되며 환자의 과거력을 보면 아주 오래된 두통을 가지고 있었는데 이는 평소에도 뇌의 혈액 공급에 문제가 있었던 것으로 판단되었다. 이에 보양환오탕가미방補陽還伍湯加天麻, 吳茱萸, 人蔘을 처방하고 백회百會, 풍지風池, 수족삼리手足三里, 혈해血海, 삼음교三陰交, 청궁聽宮, 지창地倉, 협거頰車, 합곡合谷 등에 침구치료를 하면서 경과를 지켜보기로 하였다.

치료경과

2005년 6월 4일 왼쪽의 얼굴마비 된 것이 거의 정상으로 되었으며 왼쪽 손발도 끌리지 않게 되었다.

2005년 6월 20일 왼쪽의 얼굴은 이전과 마찬가지로 정상이 되었으나 약간 힘이 안 들어가는 것 같다고 하였다.

2005년 7월 7일 왼쪽 얼굴과 손발의 근력 및 활동은 완전하게 정상이 되었으나 약간 몸이 무력한 것 같다고 하였다. 환자의 증상이 모두 개선되어 치료는 1주일에 1회 침구치료를 하면서 6개월간 경과를 지켜보기로 하였다.

2005년 12월 29일 장기간의 경과관찰을 통해 환자의 뇌혈액순환이 개선된 것으로 판단하여 치료를 종료하였다.

후기

환자는 뇌허혈에 의해 반신마비가 발생하였으나 정확한 처방 및 치료, 경과관찰을 통해 치유된 것을 확인하였으며 현재까지 재발하지 않고 있으며 당시의 치료로 어렸을 때부터 있던 극심한 두통이 반이상 감소하여 현재까지 유지되고 있는데 이것은 뇌혈관순환이 개선되고 동시에 뇌의 미세혈관경련이 천마天麻, 오수유吳茱萸로 감소한 것이라고 생각된다.

02 소뇌교위축증Olivopontocerebellar Atrophy의 급성 진행으로 인한 현훈 및 하지의 위약

당시 37세, 여
진료일: 2004년 4월 19일

환자는 30세 이전부터 자주 어지럽고 가끔 다리에 힘이 빠지는 증상이 시작되었다고 하며 당시에는 많이 피로하니까 이런 증상이 있을 것이라고 생각하고 신경을 쓰지 않았다. 그 후에도 약간은 힘들었으나 집안에만 있어서 그런다고 생각하여 사회생활을 시작하였으며 바쁘게 살면서 증상이 있어도 참으면서 생활하였다. 그러나 2001년 환자의 오빠가 동일한 증상으로 대학병원에 입원하게 되어 본 질환을 알게 되었다고 하였다. 현재 환자의 오빠는 S대 병원에 입원하여 말도 못하고 거동을 할 수 없다고 하였다. 또한 언니도 동일한 질환이 있었으나 아직은 그런대로 생활을 하고 있다고 하였다. 그리고 환자의 모친이 동일한 질환으로 40세 중반에 별세하셨다고 하였다. 환자는 질병에 대해 두려움을 가진 채로 일상생활을 하던 중 2003년 12월 날씨가 매우 추워진 후 증상들이 악화되기 시작하였으며 현재 어지럼증이 심하여 다른 사람이 옆에서 부축해야 했으며 허리도 매우 아프고 다리의 근력이 저하되어 혼자서는 걸을 수 없었으며 보행동작도 상당히 느리고 안정시나 동작시에 양수지의 진전 및 심할 경우에는 전신이 떨리기도 하였으며 말이 심하게 어둔하고 느렸다.

일단은 환자의 가족력과 현재 증상을 보면 소뇌교위측증의 급성 진행기로 보였으며 이에 갈등을 하기 시작하였다. 이 환자는 일단은 나를 믿고 왔지만 솔직하게 100%완치시킬 자신은 없었다. 그래서 보호자와 심중의 말씀을 나눈 결과 보호자도 그런 내용은 알고 있었으며 환자가 자식들 대학갈 때까지만 살아 있어 준다면 된다고 하였다. 이에 완치에 대한 부담은 덜 수가 있었으며 현재의 증상을 개선시키고 향후 간헐적인 치료를 통해서 뇌의 위축을 지연시키는 방향으로 치료하기로 하였다.

증상분석

한의학적으로 이상의 증상은 위증痿症에 속하며 기본처방은 십전대보탕十全大補湯이 되나 현훈의 반하백출천마탕半夏白朮天麻湯(天麻 18g), 음궐陰厥의 사역탕四逆湯 등을 함께 구성하였다.

치료경과

환자는 복약 1개월 후 어지럼증은 여전하나 다리의 힘이 증가되어 혼자서 난간을 잡고 걸을 수가 있게 되었으며 다시 복약 1개월 후에는 어지럼증이 약간 개선되어 조금은 걸을 수가 있게 되었으며 다시 1개월 후에는 어지럼증이 거의 없어졌으나 요통은 개선되지 않았다. 그 후 2004년 11월까지 가끔 한약을 복약하였으며 증상이 완만하게 개선되어 치료를 중지하였으며 치료 중지 당시에는 약간의 요통과 피곤하면 말이 둔하게 되고 다리의 힘이 빠지는 증상이 있었으나 경제적인 상황도 있고 해서 일시적으로 치료를 중단하고 3개월에 1회 정도 한약을 복약하도록 하였다.

후기

그 후 환자에게 연락을 하였으나 도무지 연락이 되지 않아 좋지 않은 일이 있을 것으로 예상하고 있었으나 2007년 9월 어렵게 환자와 통화를 할 수가 있었는데 2004년 치료 후에 어지럼증은 없으나 매우 느린 속도로 조금씩 다리의 힘이 빠지는 것 같다고 하였는데 그래도 혼자서 밖에 나갈 수는 있다고 하였다. 그래서 필자가 지속적인 치료를 해야 한다고 하였으나 경제상황이 좋지 않아 안타깝지만 더 이상 강권할 수는 없었다.
비록 완치까지는 아니더라고 병의 급격한 진행을 늦출 수는 있었으며 현훈, 경련, 하지의 탈력 등에 유의한 효과를 보였다.

03 파킨슨병

당시 72세, 여
진료일: 2002년 12월 3일

환자는 필자가 한의원을 옮기기 전 건물의 1층에 있는 생선가게 주인의 모친으로 10여 년 전 파킨슨병이 발병하여 A시의 종합병원에서 도파민제제를 복용하고 있었다(약 7, 8년, 할머님 기억이 가물거림). 그러나 도파민제제를 복용하고서도 증상이 지속적으로 악화되어 현재는 거동마저 힘이 든다고 하였다. 환자의 사지는 뒤틀려 있었고 등도 앞으로 굽어있었으며 손가락과 발가락은 굽어서 펴질 못하고 있었다. 언어구사 또한 매우 알아듣기 힘들 정도로 약했고 웅얼거리면서 말씀을 입안으로만 하고 있었다. 진찰시 사지의 궐역厥逆이 심하였고 맥脈은 침지沈遲하였으며 복력은 무력하고 혈압은 90/60정도로 낮았으며 대변은 가늘게 2, 3일에 한 번씩 보지만 시원하지 않다고 하였다.

증상분석

위의 환자는 한궐寒厥에 속하여 당귀사역탕當歸四逆湯 방향으로 생각해볼 수도 있었으나, 현훈眩暈, 소력나언少力懶言, 식불하食不下, 심하비민心下痞悶을 겸하고 있어서 반하백출천마탕가감방半夏白朮天麻湯加減方을 처방하고 도파민제제의 장기적인 사용과 장기간의 이환 등으로 병은 상당히 깊을 거라 판단하여 녹용을 첨가하였다.

치료경과

복용 후 10일이 경과하면서부터 명현반응이 나타나기 시작했는데 어깨에서부터 손가락까지 차가운 기운이 서서히 빠지기 시작하였으며 20일이 경과한 후에는 허벅지에서부터 발가락으로 찬 기운이 빠져나가는 것 같다고 하였으며 몸 전체가 간지럽고 근육이 여기저기 아프다고 하였다. 그 후 다시 15일분을 복용한 후에는 굽었던 손가락과 발가락을 움직일 수 있게 되었으며 다시 동일한 처방으로 15일분을 복용하고 난 후에는 굽었던 허리에 힘이 들어가 걷는 것이 수월하게 되었다고 하였다. 그 후 더 복용하기를 권하였으나 이미 다 나은 것 같다고 하여 복용을 중지하였다.

후기

그 후 환자의 이웃이나 친척들이 많이 내원하였는데 할머님은 몰라볼 정도로 많이 건강해지셨으며 환자에게 7, 8년간 같은 처방을 주던 A시의 병원의 의사는 할머님의 상태를 다른 환자들에게 보여주면서 현대의학의 발전이 이 정도까지 좋아졌다고 여러 환자들 앞에서 할머님의 상태를 보여 주었다고 하였다. 물론 할머님께서는 그 의사에게 한약을 복용하였다는 말씀은 하지 않으셨다고 하였다. 그 후 2007년말 환자의 따님께서 내원하였으며 할머님은 2007년 취침중 편안히 별세하였으며 그 때까지 별 이상없이 잘 계셨다고 하였다. 또한 당시 치료로 상당히 경과가 좋았는데 복약을 더 하지 않은 것은 주변사람들이 한약을 많이 먹으면 좋지 않다고(임종때 잘 임종하지 못한다는)해서 할머님은 한약을 계속 복약하기를 원했는데 약간 후회가 된다고 하였다.
일반적으로 치매하면 아시아인들은 파킨슨병이 많다. 치료에 있어서 현재 도파민제제를 사용하고 있으나 치료효과가 확실하지 않으며 질병의 진전을 막을 수 있다고 하지만 그것도 확실하지 않다. 즉 뇌세포의 퇴행성변화로 내분비부족현상이 발생하는데 현재 서양의학 약물은 뇌세포의 퇴행성변화를 막을 수도 없을 뿐 아니라 부족한 뇌의 내분비물질을 억지로 보충해주게 되어 오히려 내분비의 퇴화를 가속화시킬 수 있다. 이러한 뇌의 퇴행성변화는 한의학에서는 신腎의 질병으로 보는데 한의학에서 말하는 신腎이란 신장, 뇌, 골수, 신경내분비와 신경전도, 비뇨기, 생식기, 면역내분비계통 등이 모두 포함된 개념으로 뇌의 퇴화도 신腎의 범주에 해당된다고 할 수 있다. 그렇다고 한방치료가 만능은 아닌 것 같다. 파킨슨병환자가 이 환자처럼 신속하게 개선되는 경우는 많지 않다.

04 경추디스크의 신경압박으로 인한 왼쪽 손가락의 저림

당시 35세, 남
진료일: 2006년 3월 4일

환자는 최근 1개월 전 회사일로 무리를 한 후 왼쪽 견갑골밑(날개뼈라고 부르는 부분), 왼쪽 목, 왼쪽 1, 2번째 손가락에 칼로 찌르는 듯한 통증이 발생하였으며 조금만 앉아서 일을 하면 저리고 칼로 쑤시는 듯한 통증이 발생하였다. 때로는 저녁에도 통증이 심하여 잠을 잘 수가 없을 정도가 되어 정형외과에서 MRI검진을 하니 경추의 추간판이 신경을 압박한다고 하여 신경주사를 3회 맞고 약물을 복약하였으나 통증이 감소하지 않아 한방치료를 받고자 내원하였다.

증상분석

환자의 증상은 전형적인 대장경한비大腸經寒痺로 대장의 경락이 지나가는 부위에 한사寒邪가 침입하여 발생한 것이었다. 이에 귀기건중탕가미방歸芪健中湯加人蔘 3g, 葛根 30g을 복용하도록 하고 풍지風池, 수삼리手三里, 합곡合谷, 족삼리足三里 등에 온침溫針을 하였다.

치료경과

2006년 3월 27일 왼쪽 어깨와 손의 저림 및 칼로 찌르는 듯한 통증이 대부분 없어졌으나 오래 앉아 있으면 같은 부위에 약간의 통증이 나타난다고 하였다.

2006년 3월 30일 환자는 통증이 거의 없어졌다고 하여 치료를 중지하였다.

후기

환자는 그 후 2년 동안 관찰하고 있으나 재발하지 않고 있다.
각종 원인에 의한 경추디스크압박성 신경근성 통증은 추체의 파괴를 동반한 경우가 아니면 한방치료가 유효한다. 이러한 신경근의 압박이 오래되었을 경우에는 말초신경의 퇴행성 변화로 인해 만성적인 통증이 나타나게 되고 외과적인 방법으로 보정을 해도 통증 및 이상감각이 쉽게 없어지지 않는다. 대부분은 소장경小腸經, 삼초경三焦經, 폐경肺經의 기허氣虛 또는 양허陽虛에 해당되어 귀기건중탕歸芪建中湯 종류의 처방을 사용하면 3-4개월 이내에 대부분 증상이 소실되며 특수한 상황이 없을 경우 상당기간 재발하지 않는다. 그러나 이환기간이 긴 경우에는 치료시간도 많이 필요하며 만약 근육의 위축 및 동작마비가 있을 경우에는 우선 외과적 방법으로 압박을 해소한 후 다시 한방치료를 해야 한다.

05 경추디스크탈출 및 경항부인대경화증

당시 63세, 여
진료일: 2005년 2월 11일

환자는 2,3년 전부터 왼쪽 목에 통증이 있어서 2년 전 MRI검진결과 경추 4,5번 사이의 디스크가 약간 튀어나와있다고 하여 가끔 물리치료를 받아왔으나 최근 1,2개월 전부터 갑자기 통증이 심해져 목이 왼쪽으로 조금만 기울어져도 왼쪽 등과 어깨, 목에 극심한 통증이 발생한다고 하였다. 이전에도 한방치료 및 정형외과치료를 많이 받았으나 효과가 미약하여 치료자체에 대한 불신이 있어서 필자는 수술을 권유하였으나 주변 사람들이 수술을 받아도 고생을 하는 것을 많이 보아서 수술은 절대로 하지 않겠다고 하였다.

증상분석

환자의 증상이 비록 경추디스크탈출 질환이 기본이 되겠지만 현재 나타나고 있는 증상은 전형적인 목 주변의 인대의 경화로도 생각할 수 있었다. 일반적으로 디스크탈출에 의한 신경근 압박증상은 자세에 의해 통증이 조절되기도 하지만 목의 방향을 약간 바꾸는 동작, 즉 뒤로 젖히거나 앞으로 숙이거나 옆으로 돌리거나 옆으로 기울이는 동작에서 통증이 나타난다는 것은 목을 종으로 지지하는 인대가 탄성을 잃었기 때문에 나타나는 증상으로 단순한 디스크탈출 질환과는 약간 차이가 있다. 이에 소장경小腸經의 한울寒鬱을 제거하는 황기계지오물탕가감방黃芪桂枝五物湯加人蔘, 葛根을 처방하고 침구치료를 동시에 시행하였다.

치료경과

2005년 3월 15일	왼쪽 목의 통증이 많이 사라져 목을 왼쪽으로 기울여도 이전과 같이 어깨나 등쪽에 통증이 발생하지는 않았다.
2005년 4월 4일	왼쪽 목의 통증이 거의 없어졌으나 오래 앉아 있으면 목에서 피로를 많이 느낀다고 하였다.
2005년 4월 18일	환자의 증상은 일상생활에 거의 불편을 느낄 수가 없을 정도로 호전되었으나 성경책을 오래 보고 있으면 왼쪽 목이 빼근해진다고 하였다.
2005년 4월 29일	최근에는 왼쪽 목의 통증은 거의 없으며 목을 왼쪽으로 돌리거나 기울여도 통증이 발생하지 않는다고 하였다.

후기

환자는 약 2개월 반 정도의 치료를 통해서 증상이 소실되었으며 그 후 날씨, 과로, 스트레스 등에 의해서도 증상이 재발하지 않고 있다. 경항부 인대경화증의 특징적인 증상은 언제나 목이 무겁고 뻑뻑하며 때로는 목을 돌리면 목에서 소리가 나기도 하며 가장 많은 증상은 목을 앞뒤로 젖히면 당기는 느낌이 심하게 발생한다. 또한 MRI 등의 검진에서도 이상이 보이지 않는 경우가 많으며 시간이 지나면서 체형이 통증을 감소시키는 자세로 변하는 경우가 많다. 각종 치료 외에 보온 및 충분한 영양이 중요하다.

06 경추디스크탈출로 인한 왼쪽 등과 팔의 통증

당시 63세, 남
진료일: 2006년 1월 14일

환자는 2005년 4월부터 왼쪽 어깨부위와 왼쪽 팔꿈치 뒤쪽으로 통증이 발생하여 정형외과의 치료를 받은 후 약간 편해져서 일상생활에 지장이 없었으나 또 3,4개월 전부터 똑같은 통증이 발생하여 다시 정형외과의 치료를 하였으나 통증이 없어지지 않고 급기야 통증 때문에 밤에도 잠을 잘 수가 없어서 CT검진을 하니 경추 5,6번 사이의 디스크가 돌출되어 신경을 압박하고 있었다. 그러나 지속적인 치료에도 불구하고 통증이 줄어들지 않아 한방치료를 받고자 내원하였다.

증상분석

환자의 증상은 왼쪽 어깨 및 등과 왼쪽팔꿈치 뒤쪽으로 내려오는 칼로 찌르는 듯한 통증과 왼쪽 손가락이 모두 저렸으며 목을 왼쪽으로 돌린 후 뒤로 머리를 젖히면 전기가 흐르는 듯한 통증이 발생하였다. 환자의 증상은 삼초경三焦經의 한비寒痺로 견비탕가미방蠲痺湯加人蔘, 全蝎, 白僵蠶을 처방하고 중저中渚, 외관外關, 견정肩井 등에 침구치료를 하였다.

치료경과

2006년 1월 24일	활동 시에는 통증이 없으나 아직도 휴식을 하거나 잠잘 때 왼쪽 등의 통증이 심하다고 하였다.
2006년 2월 6일	잠잘 때의 통증이 많이 감소하였다.

2006년 2월 14일　왼쪽 목의 통증이 감소하였으며 야간 통증 및 손가락의 저림도 상당히 개선되었다.

2006년 2월 23일　왼쪽 목과 손가락의 저림 등의 증상이 대부분 소실되었다.

후기

그 후 증상은 재발하지 않고 있다.

환자의 증상은 디스크의 탈출에 의해 압박을 받는 상황이 장기화되면서 신경전도가 저하되어 발생한 한비寒痹의 전형적인 증상으로 초기 경추디스크탈출의 직접적인 신경압박 및 국소염증에 의한 증상과는 다르다. 그래서 초기에는 활혈거어活血祛瘀, 통락지통通絡止痛의 방법을 사용할 수 있지만 한의원에 내원하는 대부분의 경추신경질환은 이미 초기의 상황이 아니므로 온통경락溫通經絡, 산한지통散寒止痛의 치료법을 사용한다. 때로는 초기부터 온보溫補의 방법을 사용할 수도 있다.

07 경추디스크탈출로 인한 오른쪽 1,2,3 손가락의 저림

당시 47세, 여
진료일: 2004년 4월 23일

환자는 수년 전부터 일을 많이 하거나 피곤하면 오른쪽 팔이 자주 저렸으며 2003년 10월 회사를 퇴직한 후부터 첫 번째, 둘째, 셋째 손가락이 너무 저리고 아파서 MRI검사를 하니 5,6번 경추의 추간판이 탈출되었다고 하였다. 그 후 정형외과, 통증클리닉, 한의원, 추나요법, 지압원 등등에서 꾸준히 치료를 받았으나 지속적으로 악화되어 수술을 심각하게 고려하다가 주변 친지의 소개로 수술 전 마지막 치료라고 생각하며 본원에 내원하였다.

증상분석

환자의 증상은 목이 뻣뻣하여 잘 돌아가지 않고 목을 오른쪽으로 기울이면 손가락(1,2,3지)가 심하게 저려서 잠을 잘 때에도 몇 번씩 깨어나며 가사일을 조금만 하면 손이 저리고 아파서 고생이 심하다고 하였다. 혈압은 정상이었고 약간의 변비(2,3일 1회)가 있었으며 손이 너무 저리고 아파서 4,5시간 정도 밖에 잠을 잘 수가 없다고 하였다. 맥은 긴세삽緊細澁하였으며 지병은 없었다. 이에 상당히 오랜 기간 동안 지속된 경추부 신경근의 압박임을 추측할 수 있었으며 점점 악화된다는 것은 지속적인 염증으로 인하여 추간판변성 및 수핵탈출과 함께 섬유화가 진행된 것을 추측할 수 있었다. 이에 필자는 우선 수술을 하고 한방치료를 하는 방법을 권유하였으나 환자는 수술을 완강히 거부하였다. 그래서 치료를 탈출된 수핵으로부터 압박을 받고 있는 신경주변의 염증과 종창을 제거함과 동시에 상당기간 압박으로 손상되고 있는 신경을 보호하는 방법을 위주로 처방을 구성하였으며 침구치료를 병행하려 하였으나 환자는 치료에 많은 시간이 필요하고 침구치료도 해야 한다고 하니 치료를 거부하고 내원하지 않았다.

2004년 6월 11일　환자는 다시 내원하셔서 이제는 손이 더 저리다고 하였으며 어떻게 되도 좋으니 제발 치료해달라고 하였으며 그간에 유명하다는 병원, 한의원에서 약 2개월 동안 치료를 받았으나 증상이 더욱 심해지니 이제는 할 수 없이 치료를 받아서 증상이 개선되지 않으면 수술하기로 하고 이미 수술할 병원까지 정해놓았다고 하였다. 그래서 이전에 오셨을 때 왜 치료를 하지 않으셨냐고 하니 그래도 유명한 병원을 조금 더 다녀보려고 하였다고 하였다. 가슴이 답답했다.

이에 이전에 생각하였던 방법에 그 동안 한사寒邪가 더욱 가중된 것으로 보아 신통축어탕가감방身痛逐瘀湯加黃芪, 肉桂, 乾薑, 人蔘을 사용하고 경과를 지켜보기로 하였다.

치료경과

2004년 6월 26일　환자는 그 동안 침구치료는 1회밖에 받지 않고 침이 무서우니 약만 복약하겠다고 하였으며 손 저린 것이 많이 좋아졌다고 하며 기뻐하였다. 그래서 이번에도 동일한 처방을 2주분 다시 복약하도록 하고 침구치료를 시행하였다.

2004년 7월 13일　환자는 손이 저린 것이 많이 좋아졌으나 그래도 아직도 약하게 저린다고 더 복약하기를 원하여 동일한 처방을 2주분 처방하였다.

2004년 8월 6일　환자는 손이 저린 것이 많이 사라졌고 세 번째 손가락은 이제 저리지 않고 첫 번째와 두번째 손가락이 조금 저리고 오른쪽 목이 약간 뻐근하다고 하였다. 이에 동일한 처방과 침구치료를 하였다.

그 후 환자는 내원하지 않았으며 1년 후 2005년 8월 12일 오른쪽 발목을 삐었다면서 내원하였는데 그 동안의 상황을 여쭈니 1년 전 치료를 한 후에 증상이 완전히 없어졌으며 그 후 1년 동안 어떠한 불편도 없었다고 하여 다시 MRI촬영을 권유하였으나 환자는 증상이 없어졌으니 나은 것이 아니냐면서 검사비도 비싸고 아프지도 않으니 할 필요가 없다고 하여 증상의 소실에 동반된 구조적인 변화여부는 확인할 수 없었다. 치료 후 부터 현재까지 재발하지 않고 있다.

결론적으로 보면 환자의 증상이 개선된 것은 경추추간판탈출로 인한 국소적인 염증과 종창으로 신경근이 압박되던 상황이 보기보혈補氣補血에 의해 혈액순환이 개선되고 활혈거어活血祛瘀에 의해 신경노폐물(만성적인 신경의 염증으로 인한 대사산물)이 제거되어 지속적인 신경근의 압박 및 그로 인한 신경의 위축이 개선된 것으로 추측할 수 있다.

위의 환자처럼 치료시기를 놓치지 않았을 경우에는 좋은 효과를 얻을 수 있으나 우선 수술적인 요법을 시행한 후 한방치료를 해야 하는 경우도 있다.

08 경추의 골극골자, spur으로 인한 왼쪽 목과 어깨통증

당시 38세, 여
진료일: 2004년 3월 23일

환자는 이전부터 좌측 목과 어깨에 약간씩의 통증이 있었으나 일상생활에 지장을 줄 정도로 통증이 심하지 않았는데, 2주일 전 갑자기 목에 극심한 통증이 발생하더니 현재는 왼쪽 목과 왼쪽어깨가 터져나가는 것처럼 통증이 심하여 잠을 잘 수 없을 정도가 되었다고 하였다. 그 동안 한의원 및 정형외과에서 1주일씩 치료하였으나 통증이 전혀 사라지지 않는다고 하였다.

증상분석

정형외과의 방사선사진소견으로는 5번과 6번 경추의 사이에 조그만 뼈돌기(골극, spur)가 자라나 신경을 누르고 있어서 통증이 심하다고 하였으며 정형외과에서 물리치료와 함께 국소신경차단술 및 약물복용을 했으나 전혀 효과가 없었으며 계속 아프다고 하니 큰 병원에서 수술을 하는 것이 좋을 것 같다고 하였다. 그래서 한의원에서 침도 맞고 부항도 하였으나 효과는 거의 없어서 수술을 하려고 대학병원에 예약을 한 상황이었다. 한의학적으로 환자의 통증의 양상은 수태양소장경手太陽小腸經의 유주통流走痛을 가지고 있는 소장경한비小腸經寒痺에 해당되었으며 이러한 통증은 소장경小腸經에 풍한風寒의 사기邪氣가 들어와서 발생하는 것으로 이에 귀기건중탕가미방歸芪建中湯加附子, 人蔘, 葛根을 처방하고 1주일에 2, 3회 풍지風池, 수삼리手三里, 중저中渚, 태충太衝에 침구치료를 하였다.

치료경과

2004년 4월 16일　왼쪽 목과 어깨부위의 통증은 많이 개선되었으나 아직도 무거운 감각이 있다고 하여 동일한 처방을 다시 복용하도록 하였다.

그 후 5회의 침구치료를 더 한 후 왼쪽 목과 어깨의 통증은 소실되었으며 2004년 5월 18일과 23일 다시 내원하여 말하기를 통증은 없어졌으나 뼈가 자라나온 것이 또 문제를 일으킬까 두려워서 치료를 몇 번 더 받으러 왔다고 하였다.

후기

목이 아프거나 어깨가 저리거나 손이 저리게 되면 우선 고려할 문제로 경추부의 디스크 탈출 또는 어깨, 목의 근육의 경련, 신경의 포착 등이나 가끔 이렇게 뼈가 자라서 신경을 누르는 골극(또는 골자)도 통증의 원인이 될 수 있다. 골극骨棘, 骨刺은 퇴행성변화에 따른 압박골절의 한 현상으로 대개 요추부위에서 잘 발생한다. 골극은 어느 정도 자라서 신경을 누르기 전까지는 증상이 없다. 물론 수술로 제거하는 수도 있지만 수술요법이 효과가 없는 경우도 많이 있다. 왜냐하면 염증의 대사가 이루어지지 않아서 자라는 것으로 양기陽氣가 부족하게 되어 발생하는 것인데 수술로 제거하게 되면 다시 빠른 속도로 자라나게 되어 더욱 곤란한 지경에 놓일 수 있다. 그러므로 만약 뼈가 자라서 신경을 압박하고 있고 자라나온 뼈가 너무나 완고할 경우에는 우선 외과수술로 제거하고 수술 직후부터 한약을 복용하면 재발률을 낮출 수 있다. 또한 수술이 여의치 않은 경우(환자의 연령, 부위적 수술부적합 등)에는 본 증례처럼 한방치료만으로도 좋은 결과를 얻을 수도 있다.

09 경추디스크 수술 후의 경추신경마비

당시 48세, 남
진료일: 2004년 9월 17일

환자는 2004년 9월 17일 새벽 갑자기 오른쪽의 손가락과 손목이 올려지지 않는 증상이 발생하여 본원에 내원하였다. 진찰 후 경추에서 신경이 압박된 것으로 판단되어 우선 그 정도를 알기 위해 모 대학병원에 근전도와 경추 MRI검사를 의뢰하였다.

검사를 의뢰한지 1개월 정도 지난 2004년 10월 12일 환자는 오른쪽 목에 커다란 수술자국과 함께 목에는 보조기를 하고서 내원하여 말씀하기를 당시 병원에 가니 목에서 신경이 눌리고 있다고 하면서 교통사고라도 나면 팔다리를 완전히 못쓰게 되는 경우도 있다고 하면서 경추 3,4,5번의 문제가 심각하니 급하게 수술을 하라고 하여 수술을 하였다고 하였다. 그런데 문제는 수술 후 손가락과 손목을 움직이는 것은 정상으로 되었으나, 수술 후 2일째 부터 팔이 전혀 올라가지 않고 오른쪽 손가락의 힘이 없어서 물건을 잡을 수가 없으며 심지어 숟가락도 잡지 못하고 또 우측 턱밑이 남의 살 만지는 것같이 되었다고 하였다. 이에 필자는 수술부위의 유착이 강하게 의심되어 재수술이 필요할 것으로 생각하여 수술한 병원에서 다시 진료를 받으시라고 하여 환자를 돌려보냈다. 그 후 2004년 10월 21일 환자가 내원하여 그 후의 정황을 알려주었는데 수술한 대학병원에서는 아무런 문제가 없다고 하며 그냥 약물과 재활운동을 하라고 하여 그 동안 그대로 따랐는데 증상이 전혀 개선되지 않아서 담당의사에게 심하게 욕을 하며 물건을 집어던지고 화를 낸 후 어차피 이 병을 발견한 곳도 한의원이고 이 병원에 보낸 것도 한의원이니 한의원에 가서 고치겠다며 본원에 다시 내원하셨다. 그 후 해당 대학병원의 치료는 모두 거부하였다.

증상분석

2004년 10월 21일

진찰 결과 우측의 손은 좌측의 손에 비해 근력이 현저하게 저하되어 가벼운 책조차 손으로 잡지 못하였으며, 오른쪽 손을 앞으로 하여 위로 올리는 동작과 옆으로 올리는 동작도 완전히 불가능한 상태로 식사를 오른손으로 못하고 왼손으로 간신히 하고 있었다. 또한 오른쪽 턱밑의 감각이 저하되어 손으로 꼬집어도 감각이 없었다. 이와 같은 경우는 수술한 부위의 유합이 깨끗하지 못함과 동시에 수술 후에 발생한 어혈이 제거되지 못하고 경락의 운행을 막아서 발생한 어혈성 마비에 해당된다. 이론상으로는 재수술 후에 다시 한방치료를 하는 것이 정석이나 환자가 수술한 병원의 관계가 좋지 않아서 일단 한방치료를 하고 치료에 실패할 경우 다른 병원에서 재수술을 하기로 하였다. 이러한 증상은 한의학적으로는 어혈瘀血이 삼초경三焦經을 막고 있어서 발생한 경우로 이에 지룡산가미방地龍散加葛根, 人蔘을 처방하고 1주일에 2회씩 풍지風池, 수삼리手三里, 천창天窓, 외관外關, 중저中渚에 침구치료를 하였다.

치료경과

2004년 11월 24일

환자는 가끔 침구치료를 받으러 내원하였으나 수술한 병원에 소송을 하겠다고 준비를 하느라 한방치료도 거의 받지 않았고 약도 생각날 때에만 복약하였다고 하여 환자가 반드시 낫게 된다고 안심시킨 후 지속적으로 치료받을 것을 약속한 후 치료하기로 하였다. 그리고 의료소송은 하지 말라고 말렸다.

2004년 11월 26일

24일의 침구치료와 약물 복용 후 약 10cm 가량 손을 앞으로 들어 올릴 수 있게 되었으며 손가락에 힘도 약간 들어간다고 하였다.

2004년 11월 30일

오른손을 수평으로 들어 올릴 수 있게 되었다.

2004년 12월 2일

이제는 누워서는 오른손을 들어 올려서 어깨 위까지 올릴 수 있게 되었다.

2004년 12월 7일

오른손을 완전히 들어 올려서 귀에까지 붙일 수 있게 되었으나 오른손의 손가락 힘은 이전에 비해서 반 정도밖에 안 된다고 하였다.

2004년 12월 15일 오른손을 들어 올리는 것은 문제가 없으나 손가락의 힘이 완전히 돌아오지 않는다고 하여 이전과 동일한 약을 다시 처방하였다.

후기

12월 15일 이후 환자는 몇 번 더 침구치료를 받으러 내원하였으며 2005년 1월 4일 마지막으로 오셨을 때의 상태는 어깨관절의 각종 동작은 완전하게 정상이 되었으며 손의 악력은 좌우 비교시 왼쪽과 거의 동일하게 되었으며 일을 할 수 있는 정도가 되었다. 그러나 오른쪽 턱 밑의 감각은 치료 전 보다는 개선되었으나 완전하게는 돌아오지 않아서 지속적인 치료를 받도록 하였으나 환자의 직업관계(세탁소)로 내원할 수 없게 되어서 치료를 종료하였다. 그 후 일상생활이나 작업에는 전혀 불편함 없이 잘 살고 있다.

본 증례는 우선 처음에는 경추의 이상으로 신경근성 요골신경마비였으며, 처음 진료시 단순한 신경의 요골순행부위 문제가 아니고 경추상부의 문제로 판단하여 종합병원으로 방사선촬영 및 근전도검사를 의뢰하였으나 해당 병원에서 바로 수술하여 신경의 경추부 포착현상은 해소되었으나 수술후유증으로 인하여 경추신경 및 그 부속신경가지(경신경총을 포함)들이 손상을 받아 견관절의 거상마비, 수술부근의 말초신경마비 등의 심각한 증상이 발생한 경우로 결과적으로는 한방치료 후에 증상이 호전되었으나 수술의 시기 및 후속대처에 있어서 아쉬움을 남기는 증례였다. 이러한 상황이 많지는 않지만 환자의 체질에 따라 발생하기도 한다. 따라서 개인적인 관점에서 보면 체질상의 문제라고도 볼 수 있는데 이러한 체질을 어떻게 설명할 수 있는가 하는 것은 사상의학四象醫學적으로도 해석할 수도 있으나 때로는 판단이 어렵다.

참고적으로 경추디스크수술후유증으로는 경우에 따라서 다르겠지만 여러 가지 후유증이 있을 수도 있고 또한 본 증례와 마찬가지로 의외의 부작용이 나타날 수도 있다. 일반적으로 경추의 신경이 물리적으로 완전히 차단되지만 않았다면 수술적인 치료보다는 한방치료를 하는 편이 좋다. 다만 척추의 비가역적인 골격의 이상이 있다면 수술을 먼저하고 수술 후에 발생할 수 있는 신경의 부종, 유착, 혈종, 유리양침전, 위축 등을 최대한 방지하기 위해서는 수술직후 빠른 시일 내에 한방치료를 해야한다. 서양의학에서도 수술 후의 여러 상황을 고려하여 약물을 사용하지만 이 때 사용되는 약물들은 장기간 사용할 경우에는 염증을 줄여주는 것이 아니라 오히려 신경의 위축 및 기타 부작용을 초래할 수 있으므로 장기간 사용하는 것은 제한되어 있다.

10 요추관 협착증으로 걸을 수가 없었던 노인

당시 74세, 남
진료일: 2004년 12월 3일

환자는 수년 전 뇌경색이 발생한 적이 있으며 그 후 약 5, 6년 전 요통으로 서울의 대학병원에서 요추관협착증의 진단을 받았으며 2003년 한동안 침구치료를 받았으나 호전되지 않아서 최근 3개월 동안 병원에 입원하여 여러 가지 주사 및 물리치료를 받았지만 증상은 날로 악화되어 입원했던 병원에서는 병이 더 진행되어 다리가 완전히 마비되기 전에 수술을 하지고 하였으나 환자의 아드님이 이전에 요추디스크수술을 하였으나 수술 후에도 증상이 호전되지 않았고 당시의 수혈로 인해 간염이 생겨서 수술을 고사하고 퇴원하였다.

증상분석

환자는 고령의 연세와 뇌경색의 기왕력에도 불구하고 목소리가 매우 크고 힘이 있었으나 진료실에 들어올 때에는 두 다리의 힘이 없어서 양쪽으로 지팡이를 짚고 보호자의 부축을 받으면서 치료실로 가서 누워서 진찰을 하였다. 양쪽 다리의 힘이 약하고 근육의 위축이 있었으며 다리가 차갑고 저려서 잠을 제대로 못 잔 것이 1년이 넘었다고 하였다. 맥脈은 활滑하였으며 대변은 3-7일에 1회 정도였으며 소변은 전립선비대로 잘 나오지 않았다. 그 밖에 왼쪽 귀는 난청으로 보청기를 착용하였으나 소리를 잘 듣지 못하였다. 환자의 증상은 신양腎陽의 허쇠虛衰로 인한 요통에 해당되어 제생방신기환濟生方腎氣丸을 처방하고 1주일에 2회씩 침구치료를 하기로 하였다.

치료경과

2004년 12월 16일	두 다리가 얼음같이 차가운 것이 많이 소실되었으나 아직은 걷기가 힘들어서 지팡이를 사용하는데 그래도 보호자의 도움 없이도 걸을 자신이 생겼다고 하였다.
2005년 1월 10일	본원에서 치료 받은 후 처음으로 지팡이를 사용하지 않고 내원하였으나 아직은 힘이 약하여 한 쪽에는 지팡이를 짚어야만 걸을 수 있다고 하였다.
2005년 1월 27일	환자는 매우 기뻐하며 다리가 저리고 차가운 것이 거의 없어졌으며 지팡이 없이 걸을 수 있게 되었다고 하였다.
2005년 2월 2일	가끔씩 다리가 저리긴 하지만 이 정도면 견딜 만하다고 하였다.
2005년 3월 17일	다리가 저린 것은 전혀 없으며 보행도 혼자서 가능하게 되었고 집까지의 거리가 수백 미터는 되지만 한 번도 쉬지 않고 갈 수 있다고 하였다.

그 후 현재까지 재발하지 않고 있다.

후기

요추관협착증은 노화, 사고, 약물의 상해, 기타 관절질환 등에 의해서 척수가 압박되는 고질적인 질환이다. 현재는 수술을 통하여 압박받고 있는 부분을 감압시키는 방법이 시행되고 있으나 대부분 수술 후 보행은 가능하지만 자유롭게 허리를 사용하지 못하는 경우가 많다.

한의학적으로 보면 열증熱症과 한증寒症으로 나눌 수 있으며 그 변증에 따라 이묘산二妙散, 삼묘산三妙散, 신착탕腎着湯, 독활기생탕獨活寄生湯, 우귀음右歸飮, 십전대보탕十全大補湯, 팔선장수환八仙長壽丸, 신기환腎氣丸 등을 사용하며 천천히 수개월내에 고통에서 해방될 수 있다. 현재 서양의학적인 치료는 내과적으로는 강력한 진통소염제를 주로 사용하며 수술적 감압 및 고정술 등이 시행되고 있다. 한의원에 내원하게 되는 경우는 주로 각종 항염증 및 신경차단술 후에 내원하게 되며 이 때는 이미 한어寒瘀에 해당하게 되며 주로 당귀사역탕류當歸四逆湯類에 활혈거어活血祛瘀, 보신양補腎陽의 단미약을 가감하면 서서히 증상이 완화된다. 만약 마비가 하지의 근육위약이 정도를 넘어서 운동마비가 발생한 경우라면 우선 수술적인 치료를 하고 그 후에 다시 한방치료를 한다.

11 요추디스크탈출로 인한 다리저림

당시 37세, 여
진료일 2004년 4월 23일

환자는 10여 년 전부터 허리가 아프면서 오른쪽다리가 저렸으며 MRI검사결과 요추4,5와 5,1번의 추간판 문제로 신경이 눌린다고 하였다. 당시에는 수술을 권유하지 않았으며 물리치료 등으로 통증이 개선되지 않아서 여러 통증클리닉 주사, 한의원, 추나, 지압 등등의 각종 치료를 시행하였으나 개선되지 않아서 견디며 살았는데 최근에는 양쪽 다리가 저리고 발등이 아파서 도대체가 견딜 수가 없어서 수술을 하려고 하였는데 수술상담 시 치료효과를 분명히 언급하지 않고 수술 후에도 통증이 없어지지 않을 수 있다고 하여 수술을 하지 않고 계속 정형외과, 한의원, 통증클리닉, 지압 등의 치료를 받고 있다가 환자가 자주 가는 미용실에서 소개하여 본원에 내원하였다.

증상분석

환자의 증상은 허리가 아프고 오른쪽 다리가 저리며(방광경, 환도에서 위중까지, 대퇴부의 뒤쪽을 따라 종아리까지) 오른쪽 무릎의 안쪽이 시큰거리고, 양쪽의 발등에 극심한 통증 및 저림 그리고 오래 걷거나 서거나 앉아 있으면 일어날 때 허리를 펼 수가 없다고 하였다. 이 외에 대변은 변비로 보통 때에는 3,4일에 한 번 심할 때에는 1주일 이상에 한 번 정도밖에 화장실에 가지 못한다고 하였다. 환자의 경우 발병한 시기가 너무 오래 되어 아무리 한약이 좋다고 하더라도 한 순간에 좋아질 수 없음을 환자에게 설명하고 꾸준하게 약을 복용하고 침구치료를 병행하면 좋은 결과가 있을 수 있다고 하니 환자는 정색을 하며 이제껏 수많은 한의원에서 동일한 말을 들었다며 침이나 한번 맞고 약이나 또속는 셈치고 먹어보겠다고 하여 치료에 대한 신뢰도 충분하지도 않았고 그 말에 기분이 좋지 않았으나 한 편으로는 반드시 호전되게 하고 싶은 호승심이 생겨났다.

환자의 증상은 한의학적으로 방광경한비膀胱經寒痺에 해당되며 이것은 방광경의 주행노선에 차가운 바람이 들어간 것으로 서양의학적으로 보면 추간판의 탈출에 의해 척추에서 갈라져서 다리까지 내려가는 신경이 압박된 것으로 이렇게 오랜 기간동안 신경의 압박이 존재할 경우에는 아무리 말초신경이라고 할 지라도 신경의 위축 및 퇴행이 발생하여 수술로 신경을 압박하는 추간판을 제거하더라도 이미 손상되어 약해진 신경은 서양의학적인 방법으로는 개선시킬 방법이 많지 않다. 이에 신양腎陽을 보하는 우귀음右歸飮을 2주 분 처방하고 대장수大腸俞, 환도環跳, 양릉천陽陵泉, 위중委中, 곤륜崑崙 등에 침구치료를 하였으며 복약중 꾸준히 2,3일에 1회 침구치료를 받으시기를 권유하였으나 환자는 2주 분을 복용하고 증상이 개선되면 다시 내원하겠다며 시큰둥한 반응을 보였다.

치료경과 및 후기

2004년 5월 15일 환자는 희색이 만연하여 진료실에 들어오시면서 말하기를 복약도중 10년 동안 아팠던 오른쪽 다리가 전혀 당기지 않게 되어 생활이 많이 편해졌으며 신기하게도 변비도 많이 좋아져서 하루에 1,2회 정도 화장실에 가는데 너무 시원하다고 하였으나 양쪽의 발등 아픈 것은 조금 덜 나아서 다시 왔다고 하였다. 다시 동일한 치료와 처방을 하였다.

이후 환자의 집이 본원과 교통이 좋지 않아서 내원하지 않았고 필자도 기억하지 못하고 있었는데 환자를 소개해 준 미용실에서 또 다른 요통환자를 소개해서 이전의 환자에 대한 기억이 되살아나 전화로 그간의 상태를 물어보니 그 후로는 허리도 아프지 않고 발등의 통증도 소실되어 일상생활에 전혀 지장 없이 잘 살고 있으나 간혹 빨래를 많이 하거나 김장을 담그고 난 후에는 며칠간 허리가 묵직한 느낌이 생기지만 그래도 살만하다고 하면서 전화해주셔서 감사하다는 말씀을 하였다. 이 말에 다시 한 번 병원에 가셔서 MRI촬영을 하고 상태를 확인하는 것이 좋을 것 같다라고 물으니 비용도 들거니와 찍는 것이 무서워서 그냥 살다가 아프면 다시 내원하겠다고 하여 검사를 더 이상 강요하지는 않았다.

일반적으로 오래된 요통은 치료하기가 그리 수월한 것은 아니지만 이렇게 예상치 못한 결과가 있는 경우도 있다. 다리가 저리는 것을 한의학에서는 비증痺證이라고 하며 크게 풍風, 한寒, 습濕의 세 가지 원인이 복잡하게 얽혀서 발생한다고 한다. 실제 임상에서는 어떠한 형태가 우세한가에 따라 치료방법은 완전히 다르게 된다. 예를 들어 허리가 무겁다는 것은 습濕이고 다리가 차가워진다는 것은 한寒인데 환자들은 이것을 동시에 말씀하시는 경우가 많다. 그러므로 풍한습風寒濕을 완전히 분리하여 처방을 결정하기는 어렵다.

12 요추디스크탈출로 인한 왼쪽 다리의 극심한 통증

당시 38세, 남
진료일: 2005년 10월 7일

환자는 2개월 전부터 허리가 아파서 정형외과에서 물리치료를 하였으나 통증이 점점 심해져서 스포츠신문의 모 병원 광고문구에서 간단한 수술로 디스크를 고친다는 것을 보고 그 날로 그 병원에서 MRI검사를 하여 요추 4,5번 사이의 디스크탈출로 진단을 받고 수술상담을 하였으나 상태가 간단한 수술로 될 수 있는 것이 아니라는 말을 듣고 생업때문에 수술은 곤란하여 한방치료를 받고자 내원하였다.

증상분석

환자의 증상은 허리에서부터 왼쪽 엉덩이, 다리의 바깥 면, 발등 및 발목의 바깥쪽 윗부분 등(담경이 지나가는 노선)에 극심한 통증이 나타나서 일을 거의 하지 못하고 있으며 잠을 자다가도 격렬한 통증이 나타나서 소리를 지르며 깨는 것이 한 두 번이 아니라고 하였으며 통증클리닉에서 척추근처에 주사를 맞았으나 잠시 동안 진통이 될 뿐 1,2시간이 지나면 똑 같은 통증이 나타난다고 하였다. 그러면서 한약으로 통증이 없어지겠냐고 하면서 한 달 동안에 통증이 없어지지 않으면 수술을 할 예정이니 잘 좀 치료해달라고 하였다. 대소변은 정상적이었으며 직업은 아시바를 탄다고 하였는데 허리의 통증때문에 무서워서 전선줄에 올라갈 수가 없다고 하였다.

이처럼 극렬한 통증은 요추의 추간판이 탈출하면서 신경근을 압박하여 나타나는 증상으로 추간판이 압박을 받게 되면 염증이 발생하고 염증자체 및 대사산물의 축적으로 눌린 신경근은 더욱 눌리게 되어 신경의 섬유화 및 위축이 진행되게 된다. 그러나 환자의 상황은 초기 신경근압박으로 우선 활혈화어活血化瘀의 방법으로 염증 및 염증의 대사산물을 제거하여 통증을 조절한 후 다시 기혈양보氣血兩補의 방법을 사용하여 염증기에 발생한 신경손상을 회복시키면 후유증없이 치료가 될 것으로 판단하여 환도還跳, 양릉천陽陵泉, 관원수關元俞 등에 침구치료를 하고 삼묘산三妙散과 사역탕四逆湯을 함께 처방하였다.

치료경과 및 후기

2005년 10월 14일 잠잘 때의 통증은 사라졌으나 아직도 일을 할 정도로 통증이 개선되지는 않았다고 하였다.

2005년 10월 24일 왼쪽다리의 통증이 많이 감소하였다.

2005년 11월 17일 요통은 거의 소실되었으나 왼쪽다리의 저림이 가끔씩 나타나며 전체적으로 왼쪽 다리가 무거운 느낌이 있다고 하였다.

2006년 2월 9일 환자는 손가락을 다쳐서 내원하였는데 요통과 왼쪽 다리가 저린 증상은 최근의 매서운 추위에도 거의 느낄 수 없으나 아주 차가운 물에 들어가면 왼쪽 다리가 오른쪽과는 약간 다르지만 그래도 일상생활에는 지장이 없으니 좋다고 하면서 다음에 또 아프면 다시 치료하면 되니 걱정이 안 된다고 하였다. 참으로 낙천적인 환자였다.

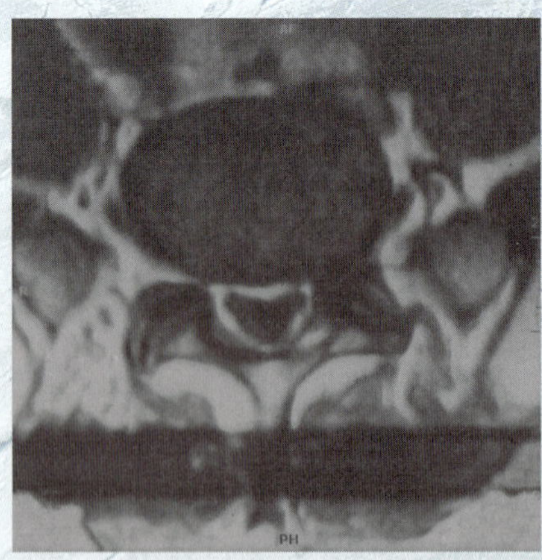

2005년 10월 4일

13 요추디스크탈출로 인한 요통과 왼쪽 다리저림

당시 32세, 여
진료일: 2002년 12월 29일

환자는 약 7개월 전 일을 많이 한 후 요통 및 왼쪽다리의 저림이 발생하였으며 MRI검사상 요추의 신경근 압박이 확인되어 수술을 권유받았으나 수술하기 싫어 정형외과의 물리치료를 받았으나 호전되지 않았으며 그 후 신경외과에서 주사를 10여회 맞았으나 통증은 사라지지 않았으며, 다른 한의원에서 침구치료와 약물치료를 3개월 가량 받았고 그 밖에 몇몇 한의원과 무면허업자에게도 1주일 이상을 다녔으나 통증은 그대로였다고 하였다.

증상분석

환자는 조금만 서있으면 왼쪽다리가 뒤쪽으로 저리게 되어 일을 할 수 없을 정도의 통증이 생겼으며 또한 앉아있으면 왼쪽다리의 대퇴부 내측으로 경련이 발생하여 눕는 것을 빼곤 모든 동작이 불편하다고 하였다. 또한 밤중에는 누워있어도 통증이 심하여 하룻밤에도 몇 번을 깨어나서 뒤척거리고 날씨가 추워지면서 그 통증은 더욱 심해져서 때로는 자다가 일어나서 운다고 하였다. 처음으로 진료하는 날에도 의자에 앉지 못하고 친구의 부축을 받으면서 허리를 펴지 못하고 묻는 말에 대답하면서 "친구의 손에 이끌려 마지못해 왔지만 치료가 되겠냐"는 말을 하였다. 환자는 이번이 마지막기회고 여기에서도 치료가 안 되면 바로 수술을 할 테니 할 수 있으면 해보라고 말하였다.
추간판탈출의 초기에는 어혈瘀血이 발생하여 경락을 막게 되는데 초기의 치료가 미흡하거나 또는 부적절한 치료가 이루어져서 어혈을 제거하지 못하고 경락의 흐름이 더욱 막히게 되어 결국에는 한어寒瘀가 된 것이다. 비록 급성기로부터 7개월이나 지났으나 환자의 연령이 젊기 때문에 빠른 시일 내에 나을 수 있을 것으로 예상하고 이에 경락의 정체를 풀어주는 처방을 하려고 하였으나 환자에게 약은 많이 먹었으니 침구치료만 할 것을 원하여 침구치료만으로 경과를 지켜보기로 하였다.

치료경과 및 후기

2003년 1월 19일 침구치료를 1회 시행하였으나 현저한 차도를 보이지 않고 환자의 불평이 심하여 약물치료를 동시에 진행하기로 하였다. 처방은 우귀음가미방右歸飮加人蔘, 吳茱萸을 사용하였다.

2003년 1월 21일 복약 후 야간에 통증이 발생하지 않았다고 하면서 매우 기뻐하였다. 그 이후의 치료는 순조롭게 진행되어 그 해 2월 9일까지 3회의 침구치료를 더 한 후 통증이 대부분 소실되고 또한 환자의 직업관계로 어쩔 수 없이 치료를 중단하였다.

2003년 8월 26일 그 동안 본원은 다른 곳으로 이전하였으며 환자는 어떻게 알고 왔는지 주소를 알아서 내원하였다. 최근에 10시간 이상 서서 일하고 난 후 좌측 엉덩이가 약간 아파서 다시 지긋지긋한 통증이 재발할지도 모른다는 두려움에 내원하였다고 하였다.

2005년 5월 환자의 사업장에서 일하는 성인아토피 환자가 내원하여 그간의 소식을 물으니 환자는 아직까지 허리가 아픈 것을 모르고 잘 살고 있다고 하였다.

14 요추디스크파열 수술 후 재발한 요통

당시 42세, 남
진료일: 2003년 9월 30일

환자는 2002년 10월부터 갑자기 허리에 통증이 발생하여 근처의 정형외과에서 물리치료를 받은 후 통증이 감소하였으나 지속적으로 미약한 통증이 있었으며, 2003년 4월2일 허리의 통증이 갑자기 심해져서 걸을 수가 없게 되어 MRI검사를 시행하여 요추 4,5번 사이의 디스크에 문제가 있다고 하여 레이저수술을 하였다. 그 후에도 약간씩의 통증이 있었으나 참을 만하여 안정과 물리치료 및 한방치료를 하고 있다가 2003년 9월 다시 갑자기 통증이 심해져서 수술을 한 병원에서 재차 MRI촬영을 해보니 이전에 수술을 받은 부위의 디스크가 파열되었다고 하여 또 다시 레이저수술을 하였다. 수술 전의 극심한 통증은 수술 후 약간 가라앉은 듯하다가 2003년 9월 절을 몇 번 한 후 동일한 증상이 다시 나타나 요추고정수술을 권유받고 있는 상황에서 본원에서 치료하게 되었다.

증상분석

진찰 당시 환자는 왼쪽다리의 감각이 매우 저하되었고 다리가 저려서 앉지도 서지도 못한 채 보호자의 부축을 받으며 진찰을 하였다. 진찰중에도 통증이 너무 심하여 할 수 없이 베드에 누워서 진찰을 했는데 한 시간에도 수회씩 통증이 발작하였으며 현재 병원의 진통제를 복용하고 있으나 통증은 전혀 통제되지 않았다. 즉 허리에서 다리까지(방광경)의 통증으로 잠도 못자고 출근도 못한다고 하였다. 그 밖의 식사 및 배변상황은 아직은 문제가 없다고 하였다.

국소적인 극심한 통증은 대부분이 한비寒痺에 속하며 환자의 경우에는 방광경膀胱經의 한비寒痺에 속하므로 십전대보탕가미방十全大補湯加杜沖, 續斷, 人蔘을 처방하고 1주일에 2,3회의 침구치료를 하였다.

치료경과

2003년 10월 17일 왼쪽무릎의 극심한 통증이 사라졌으며 잠을 잘 수 있다고 하였다.

2003년 10월 30일 극심한 허리의 통증과 왼쪽다리의 당기는 통증은 사라졌으나 왼쪽다리의 감각은 아직 완전히 개선되지 않았다고 하였다.

2003년 11월 13일 왼쪽다리로 내려오는 당기는 통증은 완전히 소실되었으며 최근에는 2, 3시간 정도 운전을 했는데 그 때에만 통증이 있었고 그 이외의 일상생활에서는 통증을 전혀 느끼지 못한다고 하였다. 또한 왼쪽다리의 감각은 완전히 회복되었다고 하였다.

2003년 11월 28일 현재 요통은 거의 없으며 하루에 2시간 정도 운동을 해도 통증이 없다고 하였다.

2003년 12월 11일 12월 들어서부터는 출근을 하고 있으며 하루에 8시간 정도를 걸어 다니면서 일을 해도 통증이 발생하지 않았으나 약간의 뻐근한 느낌은 가끔 나타난다고 하였다.

2003년 12월 27일 현재 통증이 거의 없으며 일상생활 및 직장생활 등을 하는데 지장이 없었으나 며칠 전 6시간 정도 연수를 받느라 앉아 있은 후 약간의 저린 느낌이 발생했으나 잠시 휴식을 한 후 소실되었다고 하였다.

후기

요통의 원인은 무수하게 많다. 요추디스크 질환은 한의학적으로 대개는 한요통寒腰痛에 해당되나 그 외의 원인에 의하여 발생하는 경우도 많으므로 하나의 처방 또는 하나의 치료법이 존재할 수 없다. 위 증례의 환자는 여러 각도에서 고려하여 처방을 구성해야 하는 지경에 이른 경우로 하나하나 정리하면 첫 번째로 한통寒痛, 두 번째로 추간판의 파열로 인한 어혈瘀血, 세 번째로 어혈瘀血이 경락을 막아서 발생한 기체氣滯, 각종 치료로 발생한 주변 조직의 어저瘀疽 등의 복합적인 원인을 충분히 고려하여 빠른 시간 내에 치료할 수 있었다. 또한 환자의 경우에는 서양의학적으로 할 수 있는 방법을 모두 시행하고 온 상황이었으므로(물리치료, 수술, 통증주사, 견인요법 등등, 단 요추고정술은 제외) 환자가 한방치료에 대한 확신이 없어서 걱정을 많이 하였으며 치료가 잘 안되면 수술을 해야 한다는 부담감 때문에 환자가 많이 염려하였으나 서로의 믿음을 통해 비교적 순탄하게 치료가 이루어질 수 있었다. 힘든 치료과정 중에도 희망을 잃지 않고 우매한 필자를 믿어준 환자와 보호자께 감사드린다.

15 요추디스크파열

당시 31세, 여
진료일: 2006년 12월 23일

환자는 약 1개월 전 일을 하던 중 극심한 요통이 발생하여 모 지역의 정형외과에서 물리치료 및 카이로프랙틱 시술을 받던 중 통증이 더욱 심해지고 왼쪽 다리가 저리고 통증이 심하게 되어 MRI촬영 결과 4,5번 사이의 요추추간판이 파열되어 신경을 누르고 있다고 하였다. 이에 소염제 및 진통제를 복용하였으나 통증이 감소하지 않고 얼굴, 손 등이 심하게 부어 올라서 수술을 생각하다가 본원에 내원하게 되었다.

증상분석

환자는 요통과 왼쪽다리의 저림 및 통증으로 허리를 펴지 못하였으며 극심한 통증으로서 있을 수가 없었으며 진통제를 복용해도 통증은 감소하지 않아서 잠을 자다가 몇 번씩이나 깬다고 하였다. MRI소견상(당시 MRI촬영 중 통증이 극심하여 영상이 명확하지 않음)으로는 디스크파열이 좌측으로 내려가는 신경을 누르고 있었으며 소염진통제로 진통이 되지 않는 것은 실질성의 염증물이 존재한다는 것을 의미하였다. 또한 환자는 얼굴, 손 등에 부종이 심하였는데 이것은 소염진통제 또는 극심한 통증으로 수분대사에 이상이 발생하였다는 것을 의미한다.

이에 활혈거어活血祛瘀의 도인승기탕桃仁承氣湯과 작약감초탕芍藥甘草湯을 합방하여 처방하고 2일에 1회씩 침구치료를 받도록 하였으며 동시에 약 2개월 정도의 치료면 통증이 거의 없이 일상생활을 할 수 있으니 만약 이 기간이 지나도 통증이 지속되면 수술을 받도록 하였다.

치료경과 및 후기

2007년 1월 4일 요통과 왼쪽다리의 저림, 통증은 많이 개선되어 허리를 펴고 걸을 수가 있으나 야간에 통증이 심하여 몇 번씩 깬다고 하였다.

2007년 1월 11일 며칠 전 아무 일도 하지 않았는데 온몸이 다 아픈 후에 요통이 대부분 없어졌으며 왼쪽다리가 약간씩 당기는 느낌도 많이 소실되었다고 하였다.

2007년 1월 26일 최근에는 통증을 거의 느끼지 못하였으나 어제 냉장고 청소를 한 후 약간의 통증이 생겼다고 하였다.

2007년 2월 2일 평소에는 통증이 거의 없으나 설거지를 많이 하면 허리가 약간 뻐근하다고 하였다.

2007년 2월 26일 오래 앉아 있어도 통증이 없으며 왼쪽 다리가 당기는 것도 거의 없다고 하였다.

환자는 현재 별 불편함 없이 생업(네일 아트)에 복귀하여 잘 살고 있다고 하였다.

16 요추디스크수술 후에도 지속되는 요통과 오른쪽 다리저림

당시 40세, 남
진료일: 2005년 11월 8일

환자는 오래 전부터 요통과 오른쪽 다리의 저림이 있어서 4,5년 전 요추디스크수술을 하여 수술 직후에는 통증이 조금 감소하였으나 수술 후 1개월의 시간이 지나면서 다시 오른쪽 다리가 아프기 시작하여 각종 양방 및 한방의 여러 가지 치료를 하였으나 효과가 없어서 치료를 포기하고 그럭저럭 버티면서 힘들면 쉬고 약간씩 운동을 하면서 보내고 있었다. 그런데 수개월 전부터는 통증이 쉬어도 감소하지 않고 누워있어도 통증이 심하여 잠을 잘 못 잔다고 하였다. 최근에는 통증이 너무 심하여 어떤 자세를 취해도 통증이 극심하고 심지어 보행 시에도 요통과 오른다리의 저림으로 고생이 이만저만이 아니라고 하였다. 2차 수술을 권유하였으나 이전에 수술하고도 계속 고생했으므로 수술은 하지 않겠다고 하였다.

증상분석

진찰 시에도 진료실로 직접 들어올 수 없어서 우선은 치료실에 누워서 진료를 하였다. 요통환자에게 기본적으로 시행하는 검사를 하려고 하였으나 누워서 다리를 10도 이상 올릴 수 없었으며 똑바로 누울 수가 없어 옆으로 누워있었다. 허리에는 커다란 수술자국이 있었으며 허리에 스크류를 박았다고 하였다. 다시 MRI 검사하시기를 권하였으나 환자는 검사는 안 할 것이고 통증만 없어진다면 소원이 없겠다고 하였다. 환자의 경우처럼 척추를 고정하는 수술을 한 후에 생기는 요통은 고정된 관절의 운동이 자유롭지 못하여 수술한 부분의 바로 위 또는 밑의 관절에 문제가 생겨서 발생하는 습열요통濕熱腰痛또는 어혈요통瘀血腰痛에 해당된다. 즉 습열濕熱이 담경膽經 또는 방광경膀胱經을 침범해서 다리가 저리고 통증이 나타나는 것이다. 그러므로 침구치료는 담경膽經과, 방광경膀胱經의 오지정혈五趾井穴, 위중委中 등을 사혈하고 처방으로는 삼묘산가미방三妙散加續斷, 骨碎補을 처방하고서 경과를 지켜보기로 하였다.

치료경과 및 후기

2005년 12월 1일 환자는 복약과 동시에 2,3일에 한 번씩 내원하여 침구치료를 병행하였으며, 오른쪽 다리의 저린 증상이 거의 소실되었고 보행시에도 통증을 느끼지 못하였으며 똑바로 누워서 잠을 자는 것도 불편을 거의 느끼지 못한다고 하였다. 그러나 가끔씩 약간의 다리저린 증상이 나타나는데 그 정도라면 참고 살만하다고 하여 이후 3, 4회 침구치료를 시행한 후 스스로 치료를 중단하였다. 그 후 경과를 추적하고 있으나 재발하지 않고 있다.

흔히 요추디스크, 경추디스크라고 부르는 척추 추간판이상 질환은 일정한 부분이 저린 증상에서부터 마비되는 것까지 손상부위에 따라 다양한 증상이 나타난다. 또한 수술방식에 따라서 후유증이 다를 수 있으므로 진찰 시에 주의를 기울여야 한다. 신경의 존활여부가 치료기간에 지대한 영향을 미치게 된다.

17 요추디스크탈출로 인한 양쪽 다리저림

당시 39세, 남
진료일: 2005년 9월 2일

환자는 수년 전부터 오래 앉아 있거나 일을 많이 하면 양쪽의 엉덩이 부분에 통증이 발생하여 MRI촬영을 하니 5번 요추의 신경이 디스크에 눌려서 통증이 발생한다고 하여 지속적으로 운동을 하면서 지내왔다. 그런데 2개월 전부터는 운동하거나 휴식을 취해도 통증이 사라지지 않아 정형외과의 치료를 꾸준히 받았으나 통증이 감소하지 않아서 타 한의원에서 치료를 받았으나 증상이 호전되지 않아 본원에 내원하게 되었다.

증상분석

환자의 증상은 허리와 양쪽엉덩이부터 종아리까지 다리의 뒤쪽으로(방광경형) 저리고 아픈 증상이 있었으며 양쪽다리가 무겁다고 하였다. 통증은 활동 시에도 있으며 일을 마친 후 집에 누우면 통증이 심하며 최근에는 자다가도 다리가 저려서 잠을 깨는 일이 많다고 하였다. 기타 대소변의 문제나 수면, 다른 질병은 없었다.

환자의 증상 중에 특이할 만한 것이 쉬려고 하면 통증이 더욱 심해진다는 증상은 일하는 동안에 척추의 무게와 중력에 의해 종으로 눌린 디스크가 자세를 바꾸어 누워있게 되면 뒤로 빠져나가는 신경을 압박하면서 통증과 저림이 발생하는 것으로 유추할 수 있었으며 이런 증상은 한의적으로는 기허겸양허氣虛兼陽虛에 해당하는 증상으로 판단하여 독활기생탕獨活寄生湯을 처방하고 동시에 침구치료를 하면서 경과를 관찰하기로 하였다.

치료경과

2005년 9월 26일	환자의 증상은 많이 개선되어 이제는 일을 마치고 귀가하여 누워 있어도 통증은 없으나 약간 저린 증상이 있다고 하였다.
2005년 10월 10일	환자는 증상을 느낄 수 없을 정도로 회복되어 치료를 종료하였으며 평상시에 운동을 꾸준히 하여 척추주변의 근육을 단련하도록 권하였다.

후기

환자는 치료 종료 후 지속적인 경과관찰에도 증상이 발생하지는 않았다. 이 환자의 경우에 물론 디스크치환술을 통해 문제가 있는 디스크를 바꾸거나 또는 디스크의 일부분을 절제할 수도 있지만 수술적인 방법이 아닌 약물 및 침구치료를 통해서도 동일한 결과를 얻을 수 있다.

18 좌골신경통으로 인한 왼쪽 엉덩이와 다리의 당김

당시 39세, 여
진료일: 2005년 2월 1일

환자는 2005년 1월 초에 교육연수를 갔는데 교육을 받던 도중 왼쪽의 발이 갑자기 뒤틀어지면서 걸을 수 없을 정도의 통증이 발생하여 병원의 응급실에서 치료를 하였으나 통증이 전혀 소실되지 않았으며 주야간의 극심한 통증으로 진통제의 약효가 떨어지면 자다가도 일어났으며 정형외과의 치료 및 복약에도 통증이 전혀 소실되지 않았다고 하였다. 처음 본원에 내원 시에도 극심한 통증으로 허리를 펴지 못하고 왼쪽다리를 끌고 있었으며 호소하는 증상은 왼쪽의 엉덩이와 대퇴골두 부근의 통증이 극심하여 대퇴부를 돌릴 수가 없고 똑바로 걸을 수가 없다고 하였다. 맥은 세약細弱하였으며 대소변은 정상적이었다.

증상분석

환자의 왼쪽 엉덩이와 왼쪽 대퇴골 상단 부근, 왼쪽 다리(담경형)의 극심한 통증은 추운 날씨에 장시간 의자에 앉아 있어서 발생한 담경한비膽經寒痺로 현대의학의 용어로 설명하면 국소적 혈액순환불량에 의한 통증이라고 볼 수 있었다. 이에 금궤신기환金匱腎氣丸을 10일분 처방하고 2일에 1회씩 담환도膽還跳, 풍시風市, 양릉천陽陵泉 등에 온침溫針을 하면서 경과를 지켜보기로 하였다.

치료경과

2005년 2월 16일 환자는 치료 후 서서히 통증이 소실되기 시작하여 10여일 만에 좌측 엉덩이 및 대퇴골의 통증이 완전히 소실되어 보행 및 일상생활에 지장이 없게 되었다.

후기

엉덩이와 다리, 대퇴골에 통증이 발생할 경우 대부분은 요추에서 갈라져 나오는 신경의 문제를 의심하게 된다. 그러나 때로는 자세, 운동, 기온, 영양, 정서, 사고 등의 원인으로 통증이 발생하기도 한다. 치료는 원인과 증상을 분석하여 치료해야 한다. 즉 증상은 요통이지만 원인은 양허陽虛, 음허陰虛, 풍風, 한寒, 풍열風熱, 습濕, 축혈蓄血, 기체氣滯, 담痰, 식적食積, 좌섬挫閃 등의 여러 가지 원인에 의해서 동일한 증상이 발생할 수 있으므로 치료 전에 원인이 무엇인가를 정확하게 파악해야 한다.

물론 요추디스크 질환 즉 디스크의 탈출로 인한 신경근 압박에 있어서도 한寒, 열熱, 종열腫熱, 어체瘀滯 등등을 환자의 증상을 토대로 구분하여 치료하며 때로는 MRI촬영결과를 참고할 수도 있다.

19 안면 다한증

당시 26세, 남
진료일: 2005년 12월 31일

환자는 약 2, 3년 전부터 매운 음식이나 뜨거운 음식을 먹으면 머리 속에서 땀이 맺히기 시작하였으며 시간이 지날수록 증상이 심해져 최근에는 아주 추운 겨울에도 밥을 먹거나 심지어는 찬 밥을 찬물에 말아서 먹어도 머리와 안면에서 땀이 계속 흘러나와서 생활이 아주 불편하다고 하였으며 잠을 잘 때에도 베개가 푹 젖을 정도가 되어 베개를 빨아도 쉰 냄새가 날 지경이라서 신경과의 검진을 받으니 다한증으로 치료법이 없다고 하여 한방치료를 받으려 내원하였다. 환자는 한 겨울에 찬밥을 먹거나 찬 국을 먹어도 얼굴에서 땀이 흘러서 국속에 땀이 떨어지기 일수로 함께 밥을 먹는 사람에게 미안할 지경이었으며 백화점에 가면 가슴이 답답해지면서 전신에서 땀이 나기 시작하여 사람이 많은 곳이나 더운 곳에 가는 것이 매우 괴롭다고 하였다. 그 밖에 자주 변이 묽어지는 것도 있는데 이 증상은 매우 오래 되었다고 하였다.

증상분석

환자의 증상은 전형적인 양항陽亢으로 태어나면서부터 발생한 것이 아닌 성인이 되어서야 발생한 경우로 일반적인 다한증보다는 치료기간이 짧을 것으로 생각되었으며 시호청간탕가감방柴胡淸肝湯加麻黃根, 牡蠣, 地骨皮을 2주분 처방하고 경과를 지켜보기로 하였다.

치료경과 및 후기

2006년 1월 21일　환자는 이전에는 밥을 먹거나 매운 음식을 먹으면 땀이 엄청나게 흘러서 수건으로 계속 땀을 닦았으나 현재는 고추장에 매운 음식을 먹어도 별로 땀이 나오지 않는다고 하면서 한약이 매우 신기하다면서 혹시 나쁜 약을 집어넣은 것이 아니냐고 웃으면서 말하였다.

2006년 2월 20일　환자는 땀이 거의 나지 않아서 약을 다 먹고 추가적으로 복약을 하지 않고 있는데 약을 더 복용하여야 하는지 전화로 상담하여 재발을 줄이기 위해 약 1개월간 더 복용하도록 하였다.

그 후 재발하지 않고 있으며 경과를 관찰중이다.

다한증은 치료에 상당한 시간을 필요로 하는 질환이다. 수족다한증의 경우 교감신경절제술을 하고 있으나 대부분 다른 부위에서 재발하며 뚜렷한 치료법이 있는 질환이 아니다. 현재까지 원인은 밝혀져 있지 않으며 자율신경계통에 문제가 있는 것으로 추측될 뿐 속수무책인 질환이다. 대부분 음허양항陰虛陽亢에 해당되어 나이가 들면서 증상이 약해지지만 때로는 위의 경우와 같이 성인이 되어서 발생하는 경우도 있는데 이것이 일시적인 스트레스인지 아니면 자율신경계의 변화인지는 불분명한다. 물론 종양이나 기타 뇌질환에서 발생하기도 한다.

20 오른쪽 얼굴의 다한증

당시 27세, 남
진료일: 2006년 3월 10일

오른쪽 얼굴에서만 땀이 많이 나온다는 환자는 어렸을 때부터 얼굴의 땀뿐만이 아니라 손과 발에도 땀이 많이 나와서 매우 고생한다고 하였다. 식사를 하거나 운동을 하거나 더운 곳에가면 이마, 귀, 눈, 눈썹, 턱밑 등에서 땀이 송글송글 맺힌다는 것이었다. 이러한 증상은 나이가 들어감에 따라 점점 심해져서 최근 수년 간에는 식사할 때 땀이 많이 흘러서 국을 먹으면 국에 땀이 흘러내려 더욱 고민이 된다고 하였다.

증상분석

일반적으로 한쪽에만 땀이 나는 것은 뇌종양이 있을 때 잘 나타나는 증상으로 이런 증상이 있는 환자는 간혹 예후가 좋지 않은 경우가 있다. 그러나 환자의 경우에는 이미 신경과의 검진을 하였고 MRI결과 종양은 없다고 하였다. 이에 간음부족肝陰不足의 면한증面汗症으로 판단하고 육미지황탕가미방六味地黃湯加味方 18g을 복용하게 한 후 경과를 지켜보기로 하였다.

치료경과 및 후기

2006년 3월 30일 환자는 복약 후에 오른쪽 얼굴에서 나던 땀이 반으로 줄어서 매우 신기하게 생각하였으며 아직은 매운 음식을 먹으면 오른쪽 얼굴에서 약간 땀이 나오므로 더 복용하기를 원하였다.

그 이후 길거리에서 만난 환자는 처음 한방치료를 시작할 때에는 반신반의하였으나 복약 후 현재는 신경을 쓰지 않아도 될 정도로 땀이 흐르지 않아서 감사하다는 말씀을 전하였으며 재발하면 다시 내원하기로 하였다. 이후 1년간 관찰하였으며 2008년 봄까지는 재발하지 않았다.

21 조금만 움직여도 몸에서 땀이 나는 자한증自汗症

당시 51세, 남
진료일: 2005년 8월 9일

환자는 인테리어 관련 일을 하는 중년의 남성으로 몇 달 전부터 계속 피곤을 느껴서 내과검사를 하였으나 이상이 없어서 스스로 이상하다고 생각하면서도 그럭저럭 지내왔는데 2,3개월 전부터 나타나기 시작한 증상으로 조금만 움직여도 머리와 겨드랑이, 다리에서 땀이 나오고 잠을 자도 머리와 다리에서 식은 땀이 흐르고 밥을 먹어도 땀이 나오고 매우 힘이 없다고 하였다. 그러던 차에 왼쪽 어깨의 오십견까지 발생하여 직장 동료의 소개로 본원에 내원하게 되었다.

증상분석

환자의 어깨 증상은 수개월 전부터 전신의 피로상황이 개선되지 않은 상태에서 계속 일을 하여 어깨를 유지해주는 근육, 인대, 건 등이 중력에 저항하지 못하고 만성염증으로 유착된 것이며, 조금만 움직여도 땀이 나는 자한증自汗症은 이러한 증상과 관계가 있다고 판단하여 황기계지오물탕가감방黃芪桂枝五物湯加人蔘, 麻黃根을 처방하고 풍지風池, 합곡合谷, 삼음교三陰交 등에 침구치료를 한 후 경과를 지켜보기로 하였다.

치료경과

2005년 9월 20일　이전의 복약과 침구치료로 왼쪽 어깨도 잘 올라가고 통증도 거의 느끼지 않게 되어 일을 하는데 지장이 없게 되었고 땀이 나는 것도 거의 없어졌었는데 최근에 감기를 심하게 앓은 후 다시 땀이 많이 나서 또 복약을 원하였다. 이에 동일한 처방을 복약하도록 한 후 풍지風池, 척택尺澤, 삼음교三陰交, 족삼리足三里 등에 침구치료를 한 후 경과를 지켜보기로 하였다.

2005년 10월 9일　환자는 복약 후 잠잘 때와 움직일 때 전신에서 땀이 나는 것이 대부분 소실되었으나 매운 것을 먹으면 이마에서 약간 땀이 나와서 다시 복약을 원하였다.

2006년 5월 11일　최근에 너무 힘이 들고 부부관계가 원활하지 않아서 내원하였으며 이전의 땀이 흐르는 증상은 현재는 뜨거운 음식을 먹을 때 약간 땀이 나려고 하는 것 이외에는 문제가 없다고 하였다. 이에 자한증自汗症은 생활에 불편을 느끼지 않는 정도로 호전된 것으로 판단하였으며 최근의 부부관계의 문제는 성권태나 전립선 또는 혈관운동성 저하로 인한 것으로 판단되어 우귀음가미방右歸飮加味方을 처방하였다.

후기

자한증自汗症은 기허氣虛, 신음허腎陰虛, 신양허腎陽虛 등에서 모두 발생할 수 있다. 그러므로 단순히 땀을 나지 않게 하는 약초나 민간요법은 대부분 효과가 없으며 세밀하게 진찰하여 치료를 해도 시간이 많이 걸리는 경우가 많다. 이러한 자한증自汗症과 다한증多汗症은 증상으로는 비슷할지 모르지만 치료상에서는 상당한 차이를 보이다. 다한증多汗症은 치료에 상당한 시간을 필요로 하는 질환이며 때로는 백약이 무효인 경우도 있다.

22 갑자기 얼굴이 벌겋게 달아오르는 남자 상열증上熱症

당시 53세, 남
진료일: 2007년 6월 9일

환자는 6개월 전 아무런 이유없이 갑자기 얼굴이 붉게 달아오르기 시작하여 지금은 술에 취한 사람처럼 얼굴전체가 붉게 되었다. 가끔씩 열이 오르게 되면 머리전체의 두통이 나타났으며 동시에 혀끝과 입술이 마비되는 것 같고 저리며 머리가 매우 맑지 못하다고 하였다. 이 밖에 가끔 길을 걷다가 어지럼증이 발생하기도 하고 야간에는 가슴이 뛰기도 하였으며 발이 매우 차갑고 또한 양쪽 무릎이 매우 차갑고 통증이 발생하여 정형외과에서 관절강 주사치료를 몇 번 받았으나 통증은 없어지지 않았다. 기타 고혈압, 당뇨병, 고지혈증 등은 없었다.

증상분석

환자의 증상은 안면의 상열감이 주증상이고 그 밖의 무릎과 발의 증상은 한의학의 음허陰虛에 의한 상열하한上熱下寒으로 보아 자음강화탕가감방滋陰降火湯知母, 黃柏加重到 12g 加地骨皮, 龍骨, 牡蠣을 처방하고 풍지風池, 열결列缺, 조해照海, 슬안膝眼, 음양릉천陰陽陵泉 등에 침구치료를 하였다.

치료경과

2007년 6월 25일 두통이 소실되었으며 입술과 혀끝의 저리고 아픈 증상은 신경을 쓰지 않으면 거의 느끼지 못하였으며 얼굴이 붉게 변하는 증상도 대폭 감소하였으며 신기하게도 얼굴의 열이 내리면서 이전에는 안경을 착용하지 않고서는 신문을 볼 수 없었으나 지금은 그냥 맨 눈으로 신문을 볼 수 있게 되었다고 하였다.

2007년 7월 27일 얼굴의 열감과 붉은 기운, 두통, 혀와 입술의 증상, 무릎의 통증, 야간의 가슴 뛰는 증상이 대부분 소실되어 치료를 중단하기로 하였으며 재발할 경우 다시 치료하기로 하였다.

후기

환자의 증상은 여성의 갱년기장애와 동일하며 남성의 갱년기라고도 볼 수 있다. 그러나 심인성의 자율신경장애와도 증상이 같으므로 서양의학적인 진단명을 대입할 수는 없다. 스트레스, 과로, 수분부족, 노화, 외상 등의 각종 원인으로 발생한 위와 같은 증상은 음액陰液의 휴손虧損으로 인한 신음허腎陰虛로 판단한다. 이 질환에 치료기간을 정하는 것은 상당히 어려운 일이지만 만일 환자에게 매우 강력한 벗어날 수 없는 스트레스만 없다면 치료는 빠른 시간 안에 순조롭게 이루어진다.

23 발바닥이 매우 뜨거운 족심열足心熱

당시 26세, 남
진료일: 2007년 6월 26일

환자는 체격이 건장한 젊은 남자로 그렇게 힘든 노동을 하지도 않았으며 별 다른 일이 없었는데도 2,3년 전부터 잠을 자려면 발바닥이 뜨거워서 언제나 발을 이불에서 내놓고 잠을 자며 심한 날은 숙면을 취할 수 없을 정도로 뜨거워서 찬 방바닥에 대고 한참 있으면 잠을 잘 수가 있다고 하였다. 그래서 신경과의 검진도 받았으며 신경과에서는 자율신경의 문제라고 하였으며 한의원에서는 몸에 열이 많고 간에 열이 많다고 하여 한약을 복약하였으나 증상은 여전하다고 하였다.

증상분석

환자의 증상은 음허陰虛에 해당하는 것으로 이러한 증상은 오심번열五心煩熱로 보아 육미지황탕가감방六味地黃湯加黃柏 18g, 代赭石 15g을 처방하였다. 환자는 반신반의 하면서 한 번 복약을 해 보겠노라고 하였다.

치료경과

환자는 복약 후 증상이 반 이상 소실되어 추가적으로 복약 후 생활에 전혀 불편이 없을 정도가 되었다.

후기

환자의 증상은 전형적인 음허陰虛의 오심번열五心煩熱로 자율신경계의 이상에 해당된다. 이렇게 자율신경계가 착란을 일으키게 되는 원인은 스트레스가 가장 많으며 체질적인 요소가 발병에 연관된다.

오심번열五心煩熱은 상당히 많은 사람들이 가지고 있으며 이러한 질환은 각종 신경계 약물로도 잘 제어되지 않는다. 장년층 환자의 경우에는 정혈이 소모되어 발생하는 신음허腎陰虛의 환자가 많으며 젊은 연령층에서는 양항陽亢의 경우가 많다. 신음허腎陰虛에는 각종 지황제地黃劑를 사용함과 동시에 지모知母, 지골피地骨皮 등을 가미하고 천주天柱, 신수腎俞, 대장수大腸俞, 삼음교三陰交등에 침구치료鍼灸治療를 하고, 양항陽亢 또는 간화상염肝火上炎의 유형에는 시호가용골모려탕柴胡加龍骨牡蠣湯, 억간산抑肝散, 진간식풍탕鎭肝息風湯 등을 사용하고 백회百會, 천주天柱, 신문神門, 내관內觀, 족임읍足臨泣, 태충太衝등에 침치료를 하고 견외수肩外俞, 대추大椎등을 사혈瀉血한다. 발병하여 바로 치료하면 효과는 상당히 좋으며 만약 가정사, 금전문제 등이 결합되어 신경과약물을 상당기간 복약한 환자는 치료가 그렇게 이상적이지는 못하다.

24 양쪽 다리가 붓고 발바닥에서 불이 난다고 하는 증상

당시 36세, 여
진료일: 2006년 5월 11일

환자는 직업상 오래 앉아서 일을 하는데 이전에는 문제가 없었으나 2,3년 전부터 갑자기 퇴근 후 취침 중에 양쪽 종아리의 통증이 생기기 시작하더니 증상이 점점 더 심해져서 퇴근시에는 양쪽다리 종아리가 누르면 움푹 들어갈 정도의 부종이 시작되고 발바닥에서 불이 나는 듯한 느낌이 발생하였다. 그래서 정형외과진료를 받고 약물복용 및 탄력스타킹을 사용하였으나 증상은 지속되었으며 이외에 한방약물도 사용하였으나 복약 후에도 증상이 개선되지 않았으며 원래 냄새에 민감하여 한약을 잘 먹지 못한다고 하였다. 그러나 통증이 지속되고 잠을 자기가 힘들 정도가 되니 다시 한방치료를 받고자 내원하였다.

증상분석

환자의 증상은 몸이 매우 무겁고, 허리가 시리며, 아침에 일어나기가 힘들고, 허리이하가 무겁고 차가운데 발은 뜨겁다고 하였다. 부분적인 하지의 증상만으로는 말초 정맥계통의 심장으로의 회류 및 임파액순환에 문제가 생긴 것으로 생각할 수가 있으나 이것만으로는 다른 증상을 설명하기가 어려운데 한의학의 고전인 금궤요략金匱要略에 있는 신착탕腎着湯의 증상을 보면 거의 흡사한 내용이 나와 있다. 이에 한습寒濕으로 발생한 하지혈류순환 및 임파순환부전으로 판단하여 신착탕가미방腎着湯加猪苓, 澤瀉一五臟風寒積聚51의 16條을 처방하고 경과를 지켜보기로 하였다.

치료경과

2006년 5월 30일 발바닥에 불이 나는 것 같은 느낌은 반 이상 줄어들었으며 종아리가 부어서 터질 것 같은 느낌도 많이 개선되었다고 하였다.

그 후 1개월 간의 추가복약으로 오래 앉아 있어도 발이 붓지 않게 되었으며 그 후 1년 이상 재발하지 않았다.

후기

환자의 증상은 말초혈관의 율동기능 및 순환기능이 저하된 것으로 한의학적으로 보면 비증痺症에 해당된다. 이러한 말초혈관문제를 해결하기 위해서 압박스타킹을 신고 온천욕을 하는 경우가 많다. 문제는 이러한 물리적인 요법을 하면 증상이 완해되지만 중단하면 이전과 똑 같은 증상이 발생하게 되며 근본을 치료하지 않을 경우 말초혈관의 탄성이 저하되면서 혈관의 노화로 발전할 수도 있다. 때로는 갑상선, 부신 등의 내과적 질환의 국소 증상일 경우도 있으므로 단순히 하지불안증, 하지초조증의 병명을 붙이기 전에 전신적인 상황의 파악이 필요하다.

25 감기 후에 발생한 불면증

당시 57세, 여
진료일: 2006년 5월 15일

환자는 작년부터 아들과의 문제로 신경을 많이 썼으나 몸은 건강했는데 최근 감기를 20여일 동안 심하게 앓은 후 감기는 없어졌으나 불면증이 생겨서 병원에서 주는 수면제를 복용해도 1시간도 자지 못하는 날이 많아져서 더 이상 수면제만 먹게 되면 약물에 의존하게 된다는 주변의 걱정 때문에 한방치료를 하고자 내원하였다.

증상분석

환자는 밤낮으로 잠을 자지 못하여 입맛이 전혀 없었는데 그래도 대소변은 나온다고 하였다. 기타 내과검진에서 혈압, 혈당 등등의 변화는 전혀 없었다고 하였다. 이러한 감기로 인한 불면증은 세로토닌의 재흡수억제제를 사용하여 효과가 있을 수도 있으나 이 환자의 경우에는 이미 병원에서 약물을 사용해본 후 다시 온 경우이므로 일반적인 불면증과는 달리 생각해봐야 했다. 물론 기존의 불면증에 사용되는 처방으로는 효과가 없을 것으로 예상하고 새로운 방향으로 처방을 구성하여 대청룡탕가감방大靑龍湯加龍骨15g, 牡蠣15g, 知母6g, 黃柏15g을 처방하고 풍지風池, 신문神門, 삼음교三陰交 등에 침구치료를 하면서 경과를 지켜보기로 하였다. 그 밖에 이명증이 있어서 여러 치료를 하였으나 효과가 없었다고 하였다.

치료경과

2006년 5월 18일 침구치료 당일은 잠을 자서 좋았으며 입맛이 좋아졌다고 하였다.

2006년 6월 5일　이제는 잠을 잘 수가 있게 되었는데 가끔 신경을 조금 쓰면 잠이 얕게 든다고 하였다.

2006년 6월 13일　밤에 잠을 잘 자고 있어서 치료를 중단하였다. 또한 오래된 이명 증상도 소리의 크기와 간격이 조금은 개선되었다고 하였다.

후기

불면증의 원인은 수없이 많으며 대부분은 과도한 스트레스로 발병하는 경우가 많다. 그러나 때로는 생리적인 시계가 잘못되어 낮에 자고 밤에 못자게 되는 전형적인 노인형 불면증이 되는 경우가 젊은 계층에서도 나타난다. 불면에는 약물성, 자극성음식, 뇌신경내분비이상, 정신성, 야간정력형 인간, 대뇌기질성장애 후유증, 영양결핍, 장조증臟燥症, 생리시계의 조절장애, 상화相火, 노인성, 기질성병변 후유증, 긴급상태, 음허양항陰虛陽亢의 체질, 과민체질 등이 있다. 본 증례의 경우에는 여열미진餘熱未盡으로 인한 불면증으로 즉, 바이러스의 침입으로 대뇌가 흥분되어 발생하는 경도의 중추성 불면증으로 판단하여 치료하였으며 그 효과는 탁월하였다. 때로는 이 처방으로는 제어가 되지 않는 감기 후의 불면증이 있는데 이 때는 대자석代赭石, 자석磁石, 생지황生地黃 등을 기본처방에 첨가하면 호전된다. 대자석代赭石, 자석磁石 등은 사용에 신중을 기해야 하지만 연구에 의하면 거의 100% 인체에 흡수되지 않으며 중진안신重鎭安神의 효능만을 수행하고는 체외로 배출되므로 유고무손有故無損의 이론에 따라 필요시에는 과감하게 사용해야 한다. 때로는 음식에 의해 serotonin의 방출이 유도되기도 하는데 황연아교탕黃連阿膠湯의 계자황鷄子黃, 감맥대조탕甘麥大棗湯의 부소맥浮小麥, 대조大棗 등이 이에 해당된다.

26 이상한 불면증

당시 40세, 남
진료일: 2004년 8월 24일

환자는 금년 8월 9일 여름휴가때 강원도에서 낚시를 하고 집으로 돌아와서 2, 3시간을 잔 후부터 불면증이 발생하였으며, 그 후로는 집에서 잠을 잘 수가 없고 직장에 출근을 해서도 잠을 자는 것은 아니고 잠깐씩 조는 것 같은데 일은 하고 있었다고 하였다. 그래서 신경과에서 처방해주는 약을 복약하였으나 복약하니 잠은 3, 4시간 잘 수 있었으나 가슴이 마구 뛰어서 약을 바꾸었는데 그래도 가슴이 뛰어서 한방치료를 받으러 내원하였다.

증상분석

환자는 불면증 외에는 지병이나 건강상의 이상이 없었으며 규칙적으로 운동도 하고 가끔 술도 마시면서 긴장이나 스트레스도 별로 없었으나 단지 평소에도 수면시간은 4,5시간으로 그렇게 많지가 않았으며 잠들 때까지 시간이 조금 걸린다고 하였다. 한방진단의 요점이 되는 안색이나 대소변, 설태 등은 이상이 없었으나 양쪽의 늑골하부에 상당한 중압감을 호소하였으며 맥脈이 침현삽沈弦澁하여 간기肝氣가 울결鬱結된 것을 알 수가 있었다. 당시 불면증환자를 접할 기회가 많지 않았으므로 필자도 자신을 가지지 못하고 우선은 소시호탕가미방小柴胡湯加牡蠣을 4첩만 처방하고(2일분), 신문神門, 내관內關, 태충太衝 등에 침구치료를 한 후 경과를 지켜보기로 하였다.

치료경과

2004년 8월 27일 복약 후에도 잠을 잘 수가 없어서 걱정이 크다고 하였다. 이에 동일한 처방과 침구치료를 한 후 다시 경과를 관찰하기로 하였다.

2004년 9월 6일 이번에는 복약 후 4시간 정도 잘 수가 있었다고 하였다.

2004년 10월 12일 환자는 아이의 보약을 지으러 오셔서 불면증에 대해 물어보니 이전의 치료로 현재는 잠을 잘 수 있다고 하였다.

후기

한의학에서는 불면증의 원인을 심신부족心腎不足, 음허화왕陰虛火旺, 심담허겁心膽虛怯, 비위불화脾胃不和 등의 유형으로 나누어 치료한다.

가장 많은 형태는 심신부족心腎不足의 형태로 과도한 긴장과 더불어 체중감량, 식욕저하 등으로 속칭 기가 부족해 발생하는 경우가 가장 많으며 충분한 영양공급과 휴식 후에는 대부분 자연적으로 소실된다. 그러나 음허화왕陰虛火旺의 극성한 유형으로 갱년기, 정신질환, 항암화학요법제제 등 모종의 약물로 인해 발생하는 불면증은 상당기간 치료해야 한다. 하지만 불면증에 가장 좋은 약은 긴장해소를 위한 적당한 육체활동, 수분섭취, 일광욕이며 일시적인 멜라토닌, 세로토닌, GABA 등 신경호르몬 조절은 효과가 제한적일 수가 있다.

27 전신 피부의 통증

당시 18세, 여
진료일: 2006년 1월 19일

이 환자의 최근 증상은 ① 가만히 있다가 무슨 생각을 하면 몸에서 열이 나고 땀이 났으며 ② 2일만 공부를 열심히 하면 온몸의 기운이 빠져서 힘이 거의 없어지는 것 같았으며 ③ 추위를 많이 느끼고 ④ 잠을 자려고 해도 자꾸만 깨어나게 되었으며 ⑤ 피곤하면 손도 약간 떨리고 ⑥ 식욕도 별로 없고 자주 체하였고 ⑦ 눈이 터질 듯이 아프고, 특징적으로 ⑧ 작년에 2학기 시험을 보면서 생긴 증상인데 가만히 있으면 전신의 피부가 아프다는 것이었다. 그래서 방학이 되어 많이 쉬었으나 증상은 없어지지 않았다고 하면서 한방치료를 원하였다.

증상분석

환자의 증상은 당연히 신경성질환으로 이러한 질환을 현대의학에서는 심신증 또는 신체형장애의 한 유형으로 보아 안정제 계통의 약물을 사용한다. 그러나 환자의 경우처럼 과도한 학업량을 소화해야 하는 경우에는 학업에 영향을 미치지 않는 한방치료가 더욱 효과적이라고 판단되어 신경과에 의뢰하지 않고 간비불화肝脾不和의 대표 처방인 가미소요산가미방加味逍遙散加重大棗 18g을 2주분 처방하였다.

치료경과

2006년 2월 23일　　환자는 다시 학업에 복귀해야 하는데 몸이 약해서 걱정이라고 하면서 총명탕聰明湯을 복용하고 싶다고 하면서 내원하였는데 이전의 증상은 모두 소실되었다고 하였다.

후기

걱정이 많고 피곤하게 되면 한의학에서 말하는 간肝, 비脾 등이 타장부와 균형을 이루지 못하게 된다. 그래서 간肝 및 비脾의 문제뿐만 아니라 다른 장기의 증상들도 나타나게 된다. 예를 들면 목이 아프다거나 눈이 충혈되고 마른다거나 입에 상처가 잘 생기거나 손오공처럼 머리에 띠를 두른 것 같거나 자꾸 목에 무언가가 걸린 것 같거나 음식을 자주 체하거나 토하거나 식사 후에 금방 배가 불러와서 더부룩해지거나 항상 어깨와 등이 아프거나 옆구리가 항상 결리는 느낌이 있거나 아무 원인도 없이 허리가 아프거나 대변과 소변이 시원하지 않거나 너무 자주 보거나 하는 등등의 증상 외에도 여러 가지 증상이 발생할 수 있다. 그러므로 운동이건 오락이건 어떤 특별한 취미건 간에 일생 동안에 항상 부딪히는 스트레스와 긴장을 덜어주는 도피처를 하나쯤은 마련해 두는 것이 건강하게 살 수 있는 방법 중의 하나이다.

28 발이 차가워서 잠을 잘 수 없는 족냉증足冷症

당시 48세, 남
진료일: 2004년 1월 27일

환자는 아주 오래 전부터 겨울이 되면 아무리 양말을 신고 발에 전기담요를 덮고 옷을 많이 입고 술을 먹고 자도 다리가 차갑고 시리다 못해 아파서 잠을 잘 수가 없다고 하여 유명하다는 곳에서 수많은 약을 복용해보았으며 심지어는 뱀탕도 복용하였으나 효과가 전혀 없어서 포기하고 살고 있었으며 본원에 내원한 것은 좌측의 어깨를 2개월 전에 부딪혀서 정형외과에서 치료를 하였으나 통증이 없어지지 않고 어깨를 위로 올릴 때 통증이 심하여 내원하였다. 이후 본원에서 침구치료를 하여 왼쪽 어깨가 어느 정도 치료되어 갈 즈음 환자가 말하기를 손발이 차가운데 특히 발이 너무 차가워서 아주 고생하고 있는데 치료할 수 있겠느냐고 넌지시 물어보는데 당연하다고 대답했더니 환자는 이미 유명하다는 한의원에서 약을 많이 먹었는데 전혀 효과가 없었다고 하면서 한 10분 동안을 그 동안의 치료에 대해서 연설하여 그냥 듣고 있자니 정말로 치료가 안 되는 구나 라고 생각할 정도로 그 간의 고통이 극심하였다. 그러나 필자는 환자의 말씀에 굴하지 않고 1주일 분 복용하고 효과 있으면 더 복용하는 것이 좋을 것 같다고 말하였다. 일전에도 이와 비슷한 경험이 많았기에 자신은 있었으나 왜 이전의 한방치료는 효과가 없었을까라고 생각하니 또 고민에 빠지게 되었다. 그러나 생각을 너무 많이 하면 생각의 덫에 걸릴 수 있으므로 이미 생각하고 있던 우귀음가감방右歸飮加人蔘을 1주일 분 처방하고 결과를 기다리기로 하였다.

치료경과

그 후 환자는 1주일 분을 복용한 후 약간 효과가 있다고 하여 다시 2주일 분을 복용하고 그 후 1개월 후에 다시 왼쪽어깨를 다쳐서 내원하였는데 진료실에 들어오면서 하는 말씀이 이제는 밤이고 낮이고 다리가 차가운 것은 신경을 쓰지 않게 되었다고 하면서 한약이 이렇게도 효과가 좋은지는 몰랐다고 하며 매우 만족한다고 하였다.

후기

손발이 차가운 증상을 한의학에서는 궐증厥症이라고 한다. 동의보감에서는 궐증厥症을 한궐寒厥과 열궐熱厥로 나누어 설명하고 있다. 임상적으로 보면 대부분의 환자가 한궐寒厥에 해당되며 소수의 특수환자에게서 열궐熱厥이 나타난다. 예를 들어 갑상선기능에 이상이 있어서 전신은 뜨거운데 손발만 차가운 경우, 자발성다한증이 있는데 손발만 차가운 경우가 그 대표적인 증례라고 할 수 있다. 이것은 열궐증熱厥症이다.

29 4년동안 지속된 우측의 안면경련

당시 35세, 여
진료일: 2004년 5월 21일

환자는 4년 전 가을 어느 날 창문을 열어놓고 잠을 잔 후 우측의 안면경련이 발생하였다고 하였으며, 현재까지 A대, B대 한방병원, C의료원, D대병원, 여러 한의원, 신경외과 등에서 양한방 치료를 받고 국소신경차단술 등을 받았으나 호전되지 않아 치료를 포기한 상태였으며 신경외과에서 뇌수술을 권유받고는 겁이 나서 수술은 하지 못하고 있는 상태였다.

증상분석

환자는 진찰 중에도 일정한 간격으로 우측 안면이 씰룩거렸으며 긴장을 하거나 피곤하면 증상이 더욱 심해지며, 특히 오후에 경련이 심하게 나타나고, 매년 봄이면 증상이 더욱 심해진다고 하였다. 때로는 아침에 일어날 때에도 일어나자마자 증상이 발생하여 하루 종일 떨리기도 한다고 하였다. 최근에는 일거리가 많지 않아 쉬고 있는데도 하루에 4회 이상 강하고 지속적인 경련이(약 20여 분간 지속됨) 발생한다고 하였다. 오른쪽의 안면이 건강한 측보다 하수된 것을 알 수 있었으며 손으로 만져도 오른쪽과 왼쪽에서 환자가 느끼는 감각이 다르다고 하였다. 배변과 수면, 음식은 모두 정상적이었으며 맥脈은 세약細弱하였으며 설질윤미백태舌質潤微白苔의 상태였다. 환자의 경우 풍한風寒이 안면의 근척육순筋惕肉瞤을 유발한 것으로 이미 발병시점으로부터 오래 되어 근육의 위약에까지 이른 상황이므로 혈고血枯로 판단하여 성유탕합이기거풍산聖愈湯合理氣祛風散을 처방하고, 1주일에 2회씩 풍지風池, 합곡合谷, 양릉천陽陵泉 등에 침구치료를 하고 이문耳門, 청궁聽宮, 사죽공絲竹空, 지창地倉, 협거頰車 등에 간접구間接灸를 하였다.

치료경과

2004년 6월 17일　우측 안면경련이 감소하였으나 감각은 아직도 건강한 부위와는 다르다고 하였다.

2004년 7월 22일　우측 안면경련은 거의 없어졌으나 우측구순주위의 미약한 경련만이 남아있다고 하였다.

환자는 7월 22일 약을 가져간 후 약2개월 후에 내원하여 우측안면의 떨림이 없어졌으며 우측의 피부와 건강한 피부의 느낌도 비슷해졌다고 하였다.

후기

환자의 증상은 현재까지 재발하지 않고 있다. 안면경련은 풍한風寒, 칠정七情, 담음痰飮, 외상外傷 등에 의하여 발생하며 그 발병원인에 따라 치료법이 완전히 다르므로 하나의 처방 및 특효방이 존재하지 않는다. 또한 쉽게 치료되는 경우도 있고 상당한 시간과 노력이 필요한 경우도 있다. 증상은 동일하더라도 병의 원인과 깊이가 다를 수 있기 때문이다. 일반적으로 마그네슘이 함유된 기능성식품이나 약물을 복용하여 증상이 개선되는 정도의 안면경련은 특별히 치료하지 않아도 충분한 수면으로 신경전도를 활성화시켜주기만 해도 증상이 없어진다. 그러나 한의원을 찾는 대부분의 환자들은 각종 치료를 모두 섭렵한 후에 오게 되므로 신경과 수술직전에 오는 케이스가 많다. 그래서 때로는 상당기간 치료를 해야 하거나 치료에 반응을 하지 않는 경우도 있다.

30 약 8개월 간의 침구치료로 호전된 안면경련

당시 69세, 남자
진료일: 2005년 6월 13일

환자는 3, 4개월 전부터 왼쪽 눈꺼풀이 떨리기 시작하여 대수롭지 않게 생각하였으나 시간이 지날수록 눈꺼풀만이 떨리는 것이 아니고 왼쪽 얼굴 전체가 떨리기 시작하여 대학병원에서 정밀검진결과 혈관이 늘어져 신경을 누른다고 하여 수술을 권유하였으나 환자는 뇌수술을 하는 것이 무섭고 수술비용도 부담되어 한방치료를 받고자 내원하였다.

증상분석

증상은 왼쪽 눈꺼풀과 왼쪽 얼굴이 지속적으로 몇 초의 간격으로 떨렸으며 2개월 전에는 얼굴이 떨려도 조금만 쉬면 강도와 간격이 개선되곤 하였으나 병원진료를 받기 직전부터는 아무리 많이 쉬어도 눈만 뜨면 얼굴이 떨린다고 하였다. 환자의 증상은 혈고血枯에 해당되는 것으로 사물탕합견정산四物湯加牽正散을 처방하고 동시에 침구치료를 하려고 하였으나 환자는 경제적 여건상 침구치료만을 받고자 하였다. 이에 침구치료만으로는 치료가 어려울 것으로 판단하고 치료를 고사하였으나 환자의 의지가 매우 강하여 장기간 침구치료에 대한 환자의 동의를 구한 후 약 1년간 침구치료를 시행하기로 하였다.

치료경과

2005년 7월 11일 환자는 매일 치료를 받았으며 안면경련의 강도와 간격이 개선되었다.

2005년 8월 30일 안면경련의 횟수가 많이 줄어들었으며 어제는 없었다.

2005년 10월 6일 안면전체의 경련은 소실되었으나 하루에 10회 정도 왼쪽 눈꺼풀에 약간 힘이 들어가는 정도의 경련이 있다고 하였다.

2005년 11월 17일 최근 바깥에서 찬바람을 맞으면 일을 한 후 왼쪽 눈꺼풀이 떨리기 시작하였다. 그러나 강도와 횟수는 하루에 10회를 넘지 않았다.

2005년 12월 5일 안면경련은 거의 없으나 어제 아침 갑자기 요통이 발생하였다.

2006년 2월 16일 안면경련이 없었으나 재발이 두려워 지속적인 관리를 원하였다.

그 후 환자는 치료를 하지 않았으며 가끔 시간이 나면 침구치료를 받기를 원하여 가끔 침구치료를 하면서 경과를 관찰하고 있으나 재발하지 않고 있다.

후기

위의 환자의 경우 분명히 뇌 영상에서 혈관이 신경을 압박하는 것이 확인되어 수술을 권유받은 상황이었는데 침구치료가 말초신경 마취제가 아니며 또한 직접적으로 뇌 안쪽을 자극하지 못하는데도 증상이 개선된 것은 대단한 효과라고 생각할 수 있다. 물론 약물치료를 함께 하였다면 8개월 이상의 치료기간이 필요하지는 않았다.

31 여행을 다녀온 후 발생한 한 쪽 얼굴의 부종

당시 56세, 여
진료일: 2006년 3월 18일

환자는 수일 전 동해안에 여행을 다녀왔는데 도중에 약간 피곤함을 느꼈으나 대수롭지 않게 생각하고 다음날 아침에 일어나니 오른쪽 얼굴이 부어서 피곤해서 그런가 하고 잠을 자면 없어질 것으로 생각하여 또 하루를 보냈다. 그런데 금일 오전 일어나니 오른쪽 얼굴이 부은 것이 가라앉지 않아서 마음속으로 걱정을 하면서 본원에 내원하였다.

증상분석

환자의 증상은 아주 약한 정도의 면탄面癱, 안면신경마비로 다행스럽게 얼굴이 부어있기만 할 뿐 근육이 마비되거나 감각이 없어지지는 않았다. 일반적으로 수 주 내에 증상이 사라지고 완전히 정상으로 돌아오지만 때로는 후유증을 남기기도 하여 초기에 치료를 하는 것이 좋을 것으로 판단하였다. 면탄面癱은 수술, 종양, 사고, 대상포진 등을 제외하고는 풍한風寒이 원인이 된다. 이에 이기거풍산가미방理氣祛風散加黃芪, 茯苓을 처방하고 풍지風池, 사죽공絲竹空, 지창池倉, 협거頰車, 합곡合谷 등에 침구치료를 하면서 경과를 지켜 보기로 하였다.

치료경과

2006년 4월 4일

환자는 외관상으로는 부종이 없었으나 스스로 느끼기에 표정을 지을 때 약간 묵직한 느낌이 있다고 하였다. 이에 다시 2주분을 처방하고 경과를 지켜보기로 하였다.

2006년 6월 5일 이전의 증상은 모두 소실되었으며 허리가 아파서 오셨다고 하셨다.

후기

위의 환자와 같이 가벼운 안면마비를 보이는 경우는 상당히 많다. 그러나 대부분의 사람들은 피곤해서 일시적으로 나타나는 현상으로만 생각하고 치료를 하지 않고 지낸다. 때로는 뇌혈관질환과 연관이 있는 경우도 있다. 이 질환이 대부분은 바이러스감염으로 발생하고 자연치유의 경향을 보이기는 하지만 발병시 치료를 하지 않으면 당시에는 눈에 보이지 않지만 시간이 지날수록 약해진 안면신경 때문에 문제가 있는 쪽의 안면근육 탄성이 저하되면서 얼굴이 비대칭이 되는 경우가 많다. 일상생활에는 지장이 없지만 사진을 찍거나 화장을 하거나 매우 피곤할 때에는 다른 사람은 모르지만 자신은 알 수가 있다. 필자도 이환력이 있다.

32 요골신경 손상으로 인한 손의 저림과 감각저하

당시 47세, 여
진료일: 2005년 2월 28일

환자는 2004년 12월 22일 작업도중 왼쪽 손목의 요골동맥근처를 기계가 눌러서 피부가 손상되면서 신경이 손상되었다. 당시 병원에서 상처부의 봉합술을 하였으며 신경에 대한 언급은 없었으나 퇴원 후에도 왼쪽의 엄지, 검지, 중지, 무명지가 지속적으로 저리고 아프고 감각도 별로 없었으며 이번 사고보다 더 이전에 손바닥을 다친 적이 있는데 그 때 다쳤던 가운데 손가락은 하루 종일 불에 데인 것 같아서 병원에 문의하니 신경이 손상된 것 같으니 별 방법은 없고 물리치료를 계속 받으라고 하면서 낙관적이지는 않다고 하였다. 그 후 지속적으로 물리치료를 받아도 호전되지 않아 친구의 권유로 본원에 내원하게 되었다.

증상분석

환자의 상처부위는 손목의 요골신경이 지나가는 곳으로 다행히도 완전손상이 아니어 손가락의 운동은 가능하였으나 힘을 많이 주면 약간 떨리는 현상이 나타나고 손가락이 저리고 따끔거렸으며 피부의 감각이 둔해져 있었고 아직도 손가락이 부어 있고 차가웠다. 사고 발생 후 약 2개월 가량 지났으므로 신경이 완전하게 위축되었다고 생각할 수는 없었으며 현재 진행 중에 있다고 판단되었다. 이에 기허겸어혈氣虛兼瘀血으로 진단하고 보중익기탕가감방補中益氣湯加附子, 肉桂, 三七, 蜈蚣, 全蝎을 처방하고 소부少府, 어제魚際, 수삼리手三里, 노궁勞宮 등에 온침溫針을 하였다.

치료경과

2005년 3월 8일 왼손 엄지와 검지 사이의 차가운 느낌은 개선되었으며 부종도 나아졌지만 손끝은 저리다고 하였다.

2005년 3월 24일 왼손 가운데 손가락의 저림과 통증이 개선되었다.

2005년 4월 11일 왼손 손가락들의 저림이 개선되었다.

2005년 4월 25일 왼손 손가락들의 저림과 통증이 개선되었다.

2005년 5월 12일 왼손 등의 간지러움이 발생하였으며 저린 것은 손가락 끝에만 약간 남아 있다고 하였다.

2005년 5월 26일 왼손 가운데 손가락의 손끝에만 약간 이상한 느낌이 있다고 하였다.

후기

환자는 그 후 내원하지 않다가 2006년 7월 내원하셨는데 이전의 치료로 손가락은 전혀 문제가 없으나 아주 많이 피곤하면 왼손 가운데 손가락의 끝이 아주 약간 둔해진다고 하였다. 비록 치료에 상당한 시간(약 4개월)이 소요되었지만 증상이 개선된 것은 참으로 다행스러운 일이었다.

33 요골신경마비로 손가락이 움직이지 않는 환자

당시 23세, 여
진료일: 2002년 5월 9일

환자는 피아노강사로 며칠 전 아침에 잠을 자고 일어났는데 갑자기 오른손가락 제 3, 4, 5지가 올라가지 않게 되었다고 하였다. 그래서 주변에도 피아노를 하는 사람 중에 손가락이 마비되어 그만둔 사람이 있어서 울면서 걱정을 하다가 지인의 소개로 내원하였다.

증상분석

환자는 오른손 3, 4, 5지를 굽힐 수는 있으나 펴서 들지를 못하였으며, 손의 감각이 저하되어 심하게 꼬집어도 미약한 통증을 느낄 뿐이었으며 오른손이 무척이나 차가웠다. 이런 증상은 팔을 베고 자서 신경이 눌리면서 발생하기도 하지만 환자는 아주 똑바른 자세로 잔다고 하였으며 전날까지 어떠한 증상도 없었다고 하였다. 오랜 기간의 피로로 인하여 기혈운행이 장애를 받아서 발생한 것으로 진단하고 이에 비기脾氣를 운행하는 귀기건중탕가감방歸芪健中湯加人蔘을 처방하고, 2일 1회 환측의 수삼리手三里, 곡지曲池, 합곡合谷, 배노궁背勞宮 등에 온침溫針을 하였다.

치료경과 및 후기

치료 1주 후부터 손가락에 통증을 느끼기 시작하였으며 10일 후부터는 완전하지는 않지만 손가락을 사용할 수 있게 되었다.
치료 2주일 후에는 피아노를 칠 수 있을 정도가 되었으나 재발방지 및 완전한 회복을 위하여 2주 이상 더 복약하도록 하였다.
그 후 현재까지 아무런 문제없이 생활하고 있다.

위 환자의 경우는 비교적 흔한 경우로 팔을 베고 자거나, 무거운 물건에 팔이 깔리거나, 감기를 오래 앓거나, 지속적으로 과도하게 팔을 사용하거나 하는 등등의 경우에서 발생할 수 있으며 요골신경마비, Saturday' s palsy라도고 하며 대략 3개월 정도면 자연치유되는 경향이 있는데 경우에 따라서는 그렇지 않은 경우도 많으며 신경위축에 따라 각기 다른 정도의 후유증이 있을 수도 있다. 그러므로 초기부터 적극적인 약물 및 침구치료를 해야 하며 염증의 양상 즉 표증表症이 없다면 모두 기혈양허氣血兩虛, 기허겸양허氣虛兼陽虛에 해당된다. 또한 마비의 정도에 따라서 상당한 기간의 치료가 필요한 경우도 있으며 때로는 경추디스크의 압박, 요골신경주행부의 포착 및 대상포진 후유증, 신경초종, 림프결절 등으로 발생할 수 있으므로 원인감별이 중요한다.

34 요골신경마비로 손목과 손가락이 올라가지 않는 환자

당시 49세, 남
진료일: 2004년 8월 18일

환자는 2004년 8월 6일 피곤해서 팔베개를 하고 잠을 잔 후 오른손목이 들려지지가 않는다고 하였다. 그래서 근처의 신경외과에서 진료를 받고 약물처방과 정형외과의 물리치료, 한의원의 침구 및 약물치료를 동시에 10일 동안 했다고 하였다. 환자는 갈비집을 하는 관계로 빨리 일을 시작해야 하는데 그 동안 치료를 받았는데도 증상이 전혀 개선되지 않는다고 하면서 대기실에서도 이전의 병원들에 대해서 매우 심한 말을 하여 필자도 1주일만 지나면 저렇게 욕을 먹을 것 같다는 생각을 하였다.

증상분석

환자의 증상은 물리적 압박에 의한 일시적인 요골신경마비임이 분명하였으나 가끔은 어깨관절이나 목관절 및 기타질환(폐종양 등)으로 발생할 수도 있어서 살펴보았으나 단순히 신경의 압박에 의한 일시적인 증상이라 환자를 안정시켜 돌려보내려고 하였으나, 멀리서 왔고 빨리 고치지 못하면 다 나을 때까지 일을 어떻게 하냐며 심하게 화를 내서 치료를 시작하게 되었다. 이에 견우肩髃, 비노臂臑, 수삼리手三里, 합곡合谷, 노궁勞宮 등에 침구치료를 하고, 보중익기탕가감방補中益氣湯加人蔘, 附子, 肉桂, 乾薑을 처방하였다.

치료경과

2004년 8월 19일 환자는 한의원 문을 열고 들어오면서 이전의 치료받은 곳의 원장

들을 욕하며 이렇게 금방 좋아지는데 왜 그들은 못 고치냐며 소리를 지르면서 들어오셨다. 필자는 환자가 이 병이 나을 때가 되어서 좋아지는 것이지 어떻게 침 한번 맞고 완쾌되느냐고 말했다.

2004년 8월 23일 이번에도 환자는 들어오면서 큰소리로 다 나았는데 침 한 번 더 맞으러 왔다고 하면서 손을 들어 자랑하였다. 확인을 하니 동작은 가능하지만 손목을 위로 올리는 힘은 왼손에 비해 차이가 나므로 치료가 더 필요하다고 하였지만 환자는 이 정도면 밥벌어먹으면서 살만하다고 하면서 막무가내로 감사하다고 하였다.

후기

손을 베고 잔 후에 발생하는 요골신경마비는 비교적 흔한 질환으로 예후는 대개 3개월 전후로 해서 80%이상 완전 회복되나 이것은 교과서적인 내용이고 실제적으로 본 질환을 앓고 자연적으로 회복된 경우에는 자연 치유된 이후에 피곤하거나, 일을 많이 하거나, 감기를 앓거나, 갑자기 심한 병을 앓게 되면 아팠던 부위가 다른 부위보다 더욱 힘이 빠지게 되는 것을 느낄 수 있다. 그러므로 초기부터 적극적인 치료를 하는 것이 좋다. 환자의 입장에서 보면 간단한 병인 것 같이 보여도 치료하는 사람의 입장에서는 그래도 조금 더 완벽하게 고치고 싶은 마음이 간절하기 마련이다.

35 대퇴외측피부신경마비

당시 18세, 여
진료일: 2006년 1월 9일

환자는 1주일 전 추운 날씨에 친구들과 밖에서 3시간 정도 놀고 들어온 후 갑자기 오른쪽 대퇴부의 바깥쪽 피부의 감각이 없어지기 시작하였으며 그 후 방치하였으나 1주일이 되도록 나아지지 않고 피부감각이 둔한 부분이 넓어지는 것 같아서 내원하였다.

증상분석

환자는 오른쪽 대퇴부 옆면에 직경 2,3cm정도의 범위만이 감각이 없다고 하였으나 진찰결과 직경 약 10cm정도가 되는 커다란 부위의 감각이 거의 없었으며 꼬집어도 아픔을 느끼지 못하였다(사진참조). 대소변 및 전신상황은 정상적이었으며 부인과 질환, 요추디스크질환 등도 없었다. 위의 상황을 분석하면 추운 날씨로 인해 대퇴외측피신경Lateral femoral cutaneus nerve palsy의 부분마비가 발생한 것으로 시간이 지나면 자연치유가 되는 경우도

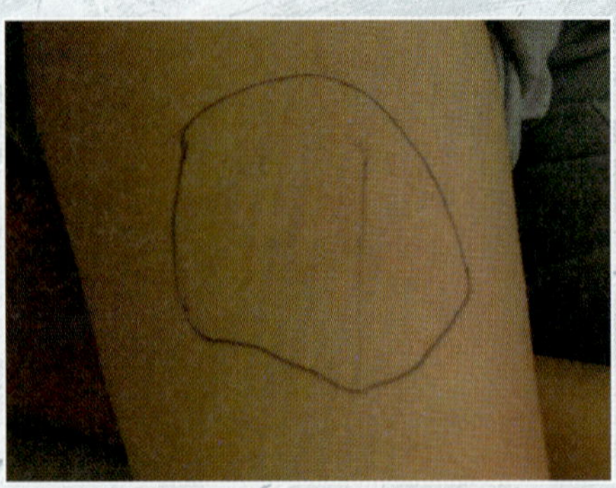

원 안이 감각마비된 부분임

있으나 환자의 경우 날이 갈수록 피부감각마비의 구역이 넓어지는 것으로 볼 때 한사寒邪를 이겨낼 만한 여력이 없는 것으로 판단하여 치료를 하기로 결정하였다. 이에 양허수한陽虛感寒으로 진단하여 황기계지오물탕가감방黃芪桂枝五物湯加人蔘을 1주일 분 처방하고 양릉천陽陵泉, 풍시風市, 슬양관膝陽關, 환도還跳 등에 침구치료를 한 후 경과를 지켜보기로 하였다.

치료경과

2006년 1월 17일 　환자는 피부의 감각이 많이 돌아왔으나 그래도 촉진하니 정상부위보다 약간 감각이 무뎌져 있었으며 며칠 전부터는 감각이 없었던 부위에 무엇인가가 찌르는 듯한 느낌이 자주 나타난다고 하였다. 이것은 신경이 회복되면서 나타나는 현상으로 악화되는 것이 아니라고 말한 후 지속적으로 복약하도록 하였다.

1개월 후 환자는 피부의 감각이 완전하게 회복되었다.

후기

이와 같은 특정 피부의 감각장애는 대부분은 여러 원인에 의한 척추관련 질환에서 많이 나타나는데 때로는 신경근의 문제가 없이도 발생할 수 있다. 대부분이 허벅지의 옆면, 발목 바깥쪽 윗면, 발등, 팔꿈치 부근 등에 증상이 발생하는 경우가 많으며 경추나 요추의 이상이 없이 단순히 말초신경이상으로 발생할 수 있으며 교과서적으로는 시간이 지나면 치유된다고 하고 있으나 임상적으로 보면 시간이 지나면서 그 범위가 확대되는 경우가 더욱 많다. 치료 중에는 명현반응(신경의 회복반응)으로 손상부위에서 불에 데인 듯한 느낌, 찌르는 듯한 느낌, 개미가 기어가는 증상 등 여러 신경전도개선반응이 나타나게 된다. 한의학적인 치료법은 외감표증外感表症이 있으면 일단 각종 패독산敗毒散, 대소청룡탕大小靑龍湯, 계지탕桂枝湯, 마황탕麻黃湯 등으로 외감外感을 치료하면 증상이 소실되며, 만약 직중直中한 경우라면 당귀사역탕當歸四逆湯, 각종 건중탕建中湯, 십전대보탕十全大補湯, 우귀음右歸飮 등을 선택하여 치료하면 일정 기간 내에 회복되며, 침구치료는 환부에 직접구直接灸를 시행하거나 온침溫針을 하는 것이 효과적이다.

36 오른쪽 발의 비골신경마비

당시 70세, 남
진료일: 2004. 6. 14

환자는 3일전 음주 후 추운 곳에서 잔 후 다음날 아침 오른쪽 발목을 들어 올리지 못하고, 걸을 때 오른쪽 발을 끌게 되었다고 하였다. 발병 다음날 정형외과에서 비골신경마비Peroneal nerve palsy라고 하고 보정기 착용을 권하면서 푹 쉬는 방법 이외에 특별한 치료법이 없다고 하여 실망하고 집에서 있다가 본원에 내원하였다. 진찰당시 오른쪽 발목은 땅으로 완전히 하수되어 있었으며 오른발의 모든 발가락이 위쪽으로 움직일 수 없는 상태였다. 또한 환자는 이것이 중풍의 전조증이 아닌가 하고 매우 걱정을 하고 있었다.

증상분석

본 환자는 만취한 상태에서 차가운 바닥에서 잠을 잔 후 담경膽經 및 방광경에 풍한風寒의 사기邪氣가 침범하여 비골신경이 마비된 것으로 이에 속명탕가감방續命湯加牛膝을 처방하고 풍지風池, 합곡合谷, 양릉천陽棱泉, 족삼리足三里, 절골絕骨, 족임읍足臨泣 등의 혈위穴位에 침구치료를 하였다.

치료경과

환자는 치료 1주일이 지나면서 오른쪽 무릎의 양릉천陽棱泉 부위에 통증이 나타나기 시작하였으며 10일 후 부터는 발목부위의 해계海溪, 절골絕骨부위에 통증이 나타나면서 발목이 하수되는 증상이 개선되어 보행이 편해지기 시작했다. 그 후 약 20여일 경에는 발목에 약간의 힘이 없는 정도 외에는 생활에 불편을 느끼지 않게 되어 치료를 종료하고 섭식에 있어서 단백질류를 충분히 섭취하고 부추, 고추, 마늘, 추어, 구육狗肉 등을 권유하고 치료를 종료하였다.

후기

한의학적으로 마비는 풍風, 한寒, 습濕, 어혈瘀血, 담음痰飮, 기허氣虛,양허陽虛 등의 내적인, 외적인 원인에 의하여 발생할 수 있으며, 여러 가지의 물리적, 화학적 원인에 의하여 발생하기도 한다. 이 증례처럼 단순 말초신경의 경우 3-6개월 정도의 기간이 지나면 자연적으로 치유되는 경우가 대부분이지만 치료를 하지 않을 경우 근력약화와 같은 후유증이 있을 수도 있다.

말초신경마비는 침구와 약물치료를 병행할 경우 순탄하게 치료된다. 그러나 호전되는 중에는 특유의 반응이 나타나게 되는데 이 반응을 명현瞑顯반응이라고 한다. 특히 마비의 경우에는 통증을 위주로 한 증상들이 나타난다. 본 증례의 경우와 같이 비골신경이 마비된 경우에는 몸통에서 가까운 관절 및 신경에서 통증이 나타나면서 신경이 회복되며, 완전히 회복될 때까지 그 통증은 순환적으로 되풀이 된다. 일반적으로 통증만을 나타내는 경우가 많으나 간혹 발열, 조이는 느낌, 불에 딘 느낌, 갑자기 힘이 빠지는 느낌 등이 함께 나타나는 경우도 많다. 물론 이러한 신경계통의 명현반응은 발병한 지 오랜 시간이 지나서 한방치료를 시작한 경우라면 치료시작 후 상당기간이 지나서야 나타나며 그 강도가 매우 강하여 치료를 중간에 포기하는 경우도 많다.

37 양쪽 손바닥의 저림

당시 49세, 여
진료일: 2004년 3월 13일

환자는 이전부터 양손이 저리다가 2003년 연말이 되면서 양쪽 손 특히 오른쪽 손의 끝 부분이 마비되기 시작하여 집에서 손가락을 바늘로 찌르고 따뜻한 물에 찜질을 해도 개선되지 않아 2004년 3월 초에 정형외과에서 손바닥의 신경이 지나가는 구멍이 막혔다고 하여 손바닥에 주사를 2회 맞았으나 증상이 호전되지 않아 다시 진료를 받으니 손바닥을 수술해야 한다고 하였으나 주변에 증상이 비슷한 사람들이 있어서 수술을 하였으나 효과가 별로라고 하여 내원하였다.

증상분석

환자는 오른쪽 손가락이 모두 저렸으며 특히 2,3,4번째 손가락은 끝을 바늘로 찔러도 통증을 잘 느끼지 못하였다. 왼손은 3,4번째 손가락이 저렸으나 오른손보다 강도는 약하였다. 환자는 식당 일을 하는 것도 아니고 그렇다고 직장에 다니지도 않는 평범한 주부인데 왜 이런 병이 생겼는지 잘 모르겠다고 하였는데 그렇지만 이전부터 양쪽어깨는 가끔 무거운 물건에 눌리는 듯한 느낌이 자주 있었다고 하였다. 그 밖의 증상으로는 가끔 어지러웠으며 소화제를 자주 먹는다고 하였다. 환자의 증상은 한의학에서 말하는 삼초경한비三焦經寒痺로 경락經絡의 울체鬱滯 및 한사寒邪를 제거하는 견비환가미방蠲痺丸合溫膽湯을 처방하고 1주일에 2회씩 풍지風池, 견우肩髃, 수삼리手三里, 노궁勞宮 등에 온침溫針을 하였다.

치료경과

2004년 3월 30일 오른쪽 손가락의 둔함이 사라지고 감각이 살아나기 시작하였다.

2004년 4월 24일 손끝의 둔함은 소실되었으며 저린 증상도 좌측은 거의 소실되었으며 우측은 2,3,4번째 손가락의 끝에만 아주 미약한 이상한 느낌이 있다고 하였다.

그 후 5월 27일까지 1주일에 1,2회 정도 침구치료를 한 후에 치료를 종료하였으며 재발하지 않고 있다.

후기

수근관증후근은 손목의 안정성유지를 위해 있는 인대와 골격구조 사이의 틈에 신경과 혈관이 지나가는데 이 공간에 지방 등의 피로물질이 축적되어 신경 및 혈관이 압박되어 발생한다. 한의학에서는 이러한 노폐물을 담음痰飮 또는 어혈瘀血이라고 한다. 발병초기에는 활혈거어活血祛瘀, 보기삼습補氣滲濕의 치료법을 사용하며, 발병한 지 오래되어 신경의 위축으로 손가락 사이의 근육이 소실된 경우에는 기허겸양허氣虛兼陽虛에 해당되며 보양환오탕補陽環伍湯가미방을 사용할 수 있다.

38 수술 후에도 지속된 수근관증후군

당시 62세, 여
진료일: 2007년 6월 25일

환자는 시골에서 밭일, 논일 등 온갖 농사 일을 많이 하는데 3,4년 전부터 오른쪽의 손가락이 아프고 저려서 손바닥에 주사를 여러 번 맞았으며 처음에는 주사를 맞고 휴식을 하면 증상이 개선되었으나 시간이 지날수록 효과가 없게 되자 병원에서 수술을 권유하여 2년 전에 수술을 하였다. 그런데 수술 후에도 통증이 개선되지 않아서 다시 주사를 몇 번 맞았으나 호전되지 않아 한방치료로 전환하였다. 그러나 침구 및 약물치료에도 통증이 지속되어 내원하였다.

증상분석

환자의 오른손바닥에는 약 4cm정도 세로의 수술자국이 있었으며 수술부위는 상당히 딱딱하였으며 누르면 손톱자국이 약간 남을 정도의 부종이 있었다. 증상은 24시간 오른손가락이 저리고 아팠으며 야간에는 그 통증이 더 심하여 자다가도 몇 번씩 일어나서 손을 털고 주무른다고 하였으며 손이 심하게 저릴 때는 어깨까지 저리기도 하였다. 기타 고지혈증, 간낭종, 고혈압, 심장비대, 갑상선항진증 등이 있었다. 환자의 증상은 삼초경습열三焦經濕熱로 판단되어 황연해독탕가미방黃連解毒湯加桑白皮, 茯苓, 澤瀉, 三七, 白僵蠶을 처방하고 소상少商, 상양商陽, 중충中衝, 소충少沖 등을 사혈瀉血하고 소부少府, 내관內關 수근부手根附의 아시혈阿是穴에 온침溫針을 하였다. 그러나 환부의 염증 및 유착이 해소되기에는 상당한 시간이 필요할 것으로 생각되었다.

치료경과

2007년 7월 12일　오른손의 저림이 약해져서 잠을 잘 수가 있게 되었다.

2007년 7월 26일　4,5번째 손가락의 저림은 소실되었으나 일을 많이 하면 오른쪽 팔꿈치까지 저림이 나타난다고 하였다.

2007년 8월 27일　오른손의 저림이 거의 없어진 것 같으나 일을 많이 한 날은 2, 3번째 손가락에서 나타났다.

2007년 10월 16일　이제는 일을 많이 해도 손가락의 저림을 거의 느낄 수가 없으며 최근 시골의 일이 바빠 내년에나 올 수 있다고 하였다.

후기

환자는 그 후 현재까지 일을 많이 해도 저린 증상이 나타나지 않고 있다.

수근관증후군의 초기는 열성염증熱性炎症에 해당된다. 그러나 시일이 경과하여 유착이나 비후가 발생하면 한성염증寒性炎症으로 전화된다. 때에 따라 도홍사물탕桃紅四物湯, 팔진탕八珍湯, 십전대보탕十全大補湯, 독활기생탕獨活寄生湯, 우귀음右歸飮 등을 사용할 수도 있다. 그러나 대부분의 환자는 스테로이드국소주입요법을 이미 받고 오기 때문에 이 환자처럼 여러 소염치료 후에도 제거되지 않은 열성염증熱性炎症이 아니라 한성염증寒性炎症이 더 많다.

39 교통사고 후에 발생한 두통

당시 42세, 여
진료일: 2006년 6월 30일

환자는 2004년에 교통사고로 당시 왼쪽 전체의 두통이 심하였으며 병원에 입원하여 정밀검진을 받았으나 뇌에는 이상이 없다는 판정을 받고 퇴원하였다. 환자의 설명으로는 사고 직후에 왼쪽 눈이 1, 2일 정도 잘 보이지 않았으며 현재까지 오른쪽과는 약간의 차이가 있다고 하였다. 그 후 자주 두통이 발생하였으며 그 때마다 한의원에서 1주일 정도 침구치료를 하면 통증이 조금 가라앉았으며 약국에서 두통약을 복용해도 통증은 가라앉지 않았다. 그러나 최근에는 침구치료도 효과가 없어서 본원에 내원하게 되다. 두통의 양상은 정수리에 열감이 약간 생기게 되면 그 후 왼쪽 후두부에서 조이는 듯한 통증과 함께 머리가 시린 느낌이 발생하고 머리가 멍해지고 집중력이 떨어진다고 하였다. 사고 당시의 경추 및 두부 MRI검진에서는 이상이 없었다고 하였다.

증상분석

환자의 증상은 사고로 발생한 경도의 뇌진탕후유증으로 초기에 발생한 왼쪽의 시력장애는 뇌외상 후에 발생할 수 있는 약한 정도의 뇌부종 또는 혈관 경련으로 생각할 수 있었으며 정상적인 경우라면 1주일 정도의 안정 후에는 자연 소실되는 증상이다. 그 후에 지속적으로 두통이 있다는 것은 뇌막의 유착이 있었을 것이라는 유추도 가능하지만 지속적이고 점진되는 두통이 아니라는 것은 두개골내외의 문제가 아닌 혈액의 순환에 문제가 있는 것으로 판단되었다. 이에 갈근탕가감방葛根湯加吳茱萸3g 元肉18g을 처방하고 백회百會, 천주天柱, 합곡合谷, 열결列缺 등에 침구치료를 하였다.

치료경과

2006년 7월 18일 환자는 왼쪽 후두부의 당기는 듯한 느낌은 소실되었으나 가끔 머리꼭대기가 변기를 뚫는 기구 같은 것으로 잡아당기는 듯한 조이는 느낌이 있으며 이런 상황에서 아무런 치료를 하지 않고 버티면 매번 어지럼증이 발생한다고 하였다.

후기

이후 환자는 치료 후 두통이 소실되어 치료를 종료하였으며 현재까지 재발하지 않고 있다. 본 환자는 사고 당시 뇌진탕과 함께 경추부의 미세손상으로 인한 측두부의 혈액순환장애가 발생한 것으로 기타 뇌증상이 나타나지는 않았지만 두통이 심할 경우 좌측의 체위성현훈이 발생하였다. 이런 경우에는 경추부의 손상에 기인한 것으로 경추로부터 두부로의 미세순환을 회복시켜야 한다. 물리적인 경추 소관절의 교정치료를 동시에 시행하는 것도 의미가 있으나 안전한 치료가 우선이다. 하지만 사고 후 증후군에는 심신증이 많으므로 심신증의 가능성도 배제할 수 없다.

40 대상포진 후에 발생한 오른쪽 눈꺼풀 처짐과 간지러움

당시 65세, 남
진료일: 2005년 8월 27일

환자는 약 1개월전 머리꼭대기 및 오른쪽 뒷머리와 오른쪽 관자놀이 부근에 수포와 극심한 통증이 발생하여 대학병원에 1주일 입원치료 후 수포와 통증은 소실되었으나 오른쪽 눈꺼풀이 처지고 눈꺼풀의 끝부분이 심하게 간지러워서 계속 피부과약물을 복용하였으나 호전되지 않았고 처음에는 오른쪽 눈꺼풀이 힘이 없는 정도였으나 현재는 아침이면 눈을 뜨기가 힘이 들고 자꾸 아래로 처지며 매우 간지러워서 고생하다가 내원하였다.

증상분석

진찰 시에도 환자는 오른쪽의 눈꺼풀이 간지럽고 자꾸 내려오는 것 같아서 수건으로 자주 닦았으며 외관상으로 대상포진으로 인한 피부의 흔적은 없었으며, 맥脈은 부긴세삽浮緊細澁하였다. 이 밖에 수년 전 우측 경동맥이 협착되어 병원의 약물을 복용하고 있었다. 이러한 증상은 외감풍열外感風熱의 여열미진餘熱未盡과 이로 인한 기혈허손氣血虛損으로 즉 대상포진으로 말초신경이 마비된 것이다. 이에 보중익기탕가미방補中益氣湯加石膏18g, 黃芩9g, 伯僵蠶6g, 全蝎6g을 복용하도록 하고 풍지風池, 대추大椎, 청궁聽宮, 합곡合谷, 곡지曲池 등에 침구치료를 병행하였다. 자택이 차로 몇 시간 걸리는 곳에 있었기 때문에 지속적인 침구치료가 불가능하여 약물치료만 하기로 했다.

치료경과

2005년 9월 10일 이전의 오른쪽 눈꺼풀처짐과 간지러움은 상당히 호전되어 아침에 눈을 뜰 때 약간 무거운 느낌, 무엇인가 완전치 않은 느낌만이 있었으며 간지러움도 대부분 없어졌다고 하였다. 그래서 동일한 처방을 2주간 더 복용한 후 증상이 소실되었다.

후기

그 후 2006년 1월 환자가 감기로 두 달 동안 고생하고 약을 먹었는데도 나아지지 않아서 내원하셨는데 이전의 대상포진 후유증은 완전히 없어졌다고 하였다.
대상포진은 수포가 자연궤란 되었을 경우의 피부흔적을 제외하고는 대부분 후유증을 남기지 않고 치료된다. 그러나 신경이 손상된 경우에는 운동 및 감감 신경장애를 유발하기도 하며 때로는 심각한 후유증을 남기기도 한다. 초기 서양의학의 항바이러스치료 후 수포가 소실되었다고 해서 치료가 끝나는 것이 아니고 만약 수포소실 후에 증상이 있다면 바로 한방치료를 해야 한다. 증상이 약할 경우에는 자연치유도 가능하다.

41 대상포진으로 허리가 아프고 다리가 당기는 환자

당시 40세, 남
진료일: 2006년 4월 11일

환자는 10여 일전 갑자기 왼쪽 허리와 엉덩이에 수포가 나타나면서 극심한 요통 및 오른쪽 다리의 통증이 발생하였다. 병원에서 대상포진이라는 진단을 받고 10일 동안 병원약을 복용하고 있으나 통증이 개선되지 않아 한방치료를 받고자 내원하였다.

증상분석

환자의 증상은 오른쪽 허리, 오른쪽 옆구리, 오른쪽 배, 오른쪽 다리의 극심한 통증으로 야간에는 더욱 심하여 잠을 잘 수가 없고 통증의 양상은 따끔거리고 칼로 찌르는 것 같다고 하였다. 환자의 증상은 습열濕熱의 사기邪氣가 신경계를 침범한 것으로 용담사간탕가감방龍膽瀉肝湯黃芩加重到18g을 복약하도록 하고 환도還跳, 삼음교三陰交, 관원수關元俞 등에 침구치료를 하였다.

치료경과

2006년 4월 14일 환자의 오른쪽 허리, 복부, 다리의 통증은 크게 개선되어 일상생활에 지장이 없을 정도가 되어 침구치료를 종료하고 다시 동일한 처방을 7일분 하였다.

후기

대상포진帶狀疱疹은 전요화단纏腰火丹이라고도 한다. 인체의 면역력 저하에 따라 잠복해 있던 수두-대상포진 바이러스가 활성화되어 신경계를 침범하는 것으로 정도에 따라 다르지만 초기에는 신경의 염증으로 시작하여 후기가 되면 신경의 마비를 유발하기도 한다. 대부분 항바이러스제로 증상이 없어지기도 하지만 때로는 신경손상으로 인한 통증 및 마비를 유발하기도 한다. 초기의 열증熱症단계에서는 용담사간탕龍膽瀉肝湯, 황연해독탕黃連解毒湯 등을 사용하며 열이 극성한 경우에는 웅황雄黃을 사용하기도 하는데 반드시 저온제련을 해야 하며 복용량은 1일 1g 정도의 분량만을 사용하고 동시에 해독을 위하여 1일 40g정도의 토복령土茯苓을 함께 사용해 부작용을 방지한다. 웅황雄黃의 외용법은 포진이 자연궤란될 경우에 한하여 사용된다. 그러나 수포가 소실되고 열증熱症에서 벗어난 경우에 나타나는 통증이나 마비 등의 만성적인 후유증은 모두 한증寒症이다. 이 때 한증寒症과 열증熱症의 구분은 환부의 온도, 통증의 강도, 발병 후 치료까지 경과된 시간으로 판단한다.

42 우측옆구리와 엉덩이의 대상포진후유증

당시 32세, 남
진료일: 2005년 11월 19일

환자는 약 1개월여 전 체중이 갑자기 아무런 이유없이 10kg 정도 감소한 후 오른쪽 옆구리와 오른쪽 엉덩이에 활처럼 생긴 물집들이 발생하여 그냥 피곤해서 그러려니 하고 견디다가 물집들이 모두 없어진 후에도 가려움증이 없어지지 않고 잠을 잘 때 간지러움 때문에 잠을 잘 수가 없다고 하면서 내원하였다. 내원시 오른쪽의 옆구리와 엉덩이에는 활처럼 생긴 검은 선이 있었으며 그 부위가 간지러워서 잠을 잘 수가 없는데 환자는 아토피피부염이 생긴 줄로 알고 주변 사람들이 본원을 소개해서 왔다고 하였다.

증상분석

환자의 증상과 간지러움의 양상은 아토피피부염이 아니라 대상포진의 후유증으로 바이러스에 의해 손상받은 신경의 염증이 소실되지 않아서 야간의 간지러움증이 생긴 것이다라고 말하니 자신은 아토피가 아니라서 매우 기쁘다면서 한약으로 치료를 해달라고 하였다. 이에 외감풍열外感風熱의 여열미진餘熱未盡로 보아 대청룡탕가감방大靑龍湯加黃芩, 蒲公英을 2주분 처방하고 침구치료는 하지 않고 경과를 보기로 하였다.

치료경과 및 후기

환자는 약물을 모두 복용하였음에도 내원하지 않았으며 수개월 후 전화로 치료결과를 물어보니 복약도중에 이미 간지러움이 사라지고 피부의 흔적도 없어졌다고 하면서 이미 까맣게 잊고 있었다며 전화주셔서 감사하다고 하였다.

대상포진은 수두-대상포진 바이러스감염에 의해 신경에 염증이 생기고 그에 따라 포진이 발생하며 심할 경우에는 운동신경 및 감각신경의 이상과 마비를 후유증으로 남길 수 있다. 우선은 초기치료가 중요한데 감염의 정도에 따라서 항바이러스제제가 효과를 발휘하는 경우도 있고 아니면 전혀 효과가 없이 1, 2주 정도 지나서 자연적으로 사라지는 경우도 있다. 초기 표증기表症期에는 용담사간탕龍膽瀉肝湯, 황연해독탕黃連解毒湯, 대청룡탕大靑龍湯, 월비탕越婢湯, 갈근금연탕葛根芩連湯, 은교패독산銀翹敗毒散 등의 청열해표淸熱解表에 의한 항바이러스, 항염증치료를 하며 후기에는 기허겸풍열氣虛兼風熱, 양허겸유풍열陽虛兼有風熱, 기허겸신양허氣虛兼腎陽虛 등의 치법을 사용하고 대상포진 후유의 신경통은 삼차신경통의 치료와 마찬가지로 기혈양허겸양허겸풍氣血兩虛兼陽虛兼風으므로 십전대보탕十全大補湯, 독활기생탕獨活寄生湯, 우귀음右歸飮, 보양환오탕補陽還伍湯 등과 사역탕四逆湯, 인삼人蔘, 이기거풍산理氣祛風散을 합방하여 장기간 치료해야 한다.

포진 발생기부터 신경의 손상기까지 각 시기마다 각기 다른 치료법이 있으나 신경이 완전히 손상되어 운동, 감각신경이 마비된 후에 치료를 시작하면 시간과 노력이 많이 필요하다. 또 치료기간도 신경손상의 정도에 따라 1개월에서 3개월, 심지어는 6개월 이상의 복약 및 침구치료가 필요한 경우도 있다. 아쉬운 것은 진료 당일이 마침 토요일로 너무 바빠 도대체 사진을 찍을 수 있는 시간이 나지 않아 당시에는 사진을 확보하지 못하고 약을 찾으러 올 때 다시 사진을 찍기로 하였으나 결국에는 사진을 얻을 수가 없었다.

43 머리를 땅에 부딪힌 후의 두통

당시 45세, 여
진료일: 2004년 8월 6일

환자는 2004년 7월 30일 집에서 물수건을 밟으면서 머리를 바닥에 심하게 부딪힌 후 실신하여 응급차로 V병원 응급실에서 두부 X선 및 CT촬영을 하였으나 두부 골절 및 출혈은 없었으며 극심한 두통으로 진통제 등을 복용하고 있으나 왼쪽 머리의 깨질 것 같은 통증으로 잠을 잘 수 없었으며 머리를 들 수도 없어서 1주일 동안 일어나지 못하다가 집 근처에서 침구치료를 하였으나 통증은 전혀 감소되지 않았다. 환자는 본원의 진료실에 들어올 때에도 다른 사람의 도움을 받아서 겨우 들어 왔으며 통증이 심하여 앉아 있지 못하고 큰소리로 울면서 두통을 호소하고 누워있었다.

증상분석

환자가 말씀하시기를 넘어진 다음부터 극심한 두통으로 잠을 못 자고 수면제와 진통제, 항경련제를 복용하면 2시간 정도 잘 수가 있으며 잠에서 깨어나면 통증이 심하여 울고 소리지르기를 벌써 1주일이 넘게 반복하고 있는데 병원에 입원을 해서도 통증이 심하여 그냥 퇴원하였으며 집에서 얼음주머니를 머리에 대면 약간 시원한 듯 느껴지지만 통증은 끊임없이 지속되어 집에서 울고 있다가 진통제를 먹으면 1시간 정도 안 아프고 약 기운이 떨어지면 다시 두통이 발생하여 상당히 힘들다고 하였다. 또한 대변이나 소변을 볼 때 힘을 주면 통증이 더 심해진다고 하였다. 땅바닥에 부딪힌 머리부분을 만져보니 부종이나 움푹 들어간 것은 느껴지지 않았다. 이에 당시 사고의 충격으로 두피하에 부종이 생겼거나 또는 말초신경의 심한 경련이 있다고 판단되어 오령산가미방五令散茯苓, 澤瀉各18g, 加吳茱萸3g, 大黃3g을 1주일분 처방하고 풍지風池, 합곡合谷, 곡지曲池 등에 침구치료를 하고 경과를 지켜보기로 하였다.

치료경과

2004년 8월 13일 두통이 많이 완화되었으나 활동을 하면 머리가 멍해지면서 기운이 없다고 하였다. 이에 원방原方에 황기黃芪 15g을 가加하였다. 환자의 증상은 그 후 순조롭게 호전되었으며 2004년 12월 다른 부위가 좋지 않아서 내원하였을 때 물어보니 왼쪽 머리는 다 나았다고 하셨다. 그러나 당시 부딪힌 부위의 머리뼈가 약간 들어가는 것 같은 느낌이 있다고 하였다.

후기

두부의 외상 후에는 두통, 어지러움, 구토, 경련, 뇌신경장애 등이 발생할 수 있다. 물론 두개강 내 출혈, 색전 등으로 발생할 수도 있지만 외상후의 부종, 부종소실 후의 혈액공급부족, 만성화에 따른 뇌진탕 후 증후군 등 여러 증상이 나타날 수 있으므로 사고 발생직후 정확한 검사를 해야 한다. 기타 검사에서 보이지 않는 뇌의 손상은 자연 치유되는 경우도 있지만 치료를 하지 않을 경우 예를 들어 매년 사고가 난 시기만 되면 통증이 심해지거나 기억력 및 집중력저하 등과 같은 후유증이 남을 수가 있다. 침구치료는 일정 정도의 신경활성 및 경련억제의 효과가 있으나 약물치료가 더 효과적이다. 이런 증상들은 심신증과 구분이 잘 되지 않는 경우도 많다.

44 머리를 땅에 부딪힌 후의 두통, 어지럼증, 수족냉증

당시 13세, 여
진료일: 2005년 2월 7일

환자는 2002년 여름 교통사고로 머리를 심하게 땅에 부딪힌 후 두피의 출혈이 있었으며 당시 뇌 CT검사 결과 뇌 내의 출혈은 확인되지 않아서 지속적으로 물리치료만을 받았으며 사고 직후부터 어지럼증과 두통(머리가 맑지 못하고 무거운)을 호소하였으나 당시 주치의는 문제삼지 않고 교통사고후의 신경증상이라고만 하였다. 그 후 친구들과 놀다가 다시 머리를 땅에 부딪힌 후 어지럼증은 더욱 심해졌다고 하였다.

증상분석

환자는 가끔씩 어지러워서 학교를 조퇴하기도 하고 밥을 먹다가 토하기도 하였으며 머리가 무겁고 멍하였으며, 교통사고 후에는 손발이 얼음같이 차가워서 계절에 관계없이 잠을 잘 때 양말을 신고 잔다고 하였다. 진찰 시에도 머리가 어지럽고 무겁다면서 고개를 들지 못하고 약간 숙인 채로 진료하였다. 이전에 다친 머리부위를 만지니 그 부위에 약간의 통증이 있었으며 조금 솟아올라 있었는데 그 부분이 예리하게 올라온 것이 아니라 약 2cm의 직경으로 밋밋하게 올라와 있었으며 손으로 누르니 묵직하게 아프다고 하였다. 그 동안 어지럽고 머리가 상쾌하지 못하고 머리 전체에 통증이 있어서 한약, 양약을 많이 복용하였으나 현재까지 어지럼증과 두통이 전혀 호전되지 않았다고 하였다. 그 밖에 혈압은 사고 직후에 병원에서 검사당시 낮았다고 하였으나 현재는 120/80으로 정상을 유지하고 있으며 대소변도 정상이었으며 얼마 전 혈액검사에서도 특이할 만한 사항은 없었다고 하였다.

위의 증상으로 판단할 때 환자의 어지럼증 및 두통은 궐냉厥冷으로 인해 발생하는 것으로 보아 진무탕합보중익기탕眞武湯合補中益氣湯加天麻12g, 葛根6g을 1주일분 처방하였다.

치료경과 및 후기

2005년 2월 20일　환자는 복약 후 특이할 만한 사항은 없었으며 어지럼증이 조금 나아진 것 같다고 하여 원방原方에 천마天麻를 18g으로 가중加重하였다.

2005년 5월 12일　환자의 보호자가 다리가 아파서 내원하여 환자의 상황에 대해 물으니 복약 후에는 한 번도 어지럽다는 말을 하지 않고 학교에 잘 다니고 있다면서 매우 신기하다고 하였다. 그 후 2006년 8월에도 확인하였으나 재발하지 않았다.

교통사고로 인해서 만성적인 후유증으로 나타나는 증상은 한의학적으로 크게 기혈부족氣血不足과 간양상항肝陽上亢의 두 가지 유형이 가장 많다. 두부외상 후에 나타나는 여러 가지 증상 중에는 두통, 어지러움, 메스꺼움, 목의 통증, 요통 등등 진단기기로 발견할 수 없는 많은 가벼운 증상들로부터 두부외상후의 뇌이상으로 인한 신경증상, 척수의 손상으로 인한 척수마비, 기타 말초신경마비, 정신신경증상, 간질 등이 있으며 이외에도 여러 가지 증상들이 나타날 수 있다. 모든 원인이 CT, MRI 등에서 밝혀질 수 있는 것은 아니며 원인을 밝힐 수 없는 여러 증상들이 발생할 수 있다. 그러므로 외상 후에는 부종과 출혈, 이에 따른 신경의 압박성 손상 등을 살펴야 하며 아무리 중증의 질환이더라도 사고발생 후 빠른 시일 내에 한방요법을 겸한다면 후유증을 최소화할 수 있으며 무조건 어혈瘀血을 풀어야 한다고 당귀수산當歸鬚散, 지룡산地龍散 등을 처방하는 것은 좋지 않다. 자각적, 타각적, 영상적, 이화학적 증상이 있어야 치료하는 것이 원칙이다.

45 뇌진탕 후에 발생한 뇌출혈

당시 7세, 남
진료일: 2006년 9월 12일

환자는 8월 14일 침대에서 놀다가 뒤로 떨어진 후 극심한 두통이 발생하여 병원에 입원하였으며 그 다음날 뇌부종으로 구토발생하여 MRI촬영결과 뇌내출혈을 확인하였으며 그 후부터 뇌압강하제, 스테로이드 투여하였으며 증상이 개선되어 9월 6일 다시 MRI 촬영결과 뇌의 부종은 많이 감소하였으나 출혈이 아직 흡수되지 않았다. 병원에서는 더 이상의 입원치료는 권하지 않고 항경련제와 진통제를 처방하면서 자연흡수가 될 것이라고 하였으나 같은 병원에 입원해 있던 분의 아들도 어려서 뇌진탕으로 치료를 하였으나 퇴원 후에 경련이 지속되고 급기야 간질이 되어 현재 20대 후반인데 정상적인 생활을 하지 못하고 1년에 몇 번씩 입원을 하고 있다면서 한방치료를 적극 권유하여 본원에 내원하였다.

증상분석

환자의 9월 7일 MRI에서는 초기의 뇌부종이 감소하고 뇌출혈의 부위가 축소되어 있었으며 신경 증상은 없었다. 현재 복약하고 있는 것은 오르필시럽과 타이레놀이었으며 기타 약물은 없었다. 이에 뇌신경질환 한방치료법 중에서 활혈거어活血袪瘀 및 화담化痰의 방법을 사용하기로 하고 도인승기탕합온담탕桃仁承氣湯合溫膽湯加伯僵蠶, 全蝎을 처방하고 경과를 지켜보기로 하였다. 그리고 양약은 지속적으로 복약하도록 했다.

치료경과

2006년 11월 24일 환자는 지속적으로 한약을 복약하였으며 11월 17일의 MRI에서 출혈 및 상처의 흔적도 찾을 수 없었다. 그런데 한약과 함께 복약하라고 했던 양약은 환자보호자의 생각에 좋지 않을 것 같아서 끊었다고 했다. 물론 필자는 매우 심하게 화를 냈다. 왜냐하면 항경련은 뇌신경질환의 치료원칙이다. 하지만 여러 진간약물鎭肝藥物을 가미하였기 때문에 아무 일도 없었던 것이다. 그러나 의사의 처방을 함부로 따르지 않는 것은 위험한 일이다.

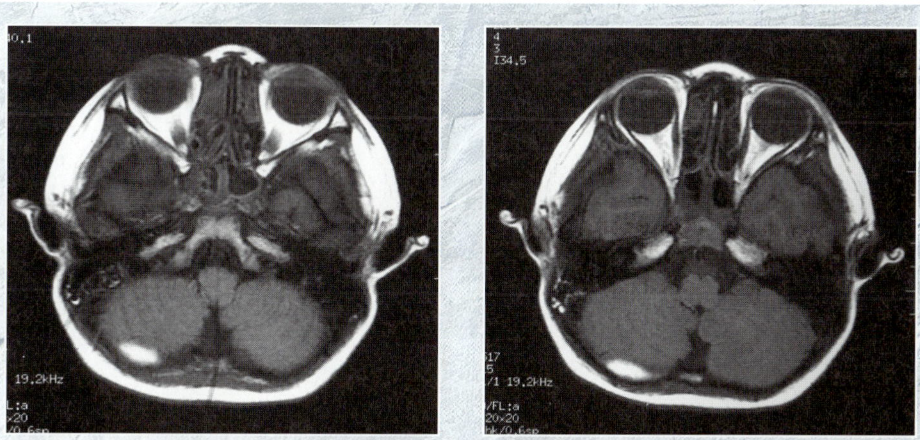

2006년 9월 6일 (치료전)

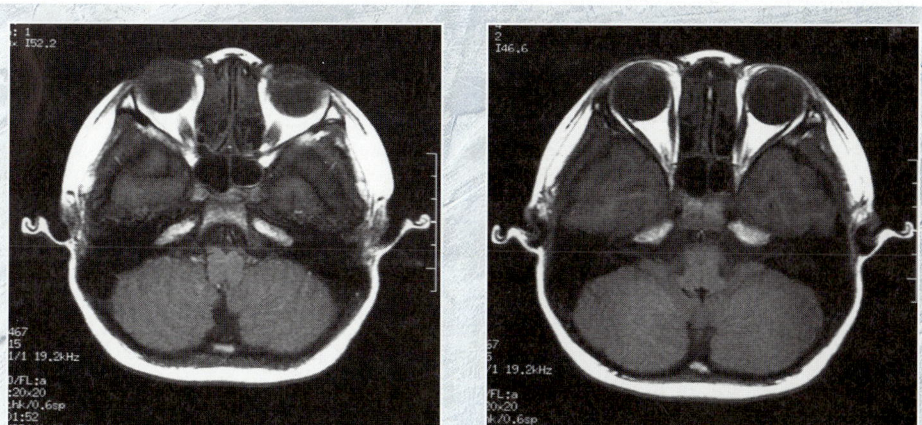

2006년 11월 21일 (치료후)

후기

뇌진탕으로 뇌출혈이 발생한 경우는 간혹 있는 경우이다. 물론 자연적으로 흡수되어 성장 및 생활에 전혀 지장이 없게 치유되는 경우가 더 많지만 아주 가끔은 만성적인 후유증 또는 제어할 수 없는 경련이 지속적으로 발생해 뇌의 변화를 일으키게 될 가능성도 배제할 수 없다. 그러므로 한방치료를 해야 하느냐 마느냐의 결정은 상당히 곤란하지만 개인적으로는 영상진단, 자각, 타각적 증상이 있다면 반드시 치료해야 한다.

46 오래된 편두통

당시 66세, 여
진료일: 2004년 9월 8일

환자는 10여 년 전 신경을 많이 쓴 다음 두통이 발생하기 시작하였으며, 신경정신과, 신경외과, 내과 등등의 약물을 복용하고 있으나 잠잘 때를 제외하고는 두통이 심하여 계속 이마를 찌푸리고 산다고 하였다. 두통이 너무 심하여 수년전 뇌혈관조영술을 시행한 결과 우측의 경동맥이 좁아진 것을 발견하고 혈액순환개선제(약품명 미상)를 복용하고 있으나 통증은 여전하다고 하였다.

증상분석

환자는 오른쪽의 풍지혈風池穴(머리 뒤 양측의 움푹 들어간 부분)에서 부터 오른쪽의 솔곡率谷(옆머리부분의 경혈명), 태양혈太陽穴(관자놀이부근의 경혈) 등의 부위에 칼로 찌르는 것 같은 통증이 있었으며, 혈압이 갑자기 너무 올라가서 쓰러져 몇 번 응급실에 실려가기도 하였으며, 어떤 경우에는 두통이 극심하여 구토를 하면서 쓰러진 경우도 몇 번 있었다고 했다. 한의학적으로 칼로 찌르는 듯한 통증은 어혈瘀血이며, 두통과 함께 구토를 하는 것은 전간에서 볼 수 있는 뇌신경경련으로 판단하여 당귀사역가오수유생강탕當歸四逆加吳茱萸生薑湯加全蝎, 蜈蚣, 白附子, 銀杏葉, 丹參을 처방하고 우측의 풍지風池, 합곡合谷, 소부少府에 1주일에 2, 3회씩 침구치료溫針를 하였다.

치료경과

2004년 9월 9일	환자는 어제 침을 맞은 후 10년 동안을 하루같이 아픈 두통이 사라졌다고 하여 매우 기뻐하였으나 일시적인 현상일 수가 있으므로 지켜봐야 한다고 당부했다.
2004년 9월 23일	어제 갑자기 구역감과 함께 두통이 발작하여 낙심하고 밤에 눈물을 흘렸다고 하였다.
2004년 10월 1일	다시 처방을 하기 위해 진찰을 하였으나 환자는 어제 밤에 머리가 너무 아파서 울었다고 하였다. 이전의 처방에 약간의 변화吳茱萸增量 15g를 주었다.
2004년 10월 8일	환자가 웃는 얼굴로 오른쪽 머리를 찌르는 통증은 사라졌으나 둔한 느낌은 있다고 하였다.
2004년 11월 1일	이제 두통이 대부분 사라졌다고 하면서 또 10년이 넘은 무릎관절염을 치료해달라고 하였다. 그러나 아직은 완전한 것이 아니므로 다시 10일 정도 더 복약하도록 했다.

그 후 2년 동안 두통이 발생하지 않았다.

후기

본 환자는 어혈두통瘀血頭痛, 寒瘀의 전형적인 경우로 기혈순환의 장애에 따른 경련성두통이라고 볼 수 있다. 경련이나 염증만 줄인다고 통증은 없어지지 않으며 전체적인 순환이 개선되어야 통증이 치료된다. 오수유吳茱萸는 맛이 상당히 고약하지만 증상에 맞으면 쓴 맛이 그다지 크게 느껴지지 않으며 용량은 3g에서부터 천천히 1주일에 3g씩 증량하는 것이 좋다.

47 가족성 고혈압

당시 36세, 여
진료일: 2004년 4월 27일

환자는 허리에 통증이 있어서 본원에서 침구치료 후 개선되었으며 치료 2주정도 후에 다시 오셔서 하시는 말씀이 집안사람들이 모두 고혈압이 있는데 평상시에 130-140/90mmHg정도를 유지하여 안심하였는데 수개월 전부터 혈압이 오르기 시작하여 최근에는 수축기혈압이 170 이상이 되고 어떤 때에는 200 가까이 상승되기도 하여 내과에서는 혈압약을 복용하라고 하였으나 아직 나이가 젊은데 매일 혈압약을 복용하기가 싫어서 한방으로는 방법이 없겠냐고 하였다.

증상분석

혈압은 진료 당시 170/120 mg 이상이 되었으며, 기타 한방진단의 증거가 되는 증상은 거의 찾아볼 수가 없었으나 맥이 활삭滑數하고 평소에도 뒷목이 많이 아파왔다고 하여 간신음허肝腎陰虛로 판단하여 지백지황탕가감방知栢地黃湯加牡蠣15g을 2주분 처방하고 경과를 지켜보면서 2, 3일에 한 번씩 침구치료를 병행하기로 하였다.

치료경과

2004년 5월 4일 혈압이 135/105mmHg로 하강하였으며 뒷목 뻣뻣한 것이 감소하였다. 그래도 가끔 집에서 혈압을 측정하면 140 이상이 될 때가 있다고 했다.

2004년 5월 18일	혈압이 130/90mmHg로 안정되었다고 하시면서 한약을 더 먹어야 하는데 약을 먹기가 귀찮아서 고민이라고 복용을 중단하고 싶어하였으나 더 복용을 권하였다. 그러나 환자는 임의로 복약을 중단하였다.
2005년 3월23일	환자는 갑자기 허리가 아파서 내원하였으며 이에 혈압에 대해서 물어보니 이제는 작년에 올라갔던 혈압이 안정되어 120-140/90mmHg로 안정화되었으며 화가 날 때나 피곤할 때에는 수축기혈압이 140mmHg정도가 되나 시간이 약간 지나면 다시 내려오며 작년에 한약복약 후 그 이상은 올라가지 않았다고 하였다. 아무런 이상징후도 없었으며 최근의 정기검진에서도 혈압이 130/90mmHg를 유지하고 있어서 걱정하지 않고 있으며 혈압이 다시 올라가면 한약을 먹으러 가겠다고 하였다.
2006년 1월 20일	그 이후 1년이 지나 김치독을 들다가 허리와 등이 아파서 다시 내원하였으나 그 때에는 수축기혈압이 140에서 160을 왕복하여 걱정을 하고 있었다(당일 혈압 120/80).

후기

후에 알게 된 일이지만 환자는 약을 먹기가 귀찮아서가 아니라 주변에서 한약을 많이 먹으면 좋지 않다고 해서 치료를 중단한 것이었다. 겨우 1개월 복약이었다. 위 증례는 비록 완치에는 실패하였지만 1개월 여 동안의 한약복용으로 약 2년간 정상혈압을 유지한 경우로 가족성고혈압에도 한방치료가 효과적임을 보인 경우였다.

48 과로로 인한 고혈압

당시 39세, 남
진료일 2004년 5월 20일

환자는 182cm, 98kg의 건장한 체격을 하고 있었으며 정기 검진에서도 아무런 이상이 없었으나 혈압만이 160/100 이상으로 고혈압을 보이고 있었는데 약 1년 반 전에 과음, 과식, 과로를 한 후 갑자기 두통과 뒷목이 뻣뻣한 증상이 발생하더니 혈압이 높아졌다고 하였다. 그래서 당시 내과에서 수축기혈압이 200 이상이 나와서 깜짝 놀라고는 그 때부터 혈압약을 복용하기 시작했는데 혈압은 잘 내려가지 않고 약을 수 차례나 바꾸어서 겨우 지금의 혈압에 이르게 되었다고 하였다. 며칠 전 내과에서 측정한 혈압은 160/90이라고 하였으며 발병직후 보다는 혈압이 비록 소폭 하강하였으나 극심한 두통과 목이 뻣뻣한 것은 없어지지 않았다. 환자가 본원에 내원한 것은 고혈압으로 인한 극심한 두통과 목뻣뻣함으로 환자의 말로는 이 증상 때문에 대학병원에서 수많은 검사와 복약, 치료를 해보았으며 통증클리닉에서 경항부에 신경차단주사도 수 차례 맞았으나 전혀 통증이 사라지지 않고 고생하고 있다고 하였다. 맥은 활삭滑數하였으며, 호소하는 증상외에 소화, 배변, 배뇨, 수면 등에 특이한 사항은 없었고, 고혈압의 가족력 및 과거력이나 사고도 없었다.

증상분석

이러한 유형의 고혈압은 음식, 긴장, 음주, 과로 등으로 간肝의 음혈陰血이 소모되고 간의 음정陰精을 보충하는 신음腎陰이 장기간의 과로에 의해서 허양虛陽을 붙잡아 둘 수 없어서 발생하는 고혈압으로 판정하고 이에 청상방풍탕가미방淸上防風湯黃連加重加龍骨15g, 牡蠣15g을 복용하게 하고 2일에 1회씩 침구치료를 하였다.

치료경과

2004년 6월 7일

두통과 뒷목의 뻣뻣함은 대부분 개선되었으나 혈압은 아직 150/90을 유지하였으며 최근 며칠동안 지속적으로 과음을 하여 좌측 관자놀이부근의 태양혈에 통증이 있다고 하였다. 이에 동일한 처방을 다시 복용하도록 하고 내관內關, 신문神門, 삼음교三陰交등에 침구치료를 하였다.

후기

환자는 그 후 수개월 동안 내원하지 않다가 2004년 9월 17일 좌측의 편두통 때문에 내원했는데 그간의 상황을 물으니 이전의 복약으로 혈압은 130/90정도로 하강했으며 목의 뻣뻣함은 소실되었으나 가끔 편두통이 생긴다고 하였다. 본 질환의 경우 혈압약을 지속적으로 복용해도 정상으로 돌아오지 않던 혈압이 정상화되었으며 이것은 두경부의 혈액 및 각종 염증성 대사산물의 대사배출이 원활하지 못해서 생기는 혈압상승으로 판단하였으며 비록 청상방풍탕淸上防風湯이 두면부頭面部의 창양瘡瘍에 상용되는 처방이나 상부풍열上部風熱의 관점에서 내과적인 계통에도 효과적이었다.

49 안면신경 양성종양 수술 후 발생한 안면마비

당시 40세, 남
진료일: 2007년 2월 27일

환자는 이전부터 이전부터 이명 및 난청이 있었는데 힘든 일을 많이 하고 신경을 많이 써서 생긴 것으로 스스로 생각하였으며 이비인후과에서도 치료가 쉽지 않은 병이라고 하여 치료를 하지 않았다. 그런데 1월에 교통사고가 나면서 오른손의 1,2,3지가 저리기 시작하여 정밀검진을 하니 우측의 경추디스크가 신경을 약간 누르는 것과 함께 안면신경과 청신경의 사이에 종양신경초종, Schwannoma이 있는 것이 확인되어 급하게 2007년 2월 14일 수술을 하였다. 그러나 그 후에 우측안면이 마비되었으며 병원측에서도 수술 후에 발생하는 불가피한 상황이니 6개월 후면 자연회복되는 경우도 있다고 하면서 물리치료를 열심히 하라고 하였다. 그래서 지인의 소개로 내원하였다.

증상분석

환자는 오른쪽 귀뒤에 큰 수술상처가 있었으며 우측의 안면마비 외에 우측의 청력이 손상되어 거의 들리지 않았고 이명도 있었으며 사고 후 발생한 우측 1,2,3 수지의 저린 증상이 있었다. 안면신경의 상태는 1,2,3지가 마비되어 눈을 감고 뜨는 동작만 약간 될 뿐으로 기타 안면신경지배부위의 근육은 모두 동작이 되지 않았다. 이에 신경의 창상으로 보아 도홍금연사물탕桃紅芩連四物湯加銀杏葉, 丹蔘의 처방과 함께 풍지風池, 지창地倉, 협거頰車, 찬죽攢竹, 사죽공絲竹空, 합곡合谷 등에 침구치료를 하려고 하였으나 한약에 대한 거부로 일단은 1개월간 침구치료 후에 한약투여여부를 결정하기로 하였다.

치료경과

2007년 4월 5일	환자는 지속적인 침구치료에도 불구하고 증상이 전혀 개선되지 않아 약물치료를 함께 하기로 하였다.
2007년 4월 23일	1주일 전부터 우측 눈썹을 움직일 수 있게 되었으나 대부분의 안면근육은 개선되지 않았다.
2007년 5월 21일	입술로 O를 만들 수가 있게 되었으나 좌우의 비대칭은 여전하였다.
2007년 6월 30일	2주전부터 수술 후 처음으로 오른쪽 볼을 움직일 수 있게 되었으며 우측안면의 근육들이 움직이게 되었다.
2007년 7월 20일	우측의 볼을 들어올리는 것은 가능하나 입술을 아래로 내리는 것은 되지 않았다. 필자의 판단에 이제는 치료를 해도 더 이상의 진전이 없을 것 같아 치료를 사양하였으나 환자는 지속적으로 치료하기를 원하였다.
2007년 8월 31일	증상이 약간의 진전이 있는 것 같았으나 전체적으로 이전과 동일하였다.
2007년 11월 30일	환자의 증상은 6월에 개선된 정도에서 더 이상의 진전이 없어 치료를 종료하였다.

후기

안면신경종양수술 후의 안면신경마비는 신경과적으로 6개월 이면 일부의 기능을 회복하는 것으로 알려져 있으나 전혀 회복되지 않는 경우도 많다. 이런 부위에 발생하는 종양은 비록 악성종양이 아니더라도 재발이 잘 되므로 보약補藥으로 대표되는 한국의 한약은 금기사항으로 분류되고 있다. 이 환자는 1개월의 침구치료 동안 전혀 진전이 없다가 3개월의 복용으로 회복시킬 수 있는 신경은 거의 회복시켰으나 후유증은 남아 있으며 현재까지 종양이 재발하지는 않았다. 창상으로 인한 신경손상의 치료는 초기에는 활혈거어活血祛瘀의 방법으로 창상부 대사노폐물의 제거에 주력해야 한다. 보기보혈보음보양補氣補血補陰補陽의 방법은 이론적으로는 타당하지만 때로는 창상면의 부종으로 인한 증상의 악화를 유발할 수 있다. 그리고 신경초종은 재발이 매우 잘 되므로 조심해야 한다.

50 잠이 들어 5분이 지나면 머리에서 땀이 나는 환자

당시 42세, 남
진료일: 2007년 7월 23일

환자는 3년 전 3m높이에서 떨어져서 뇌내출혈로 1년간 입원한 적이 있으며 당시 병원에서는 수술을 하자고 했으나 환자가 수술할 바에는 죽겠다고 하여 수술은 하지 않았으며 입원기간 중 출혈은 모두 자연적으로 흡수되었으며 그 후 일상생활을 할 수 있게 되었다. 그런데 문제는 사고 직후부터 발생한 이상한 증상 때문에 고민을 하고 있었다. 그 증상은 잠을 자려고 잠자리에 누워서 5분 정도만 지나면 목부터 시작해서 머리전체에서 베개를 흠뻑 적실 정도로 땀이 나서 깊은 잠을 잘 수가 없는 것이었다. 이 증상으로 여러 한의원, 신경과 등에서 진료를 받았으나 치료가 되지 않아 포기하고 있던 중에 지인의 소개로 내원하게 되었다. 그 밖의 증상으로는 양쪽 무릎이 원인 없이 아픈 것이었는데 정형외과에서 관절강내 주사를 수차례 맞았으나 통증이 전혀 없어지지 않는다고 하였다.

증상분석

환자처럼 잠이 들어서 땀이 나는 경우는 도한盜汗인데 그 원인은 음액陰液의 부족에 의한 음허陰虛이며 이 환자의 경우에는 뇌의 좌상에 의해서 발한중추의 이상흥분이 발생한 것으로 볼 수 있었다. 한의학에서 말하는 음허陰虛가 이런 경우에 해당될 수도 있다. 이에 당귀육황탕當歸六黃湯黃芩15g, 黃柏15g을 처방하고 경과를 지켜보기로 하였다. 또한 침구치료도 도움이 되므로 1주일에 2회씩 풍지風池, 척택尺澤, 삼음교三陰交에 자침하였다.

치료경과

환자는 복약 2주 후에는 땀이 절반 이하로 경감되어 잠을 설치는 날이 적어졌으며 다시 2주 후에는 완전히 땀이 나지 않게 되었으며 무릎의 통증도 경감되었다. 그 후 계획상으로는 증상이 없어진 후에도 상당기간 동안 복약횟수를 줄이면서 치료를 해야 하는데 환자의 사정상 치료를 중단하게 되었다. 이런 경우에는 향후에 술, 긴장, 불면, 과로, 약물 등 여러 자극의 요인에 의해 재발할 가능성이 높다.

후기

도한盜汗은 대부분 신음허열腎陰虛熱이 원인이며 때로는 각종 인자에 의해서 자율신경계의 흥분이 유발될 수 있기 때문에 원인을 찾는 것이 가장 중요하다. 만약 당귀육황탕當歸六黃湯으로 제어가 되지 않을 경우에는 진간식풍탕鎭肝熄風湯의 대자석代赭石을 가미하며 그래도 안되면 대자석代赭石을 분제로 탕액과 함께 복용하며 그 양은 1일 6g에서 시작하여 12-18g까지 증량하고 동시에 황금黃芩, 황연黃連, 황백黃柏을 1회 6g에서 18g까지 증량한다.

제2장

피부질환

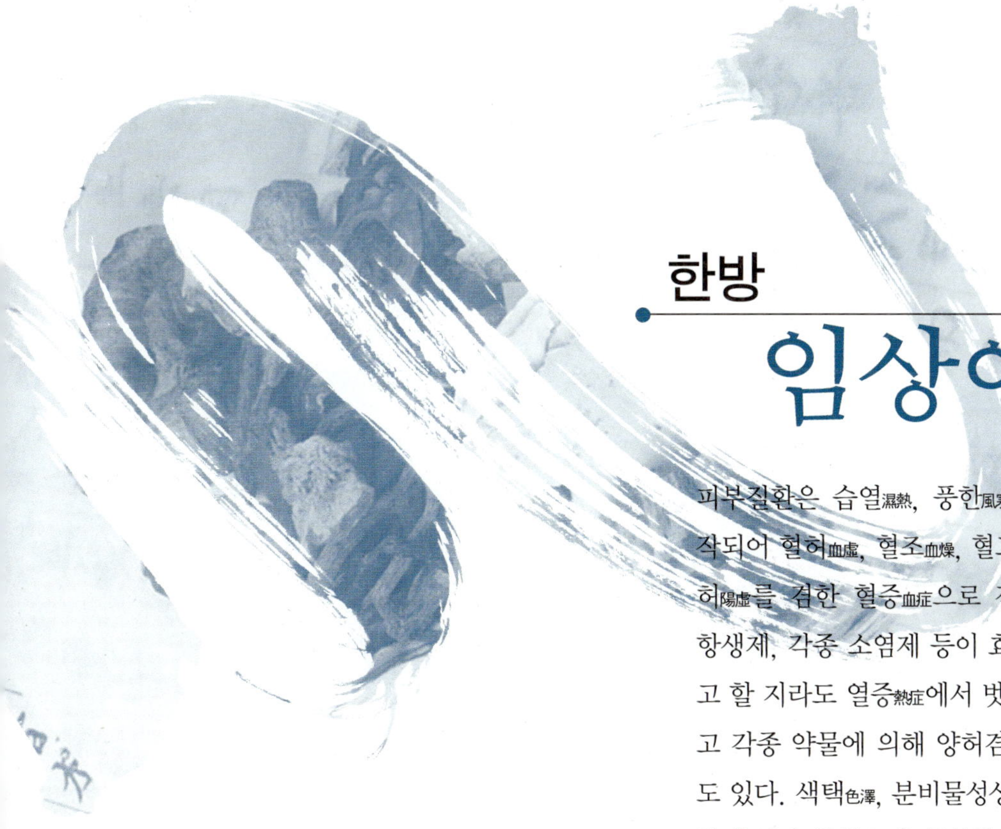

한방 임상이야기

피부질환은 습열濕熱, 풍한風寒 등의 외감外感에서 시작되어 혈허血虛, 혈조血燥, 혈고血枯 등의 혈증血症과 양허陽虛를 겸한 혈증血症으로 전변轉變된다. 항진균제, 항생제, 각종 소염제 등이 효과가 없는 피부병이라고 할 지라도 열증熱症에서 벗어나지 않는 경우도 있고 각종 약물에 의해 양허겸혈고陽虛兼血枯가 된 경우도 있다. 색택色澤, 분비물성상, 분포부위, 감각의 여하에 따라 허실虛實을 구분한다.

01 눈꺼풀에 발생한 아토피 피부염

당시 7세, 여
진료일: 2006년 6월 9일

환자는 몇 년 전부터 가끔 감기에 걸리면 팔, 다리의 접히는 부분과 눈을 긁곤 하였는데 최근 아무 원인 없이 눈을 긁기 시작하더니 눈을 중심으로 얼굴까지 전체적으로 붉은 반점이 생기고 피부의 각질이 많이 생기기 시작하여 피부과의 약물을 바르니 빨간색은 연하게 변하나 다른 부위로 계속 퍼지는 것 같아 고민하다가 한방치료를 받고자 멀리서 내원하였다.

증상분석

환자는 이전부터 팔다리의 접히는 부분 및 목 뒤에도 반점과 각질이 있다가 없어지기를 반복하였으며 인스턴트음식을 먹으면 몸이 많이 간지럽고 피부에 발진이 생기곤 하였으며 최근의 증상은 얼굴 특히 눈을 중심으로 커다란 붉은 반점 및 각질로 한의학적으로 혈고겸풍열血枯兼風熱로 보아 방풍통성산가미방防風通聖散加何首烏을 처방하였다.

치료경과

2006년 7월 1일　가끔 밤에 기침을 하였으며 눈꼬리 끝의 피부는 붉은 기운이 있었다.
2006년 8월 12일　가끔 눈꺼풀이 간지럽고 붉은 점이 나타났다.
2006년 9월 2일　눈가의 간지러움과 각질이 모두 없어졌다.

후기 및 고찰

아토피 피부염은 대부분 팔, 다리의 접히는 부분에 많이 나타나는데 환자의 경우에는 팔다리 부분은 이전에 있었으나 거의 소실되었는데 양쪽 눈가의 피부를 중심으로 하여 발진이 나타났으며 간지러움과 각질이 심하였으나 장기간의 치료로 완해되었다. 치료도중에 환자는 발열 및 기침, 가래 등을 동반한 감기에 걸려서 내과의 약물로 치료되었는데 그 치료 중에 얼굴의 피부증상이 완전히 사라졌었다. 그러나 내과 약을 중단하니 피부의 증상은 더욱 심하게 나타났고 그 후 한방치료를 통해 치료되었다. 문제는 아토피 피부염이나 알러지 비염, 천식이나 모두 치료에 최소한 3개월 최장 3년이상까지도 필요할 수도 있기 때문에 치료에 인내심이 필요하다.

상하안검의 발적 및 소양은 결막염으로 인한 소양증과 구분해야 하는데 결막염, 누낭염, 안검연염의 경우는 안시眼屎가 많다.

02 아토피와 혼동되는 화폐상습진

당시 5세, 여
진료일: 2005년 10월 31일

환자는 약 6개월 전 가슴앞쪽과 양쪽의 엉덩이(엉덩이와 다리가 이어지는 부분)에 넓은 반점이 생기면서 진물이 흐르기 시작하여 소아과에서 아토피로 진단받고 내복약과 외용약, 주사 등의 치료를 하였으나 지속적으로 악화와 완해를 반복하여 한방치료를 받고자 내원하였다.

증상분석

환자의 엉덩이와 가슴앞쪽을 보니 가슴의 피부는 전형적인 화폐상습진의 양상을 보였으며 엉덩이의 피부는 오래된 피부병처럼 피부가 약간 딱딱하고 거칠해지는 태선화양상을 보였다. 이 증상은 화폐상습진, 금전선金錢癬으로 표습열表濕熱의 마행의감탕가감방麻杏薏甘湯加黃芩, 蒲公英을 처방하고 현재 사용하고 있는 피부과연고를 함께 사용하면서 경과를 지켜보기로 하였다. 아이의 모친은 아토피피부염이라고 생각하고 걱정을 많이 하였는데 진단이야 어찌되었던 피부병만 사라지면 좋겠다고 했다.

치료경과

2005년 11월 20일 전화로 경과를 확인하니 습진은 천천히 소실되기 시작하여 현재는 거의 흔적이 없다고 하면서 참 신기하다고 하였다. 이에 1개월가량 더 복약하고 증상이 소실되어 치료를 종료하였다.

후기

화폐상습진은 발진의 모습이 동전모양의 습진이라서 금전선金錢癬이라고도 하며 피부의 어느 부위에나 발생할 수 있으나 하지에 잘 발생한다. 피부증상은 처음에는 모낭주위에 분홍색을 띄는 구진丘疹이 발생한 후 점차 확대되어 다른 곳에도 발생한다. 확대된 구진은 중심부가 갈라지면서 임파액 또는 농액이 계속 흐르게 된다. 또한 피부과치료를 하더라도 만성적으로 재발하는 경향이 있으며 특히 겨울철이 되면 증상이 더욱 심해지게 된다. 대부분 한방치료를 시작하기 전에 오랜 시간동안 양방치료를 받은 후에 고질적으로 변해서 원래의 증상을 그대로 가지고 오는 환자는 매우 적다. 또한 아토피피부염과 화폐상습진이 동시에 있는 경우도 있다.

화폐상습진은 치료에 상당한 시간이 필요하다. 또한 약물, 크림 등을 많이 사용한 후 한방치료를 하는 경우에는 심지어는 수년간 치료와 관찰을 해야 하는 경우도 있다. 이 피부염은 날씨가 추워지면 재발이 잘 되므로 환자가 더운 것을 싫어하더라도 보온에 철저하게 유의해야 한다.

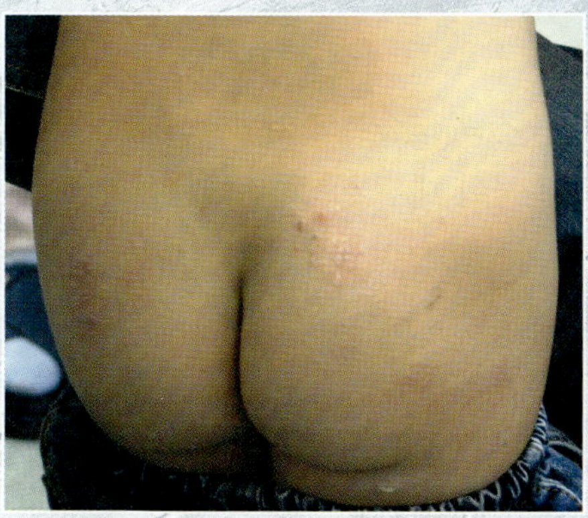

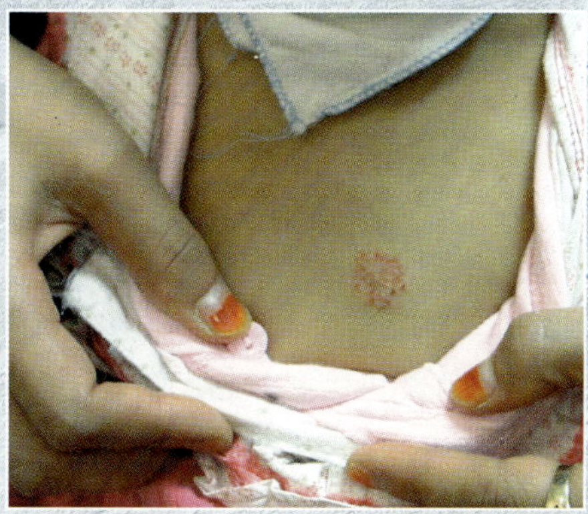

03 아토피, 천식의 유아

당시 4세, 남
진료일: 2007년 3월 13일

환자는 어려서부터 천식이 있어서 기침을 자주 하였으며 중이염, 장염, 비염 등을 골고루 하는 아이로 2006년부터 본원에서 급할 때 마다 치료를 하곤 하였다. 그런데 1개월 전 감기에 걸린 후로는 기침과 이전부터 있던 사지의 접히는 부위의 소양감 및 발진, 삼출물이 발생하였다. 이에 지속적으로 소아과치료를 하여 현재 열은 나지 않으나 아이의 아빠가 중증 아토피 피부염이 있어 아이들도 그렇게 될까 고민하면서 내원하였다.

증상분석

아이는 지속적으로 누런 콧물이 나오고 있었으며 진료 도중에도 기침을 심하게 연속적으로 하였으며 한 번 구토를 하였다. 구토물은 콧물이 대부분으로 음식물은 별로 없었다. 양쪽 슬괵부의 피부병변은 빨갛게 충혈이 되어 있었으며 삼출액이 있었는데 피부연고를 바른 후 삼출물은 줄었으나 병변부위는 확대되었다고 하였다. 환자의 외감外感증상과 피부증상을 외감풍열外感風熱로 진단하여 대청룡탕가미방大靑龍湯加味方, 石膏30g, 黃芩18, 蒲公英15, 蘿葍子15을 성인의 3분의 1용량으로 복용하도록 하고 외용으로는 대황분을 병변부위에 도포하고 거즈로 감싸주었다.

치료경과

2007년 4월 17일 밤의 기침이 감소하였으나 낮에 놀 다가 기침을 하면 구토를 하는 경우도 있었으나 다리의 소양증은 개선되었다. 그러나 아직은 잘 때 긁는 날이 많다고 하였다.

2007년 5월 15일 기침이 많이 개선되었으나 가끔 눈곱이 있을 때가 있었으며 다리의 소양증 및 색은 분홍색으로 변하였다.

2007년 6월 7일 가끔 고열이 나곤 하였으나 목 뒷부분을 미지근한 물수건을 닦아주면 해열이 되어 해열제는 먹지 않고 있었으며 다리의 피부병변은 기본적으로 치유된 것으로 판단하였으며 약간의 색소침착은 시간이 지나면 성장하면서 1,2개월 내에 소실될 것으로 생각되어 치료를 종료하였다.

그 후 2008년 7월 까지 재발하지 않고 있으며 건강하게 잘 살고 있다.

후기

이러한 피부질환을 아토피피부염이라고 판단하는 것은 과장이 있을 수도 있으나 대부분의 아토피피부염은 이러한 습진, 열발진 등이 각종 치료 및 자연경과를 통해서 만성화되었을 때 병명이 결정되게 되며 아이의 부친도 역시나 이러한 사소한 피부병이 중증의 성인아토피로 발전하였다. 필자의 진료경험 중에 1세 때 영아습진이 생긴 후 점점 완화와 악화를 반복하여 내원하였을 때는 전신의 모낭이 각화된 경향을 보여 지양합제가미방止痒合劑加麻黃1g, 杏仁6g, 薏苡仁15g을 처방하니 전신의 피부가 들뜨면서 소양감이 극심하게 되고 그 후에는 전신의 모낭에 염증상 변화가 나타나면서 피부가 온통 붉게 되어 환자의 보호자에게 장장 6개월 간 고달픔을 당하다가 개선되기 시작할 때 치료를 종료한 적이 있다. 물론 치료 전에 예후는 충분히 설명했었다. 그런데 1년 후 환자의 부친이 엄청나게 큰 수박을 사서 들고 와서는 보약을 좀 달라고 하여 그간의 상황을 물으니 아이는 그 때부터 호전되기 시작해서 거짓말 하나도 보태지 않고 백옥 같은 아기의 살결이 되었다고 하였다. 필자는 그 아이를 치료하는 8개월 동안 하루도 빠짐없이 오는 전화에 우울증에 걸린 적도 있었다. 모낭각화증이 동반되었거나 각종 치료에 의해 모낭각화증으로 변한 아토피피부염을 치료할 경우에는 반드시 단단히 각오를 해야 할 것 같다. 각종 소염제에 장기간 길들여진 피부는 다루기가 매우 까다로운 것 같다. 미칠 것 같은 2004년이었다.

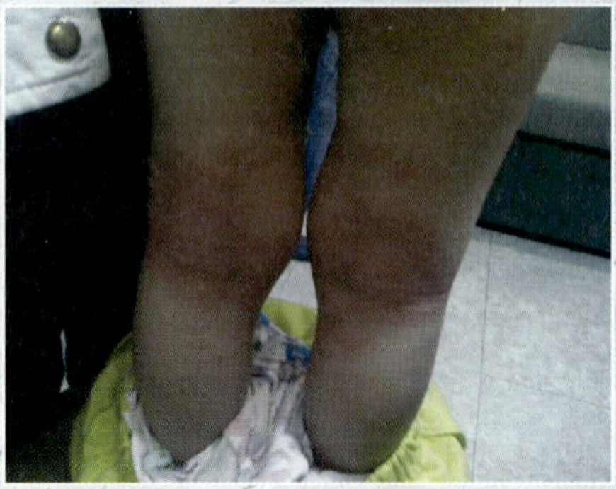

치료 전

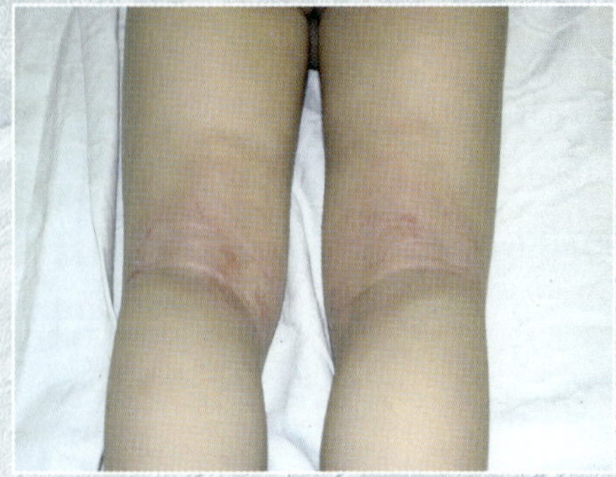

치료 1개월 후

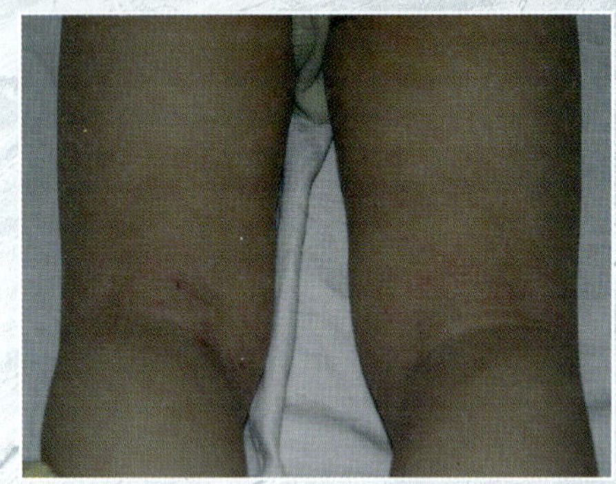

2개월 후

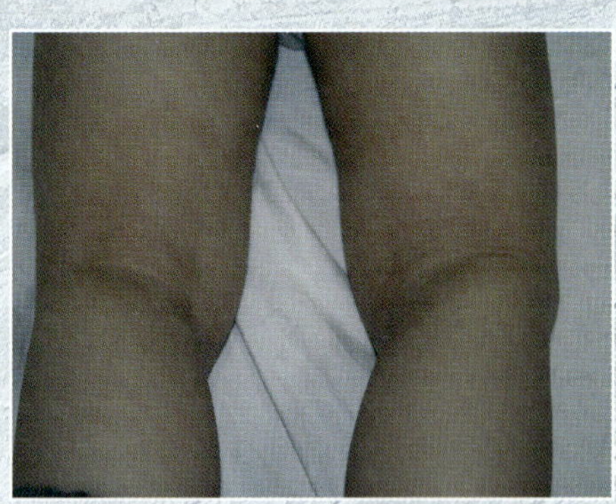

치료 종료시

04 1년 여의 치료를 통해 완치된 아토피피부염

당시 5세, 여
진료일: 2004년 3월 4일

환자는 약 2년 전 겨울 감기를 앓은 후 전신소양증이 발생하였으며 피부과치료 및 각종 민간요법, 오일 등을 바르고 있었으나 그 증상이 지속적으로 악화되어 현재는 팔과 다리의 접히는 부분, 양쪽 손목부분까지 파급되었다.

증상분석

환자의 피부는 팔다리의 접히는 부분과 손목은 반복된 염증으로 태선화 경향을 보이고 있었으며 노란 콧물이 나오는 비염도 함께 있었다. 기타의 증상은 없었다. 이에 상한론傷寒論의 마행석감탕麻杏石甘湯을 처방하고 경과를 보기로 했다.

치료경과

환자는 이후 1개월에 1회 1주일 분의 약만을 약 1년간 가끔씩 복약하였으며 그 간에 사용된 처방으로는 마황부자세신탕麻黃附子細辛湯, 대소청룡탕大小青龍湯, 형방패독산荊防敗毒散, 방풍통성산防風通聖散, 지양합제止癢合劑 등을 가감하여 사용하였으며 1년 후에는 비염과 아토피피부염이 완전히 소실된 건강한 아이가 되었다.

후기

아토피피부염은 상당히 고질적인 질환으로 그 원인이 매우 많으며 비염, 천식, 결막염, 고초열 등의 알러지성 염증성 질환과 동반된 경우가 많다. 이때에는 적절한 항염증 치료 동시에 환자의 면역을 증강시키거나 조정하는 방향으로 치료를 해야 한다.
즉 피부자체의 염증을 억제하는 치료보다는 한의학의 기혈음양氣血陰陽의 조절방식이 아토피질환에는 더욱 효과적이다. 일시적인 부분적인 염증의 억제도 물론 중요하지만 다른 방향의 부작용을 초래할 수 있다.

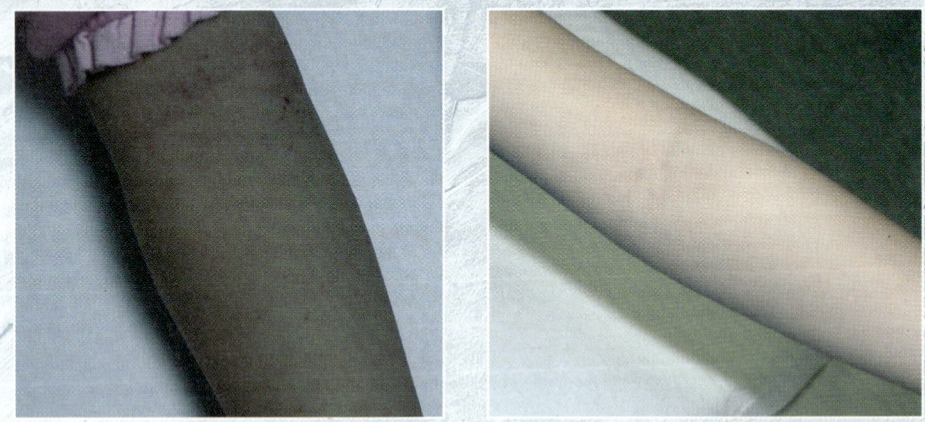

치료 전 치료 후

05 전신의 오래된 아토피피부염과 지루성피부염

당시 24세, 여
진료일: 2004년 7월 27일

환자는 중학교 2학년 때 팔꿈치와 무릎뒤쪽, 목의 앞부분 등에 아토피피부염이 발생하였으며 양방치료와 한방치료를 의원을 바꾸기를 거듭하여 지속적으로 치료하였으며 시간이 지나면서 붉은 색이 가라앉은 듯이 보여 자신이 생각하기에 호전되는 것처럼 보였으나 증상이 점차 변화하여 이전의 피부염이 있던 부위의 피부가 거칠고 붉은 색이 나타났으며 복부의 허리벨트부분, 배꼽부분에서 진물이 나기도 하며, 얼굴의 피부가 붉게 되고 인설이 계속 떨어지고 부어서 피부과에서 지루성피부염이라는 진단을 받고 수년간 피부과의 치료를 받았으나 호전과 악화를 반복하였으며 시중에 나와있는 약물, 피부개선 기능성화장품 등등을 사용해 왔다고 하였다.

본원은 이러한 중증 내지는 오래된 피부질환을 전문으로 표방하지는 않고 있는데 환자는 누군가의 소개로 내원하였다. 우선은 한방치료에 대한 신뢰가 매우 낮았으며 물론 양방의학에 대해서도 호의적이지는 않았는데 왜 다시 한방치료를 받으려는지는 의심스러웠다.

증상분석

환자의 얼굴은 수년간 바르고 복용한 약물때문인지는 몰라도 전체적으로 창백한 부종이 있었으며 배꼽과 턱밑, 목의 앞과 뒤 부분의 피부는 어홍색이 저변에 위치한 분홍색을 보였는데 이러한 피부색은 강력한 항염증제에 의해서 염증이 피부의 위층에서는 억제되지만 내부에서는 지속적으로 진행되는 것으로 현재 사용하고 있는 약을 며칠만 바르지 않으면 엄청난 양의 염증성분비물이 피부를 통해 배출될 것처럼 보였다. 이러한 중증의 피부염은 외견상으로 보기에는 치료가 쉬워 보여도 일단 치료를 시작하면서 기존의 약물을 일시에 중단하게 되면 일정기간 동안 상당히 빠른 속도로 광범위한 염증이 발생하게 된다. 그러므로 한방치료를 하면서 갑자기 기존의 치료를 중단하는 것은 환자의 병상을 더욱 악화시킬 뿐만 아니라 치료도중에 중단하는 경우가 많기 때문에 개인적으로는 어느 정도 피부 깊은 곳의 상황이 진정된 후에 이미 사용중인 약물을 중단하는 것을 치료의 원칙으로 하고 있다. 환자는 피부의 질환 이외에는 대소변의 상황, 수면, 일상생활에서 모두 정상인 상황을 보였으며 가끔 소량의 음주는 하고 있었다.

이에 외감外感의 열독熱毒이 경근피부經筋皮膚에 오래 머물러 발생한 어열재리瘀熱在裏로 판단하여 선방활명음가감방仙方活命飮加黃芩을 2주분 처방하였다.

치료경과

2004년 8월 5일	복약과 동시에 얼굴이 약간 부었다고 하였다.
2004년 8월 21일	최근에는 턱 밑의 검붉은 색이 많이 없어졌으며 얼굴의 각질이 많이 사라졌다고 하였다.
2004년 9월 8일	안면의 붉은 색이 사라졌으나 얼마 전부터 열이 나지는 않는데 감기에 걸린 것처럼 몸이 좋지 않더니 얼굴에 붉은 반점이 생기기 시작하였다고 하였다. 이전에 바르던 연고는 아직도 바르냐고 물었더니 한방치료를 하면서 중단하였다고 하였다. 이 때 필자가 치료를 시작하기 전에 연고를 중단하지 말라는 것을 강조하지 않아서 환자가 상의없이 약물을 끊어 이러한 증상이 나오게 된 것을 알고는 깜짝 놀라게 되었다. 이에 환자에게 이러한 사항을 말씀하니 환자는 이전의 치료에 의한 피부의 각질화, 태선화의 소실에 의한 피부의 재생에 따른 명현반응이 얼마나 지속되는 지를 매우 궁금해 하여 약 1, 2개월 정도 지속될 수 있는데 부위가 얼굴이고 너무 고통이 심하기 때문에 필자는 연고를 동시에 사용하기를 권유하였으나 환자는 몇 달 정도의 치료 후에 좋은 피부를 갖게 된다면 연고를 사용하지 않겠다고 하여 필자는 매우 걱정을 하였다. 그러나 환자가 굳은 의지를 보여 별 수 없이 한방치료만을 하기로 했다.

2004년 10월 1일 얼굴전체가 간지럽고 검붉게 되고 부어서 얼굴을 드러내고 다닐 수가 없을 정도였으며 진료실에도 모자를 쓰고 들어왔는데 환자는 그렇게 걱정을 하는 것 같지 않아서 괜찮냐고 물으니 이 정도는 이전의 아토피에 비하면 아무것도 아니라면서 계속 복약하기를 희망하였다.

2004년 10월 19일 얼굴에서 각질이 많이 떨어졌으며 여드름이 나기 시작했다. 이에 대해 환자는 중고등학교때도 여드름이 별로 없었는데 이제서야 나오니 이상하다고 하였는데 이것은 피부의 기능이 개선되는 것으로 볼 수 있다고 하였다.

2004년 11월 8일 얼굴의 간지러움이 많이 사라지고 턱 밑의 커다란 붉은 반점의 색이 가볍게 되기 시작하였다.

2004년 11월 24일 턱밑의 붉은 반점이 많이 소실되었으며 얼굴의 각질이 계속 벗겨진다고 하였다. 동시에 얼굴의 부종은 많이 가라앉았다고 했다.

2004년 12월 15일 턱밑의 붉은 색이 거의 소실되었으며 얼굴의 각질도 많이 없어졌다.

2005년 1월 6일 얼굴의 홍반이 소실되기 시작하였으며 각질도 많이 개선되었으나 눈이 가끔 붓고 몸이 전체적으로 가렵고 크기가 다른 붉은 큰 반점들이 이전에 약을 많이 바른 부위에 다시 나타났다고 했다.

2005년 1월 27일 전신의 가려움증과 붉은 반점들이 소실되고 얼굴의 부종 및 눈의 부종도 개선되었으며 얼굴전체를 덮고 있던 붉은 색이 모두 소실되어가고 있었다.

2005년 3월 3일 안면의 홍반이 모두 소실되었으며 전신의 간지러움도 거의 없어졌다고 하였다.

2005년 4월 11일 전신의 홍반이 모두 소실되었으며 한 달 전부터는 치료 전에는 상상하지도 못했던 화장을 하고 직장에 출근하고 있었으며 얼굴의 부종 및 전신의 부종도 모두 소실되어 화장을 하면 화장품이 얼굴에 뜨지 않고 아주 정상적이고 아름다운 아가씨의 모습을 하고 진료실에 들어왔다. 이 시간은 정말로 감격스러웠으며 피부가 바뀌면 사람이 이렇게도 바뀔 수가 있다는 것을 처음으로 느끼게 된 순간이었다. 환자가 말하기를 3월에 복약을 한 후 전신의 모든 피부가 자기도 놀랄 정도로 정상에 가까워 졌으며 더 이상 약을 먹지 않아도 되는 것 같았는데 최근에 친구들과 새벽4시까지 술을 마신 후에 코가 쌔하면서 감기가 걸린 듯하여 재발하는 것이 아닌가 두려워서 다시 한 번 복약을 하기 위해서 내원하였다고 하였다.

후기

그 후 가끔 전화로 상태를 확인하는데 재발하지 않고 현재도 정상적인 사회생활을 하고 있다.

중증 특히 성인형의 아토피피부염은 참으로 고질병이며 최근에는 원인이 뚜렷하지 않은 모든 종류의 피부병을 아토피로 보는 경우가 많다. 예를 들어 지루성피부염, 화폐상 습진, 모낭염, 모낭각화증, 신경성 피부염 등등을 모두 아토피피부염으로 몰아가는 것은 매우 위험한 일이다. 물론 모든 피부염이 염증이지만 한의학적으로는 각 질환마다 그 치료기간이 있으며 치료방법도 다르기 때문이다.

본 환자의 경우 지루성피부염과 아토피피부염이 무슨 상관관계인지는 현재까지 알려진 바가 없으며 단순히 아토피피부염이 있는 환자는 기타의 피부질환을 동시에 가지고 있을 수 있다는 정도만 알려져 있다. 그러나 그 상황에 따라 혈고血枯, 혈열血熱, 열독熱毒, 간신음허肝腎陰虛 등등의 여러 진단과 처방 및 치료법이 있으며 때에 따라서는 대단한 효능을 보이는 경우도 있다.

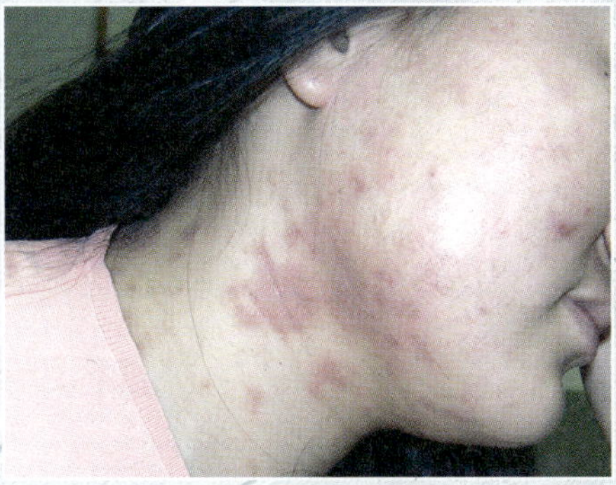

2004년 10월 9일

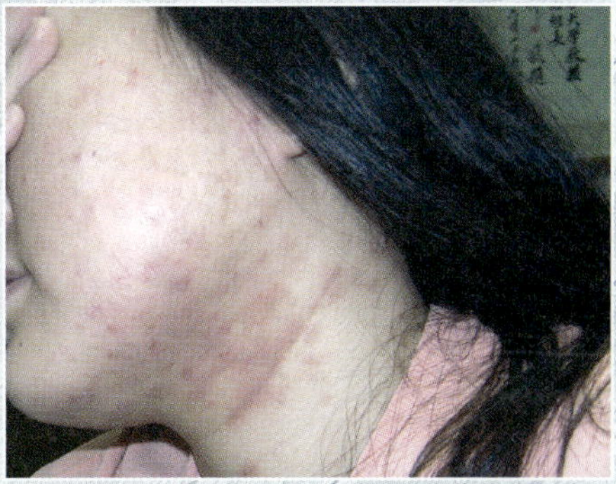

2004년 10월 9일

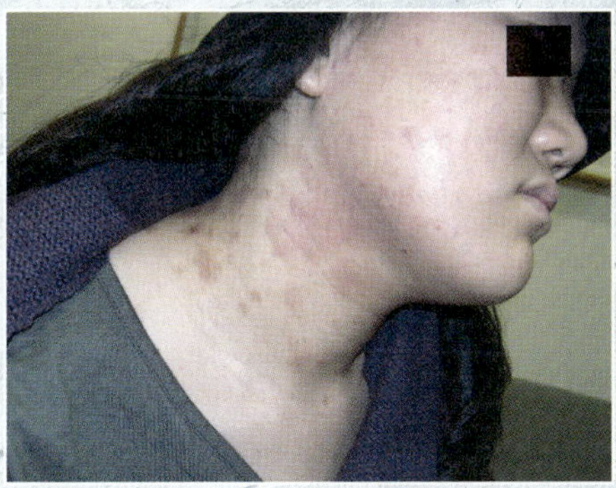

2004년 11월 8일

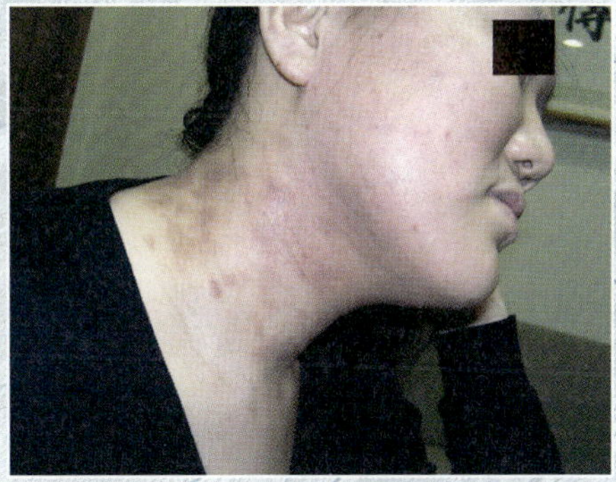

2004년 11월 24일

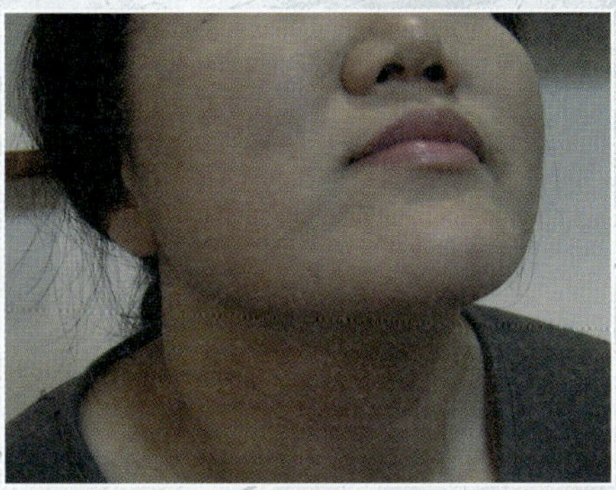

2005년 3월 3일

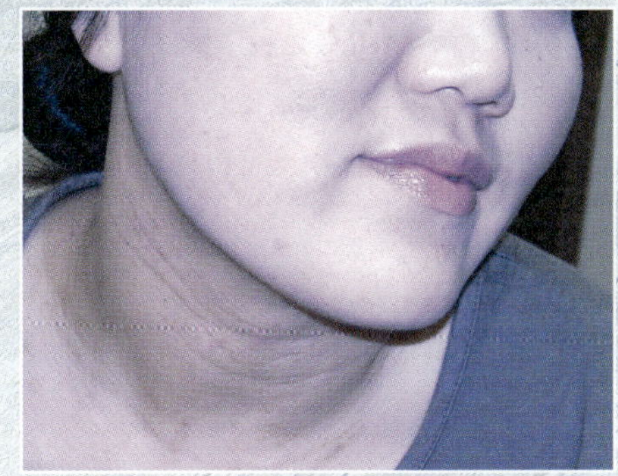

2005년 4월 11일

06 지루성피부염

당시 37세, 여
진료일: 2004년 10월 12일

환자는 약 2년 전에 얼굴에 빨간 점이 조금씩 생겨나서 피부과의 연고를 사용하여 조금 나아지는 듯 하더니 1년 전 가을부터 그 부위가 점점 늘어나서 이마와 두피, 목 뒤 부분까지 간지럽고 빨간 반점이 나타나서 피부과의 치료를 지속적으로 받았으나 한 개가 없어지면 다시 하나가 나오고 연고를 바른 부분은 정상피부보다는 약간 융기되면서 분홍색의 피부로 되었다고 하였다. 그래서 한방치료를 받고자 내원하였다.

증상분석

환자의 증상은 왼쪽 이마의 피부 및 머리 안 쪽의 피부가 매우 간지러웠으며 얼굴전체가 벌레가 기어가는 듯하게 간지러웠으며 약을 바른 부위에는 빨간 반점은 없으나 전체적으로 피부가 분홍색을 나타내면서 융기되어 있었으며 다른 부위에서는 계속 빨간 반점이 올라오고 있었다. 이것은 혈열血熱의 면유풍面遊風으로 연고를 바른 후에 피부가 분홍색으로 변하는 것은 피부모세혈관의 위축현상으로 단기간에는 문제가 없으나 장기간 사용시에는 피부가 위축될 수 있는 증상이다. 이에 온청음가감방溫淸飮去梔子加蒲公英, 白鮮皮과 함께 1주일에 2회 정도 삼음교三陰交, 상성上星, 곡지曲池 등에 침구치료를 하기로 하였다.

치료경과

2004년 10월 25일 증상은 변하지 않았다.

2004년 11월 8일	새로 나오는 빨간 반점이 감소하였으며 간지러움이 있어서 하루에 한 번씩은 피부과의 약을 바르고 있었다.
2004년 11워 24일	빨간 반점이 감소하였으며 간지러움도 반 이상 감소하였다.
2004년 12월 11일	가끔 이마에 반점이 나타났다가 없어졌다.
2004년 12월 31일	최근 얼굴에서 각질이 생겨났으며 소량의 반점이 발생하였다.
2005년 1월 27일	얼굴의 소양감이 사라졌으며 반점도 나타나지 않았다.
2005년 2월 16일	최근 왼쪽 이마에 몇 개의 반점이 나타났으나 간지럽지도 않고 금방 없어졌다.

후기

환자는 그 후 남편과 함께 미국으로 연수를 가게 되어 치료를 중단하였으며 내심 재발을 우려하고 있었으나 2006년 8월 본원에 다시 내원하였는데 재발하지 않았으며 현재 어떤 약도 사용하지 않고 있다.

지루성피부염이 난치질환이기는 하지만 억간산抑肝散, 반하사심탕半夏瀉心湯, 귀비탕歸脾湯, 소요산逍遙散, 소시호탕小柴胡湯 등에 상당히 빠른 반응을 보이는 경우도 많다. 아마도 신경과적인 관련도 있는 것 같으며 현대 일본의학자들이 자율신경과의 연관성을 강조하는 것도 일리가 있는 것 같다.

*내원 당시 더모베이트를 장기간 사용하여 특이할 피부 병변은 사진상으로는 없었다.

07 오래된 지루성피부염

당시 66세, 남
진료일: 2003년 9월 2일

환자는 아주 오래전부터 얼굴과 등, 가슴앞쪽 등에 간지러움과 인설이 있어서 피부과에서 지루성피부염으로 진단받고 연고와 내복약을 수년간 지속적으로 복용하고 피부병에 좋다고 하는 수많은 민간요법을 하였으나 전혀 호전이 없었다고 했다. 오랫동안 피부과 연고를 사용하여 연고를 바른 부위는 피부가 두꺼워지고 부어있었으며 여러 가지 민간요법으로 인하여 병변의 부위가 확대되어 얼굴과 가슴의 피부가 검붉은 색을 나타내고 있었으며 피부에서 지속적으로 인설이 떨어지고 소양감이 하루에도 몇 번씩 발생하여 긁으면 또 피부가 벗겨지고 말라서 비듬같은 것이 떨어진다고 하여 계속 피부과 연고와 보습기능의 크림을 바르고 있었는데 최근 1주일 여전부터 귀 뒤에서 극심한 소양감이 발생한 후 코의 양옆, 이마, 눈썹사이, 턱밑, 목 등의 부위로 소양감이 확대되면서 얼굴이 부어오르고 뜨거워서 계속 찬물로 세수를 하고 피부과에서 다시 연고를 처방받아서 사용하였으나 증상이 개선되지 않아서 내원하였다.

증상분석

환자의 피부병변을 자세히 관찰하니 얼굴은 붉게 달아올라 있었으며 병변부위에서는 피지의 분비가 많았고 또한 얇은 인설들이 올라와 있었고 군데군데 모세혈관확장도 있었으며 얼굴 뿐만 아니라 귀의 피부가 하얗게 일어나서 손으로 털면 비듬이 떨어지듯이 피부에서 떨어져 내렸다. 그 외에 대소변은 정상이었으며 고령에도 건강한 체질이었다. 이에 장기간의 약물사용으로 인한 홍피증의 전단계가 아닌가도 염려하였으나 홍피증이 시작될 때에는 전신적인 상황도 악화되는 경향이 있으므로 제외하였다. 환자의 증상은 기존의 신음허腎陰虛에 풍열風熱이 가미되어 급성화한 것으로 판단하여 지백지황탕가미방知柏地黃湯加金銀花, 白鮮皮을 3일분 처방하고 대추大椎, 위중委中, 태연太淵, 척택尺澤, 중봉中封 등에 침구치료를 하고 매일 미지근한 물로 15회 정도 세수할 것을 권고한 후 경과를 지켜보기로 하였다.

치료경과

2003년 9월 8일 내원한 환자의 안면을 보니 턱과, 안면의 홍반이 감소하고 간지럽고 따가운 것도 반감되었다고 하였다. 이에 동일한 처방을 3일분 처방하였다.

2003년 9월 13일 환자는 이전의 그렇게 가렵고 뜨거웠던 얼굴이 완전히 개선되었으며 인설도 대폭 감소하였다고 하였다. 장기간동안 지속되었던 염증을 완치하기 위해서는 상당기간이 더 필요할 것 같았으나 환자는 이 정도만 되어도 사는데 지장이 없을 거라면서 경제상황이 좋지 않으므로 치료를 종료하기를 원하였다. 그래서 재발할 경우 다시 내원하기로 약속하고 치료를 종료하였다.

후기

2005년 2월 환자의 소개로 먼 곳에서 비슷한 피부병을 가지 환자들이 내원하셔서 말씀하시기를 그 환자는 현재까지 재발하지 않고 잘 지내고 있다고 하였다. 이처럼 빠른 시일 안에 지루성피부염이 안정된 경우는 이 환자를 제외하고는 이전에도 없었지만 지금도 없다.

08 모낭염 및 지루성피부염

당시 28세, 여
진료일: 2007년 10월 11일

환자는 활달하고 기분 좋은 아가씨로 아주 오래 전부터 등에 무언가가 나서 가려우면 긁고 터지고 다시 치유되는 과정이 반복되었으나 별로 신경을 쓰지 않고 살았는데 금년 초부터는 머리 속, 팔, 다리, 귀 뒤 등에 발진이 생기더니 급기야는 온 몸이 가려워서 피부과에서 치료하였으나 호전되지 않았다. 그래서 한방치료를 위해 먼 곳에서 내원하였다.

증상분석

환자의 증상은 안면의 이마, 귀뒤, 머리카락 밑, 어깨, 등, 다리, 배꼽주위 등에 직경 3mm이하의 홍색 구진이 군데군데 퍼져있었으며 머리안쪽의 병변에서는 분비물이 흘러 머리가 떡이 져 있었으며 좌측 경항부 임파선의 부종이 촉진되었고, 얼굴과 여기거지가 매우 간지러워서 진찰 도중에도 온몸이 간지럽다면서 여기저기 긁기 시작했다. 그밖에 신경을 쓰면 구토를 할 때가 간혹 있으며 잠을 자려고 누우면 잠이 잘 안오는 정도의 문제가 있었으며 맥脈은 부긴삽浮緊澁하였다. 환자는 자기는 여기저기 긁으면서 그럭저럭 살 수 있는데 결혼할 남자친구가 병을 고쳐와야 결혼해 준다고 했다면서 웃으면서 말했다. 이것은 모낭염으로 표풍열表風熱에 해당되어 마행의감탕가미방麻杏薏甘湯加石膏18g, 金銀花6g, 蒲公英15g, 黃芩6g, 半夏6g, 茯苓6g, 元肉18g을 처방하고 대추사혈大椎瀉血, 이간삼간사혈二三間瀉血, 풍지風池, 곡지曲池, 삼음교三陰交에 침구치료를 하였다.

치료경과

2007년 11월 9일　머리의 병변에서 나오는 분비물이 감소하였으나 여기저기에서 새로운 구진들이 나오는 것은 멈추지 않았다.

2007년 12월 14일　얼굴과 전신의 소양감이 상당히 감소하였다.

후기

그 후 전화로 증상의 여부를 확인하니 이전의 증상이 모두 소실되었다고 하였으나 사진자료는 보내지 않았다.

2008년 7월 웨딩촬영을 하는 날 필자에게 소개해 준 사람에게 사진을 찍어서 보내라고 하여 증상개선을 확인하였다.

모낭염은 상당히 고질적인 염증으로 평소에 경도의 지루성피부염이 있던 사람이 걸리게 되면 치료에 많은 노력이 필요하다. 또한 풍열風熱이 제어되고 난 후의 흔적은 상당기간 지속되어 물방울처럼 하얗게 남을 수도 있다. 심신증을 동반하고 있는 경우에는 고정된 처방에 구애되지 말고 함께 치료해야 한다.

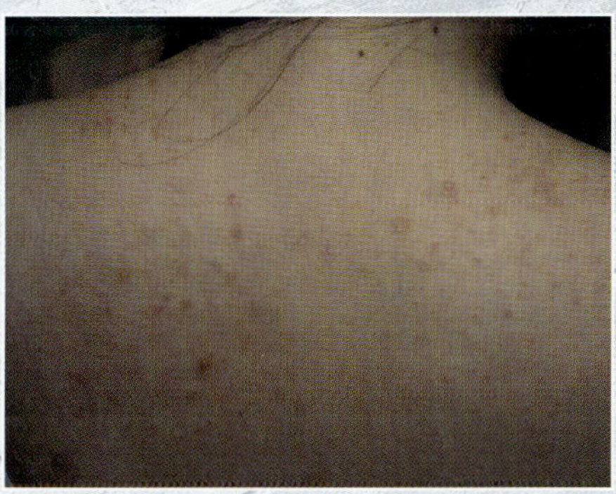

2007년 10월 11일

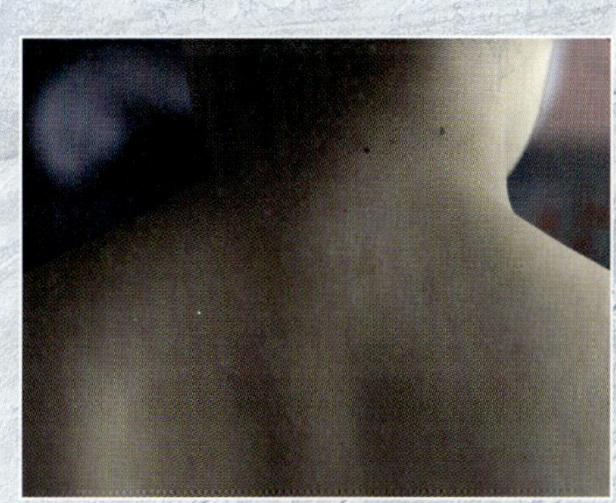

2008년 7월

09 원인 불명의 피부알러지: 깨알 만한 반점

당시 70세, 여
진료일: 2003년 8월 25일

환자의 증상은 시간과 때를 가리지 않고 전신의 어느 부위에나 갑자기 좁쌀만한 빨간 반점이 출현하면서 간지러움이 심하여 피가 날 때까지 긁어댄다고 하였다. 환자는 2002년 여름 신경을 많이 쓰고 과로한 후 전신이 간지러워서 여러 피부과를 전전하며 치료한 후 5개월 만에 증상이 소실되었다고 하였다. 그러나 2003년 3월 별다른 원인없이 재발하여 이전의 피부과에서 약(미상)을 복용하였으나 호전되지 않고 지속적으로 증상이 악화되었으며 그 후 한방치료로 전환하여 40일 동안 약물치료를 하였으나 호전되지 않아 약도 먹지 않고 단지 지르텍을 하루에 1알에서 2알 정도를 복용하면서 지낸다고 했다.

증상분석

환자는 피부 여러 부위에 긁어서 피가 난 자국이 있었으며 만져보니 피부가 따뜻하였다. 또한 피부의 미세혈관이 군데군데 벌겋게 되어 있었다. 이것은 기부肌膚의 영혈부조營血不調로 인하여 피부의 발산, 수렴작용이 실조된 경우에 발생한 은진癮疹이라고 진단하여 월비탕越婢湯을 처방하려고 하였으나 환자가 이미 다른 한의원에서 약을 먹었으나 효과가 없었다고 하여 침구치료만 원하였다.

치료경과

1. 첫 번째 치료 후 환자는 2일 동안 소양증을 전혀 느낄 수가 없다고 하며 무척이나 기

뻐하였는데 두 번째, 세 번째의 침구치료에는 별다른 반응을 보이지 않고 2일 1회 정도 간지러움이 나타났으며 심할 때는 별 수 없이 지르텍을 먹었다고 하였다. 그러나 약효가 떨어지기 시작하면 간지러움은 더욱 심하다고 하였다.

2. 5회의 침구치료 후에도 환자는 증상이 호전되지 않았다고 하여 치료중단을 권유하였으며, 그 후 약 1개월 동안 아무런 연락이 없다가 다시 내원하였다.
3. 2003년 10월 8일: 환자는 결심을 하고 왔는지 원래는 허리가 조금 아파서 온 것인데 계속 약을 복용하겠다고 요구하였다.

그 후 복약을 시작한 후 첫 번째 침구치료 시 환자는 그렇게 간지럽던 것이 기적같이 없어져서 기분이 매우 상쾌하다고 했으며, 복약을 시작한 후로는 지르텍을 먹지 않아도 된다고 하였다. 그 후 환자는 가끔 오셔서 고맙다는 말만을 전하고 있으며 재발하지 않는다고 하였다.

후기

이와 같이 원인을 알 수 없는 피부알러지는 수없이 많으며 발병원인은 면역기능실조설이 가장 설득력이 있으나 현재까지는 항알러지제를 통해 증상만을 조절할 뿐으로 완치되지 않고 상당기간 약물을 복용해야 하는 경우도 많다. 또한 은진癮疹은 본 증례에서와 같이 영혈부조營血不調의 유형만이 있는 것이 아니라 혈고血枯, 혈열血熱, 음허陰虛, 혈고겸양허血枯兼陽虛, 비양허겸혈허脾陽虛兼血虛, 구병성어久病成瘀, 충임부조겸혈어衝任不調兼血瘀 등도 있다. 상용하는 처방으로는 계마각반탕桂麻各半湯, 월비탕越婢湯, 갈근탕葛根湯, 각종 승기탕承氣湯, 소요산逍遙散, 각종 사심탕瀉心湯, 지양합제止痒合劑 등을 증상에 따라 사용한다.

10 김만 먹어도 피부에 반점이 생기는 음식알러지

당시 60세, 여
진료일: 2004년 9월 17일

환자는 아주 건강한 부인으로 1년 전에 엉덩이에 주사를 많이 맞고 주사맞은 부위의 근육이 섬유화되어 수술한 다음 발생한 오른쪽 엉덩이의 통증을 제외하고는 다른 질병이 없었으나 금년 여름 너무 더워 기운이 없는 것 같아 소의 족足을 먹은 후 온몸에 두드러기가 나와서 병원의 약을 복용하여 다 나은 줄로 알고 이런 저런 음식을 가리지 않고 먹다가 우연히 약을 먹지 않으니 이전과 똑같이 처음에는 작은 두드러기가 점차로 크게 뭉쳐져서 바로 내과의원에서 주사를 맞은 후에 없어졌으며 또 다시 약을 매일 복용하고 있는데 현재는 약 기운이 떨어지기 시작하면 좁쌀만한 두드러기가 온몸에서 스물스물 기어나오고 그 후에는 다시 떡처럼 뭉쳐진다고 하였다. 그리고 밤에는 두드러기가 나오지 않아도 몸이 간지러워서 잠을 잘 수가 없다고 했다.

증상분석

진료 당시 약을 먹고 왔기 때문에 발진이 없었으나 피부색을 보면 피부가 전체적으로 분홍색으로 되어 있어서 긁으면 당장이라도 구진이 나올 것 같았다. 피부는 약간 따뜻하였으며 대소변은 정상이었고 맥脈은 부긴삽浮緊澁하여 아직은 표증의 단계에 머물러 있는 것을 알 수 있었다. 이에 대추大椎, 수삼리手三里, 삼음교三陰交, 상양商陽, 이간二間 등의 침구치료와 함께 갈근해기탕가미방葛根解肌湯加地骨皮을 처방하고 기름진 음식을 조심하면서 경과를 지켜보기로 하였다.

치료경과

2004년 9월 20일 어제 저녁에 김, 계란부침 등의 기름기가 있는 음식을 먹은 후 잠을 자면서 전신에 두드러기가 발생하여 병원약을 복용하였다고 했다.

2004년 9월 24일 지난 번에 김을 먹은 후 두드러기가 나오는 것을 보고 무서워서 기름기가 조금이라도 있는 음식은 먹지 않아서 그런지 두드러기가 발생하지 않았다고 하였다.

2004년 9월 30일 두드러기가 나오면 떡처럼 뭉쳐지고 덩어리가 컸으나 최근에는 좁쌀만한 정도로 밖에 나오지 않고 병원약도 복용하지 않고 있다고 했다.

2004년 10월 5일 최근에는 밤에 피부가 간지럽던 것이 없어지고 미역국에 소고기기름을 조금 넣어보았는데 두드러기가 나오지 않는 것 같다고 하였다.

2004년 10월 11일 어제는 환자가 자신감을 가지고 소고기를 먹었으나 발진이 없었다고 하며 다 나은 것 같으니 이제까지 고기를 못 먹어서 기운이 없는 것 같으니 보약이나 먹겠다고 하였으나 경과를 지켜보기로 하였다. 그 후 경과를 관찰하고 있으며 재발은 없었다. 그러나 환자는 아직도 돼지기름은 조금밖에 먹지 않는다고 하였다.

후기

음식물로 인한 피부알러지는 식상발반食傷發斑, 담마진蕁麻疹, 은진癮疹이라고 하며 얼마나 오랜 기간 동안 항알러지제 또는 스테로이드를 사용하였는가에 따라 치료의 경과는 완전히 다르게 된다. 초기의 치료 효과는 상당히 빠르지만 염증억제의 자체 치유기전이 불안정한 상태로 되어 있다면 치료에 상당한 시간이 필요한 경우도 많다. 초기 식상食傷이 남아 있으면 내소산內消散, 평위산平胃散, 온담탕溫膽湯 등을 사용할 수도 있으나 대개는 표풍열表風熱이며 패독산敗毒散, 청기산淸肌散, 방풍통성산防風通聖散, 월비탕越婢湯, 계마각반탕桂麻各半湯, 소풍산消風散, 갈근탕葛根湯 등을 선택한다. 만성화되어 야간에만 소양이 심한 경우는 혈허에 해당되는 것으로 당귀음자當歸飮子, 지골피음地骨皮飮, 온청음溫淸飮 등을 사용하며 만약 각종 강력소염제를 장기간 사용하였을 경우에는 월비가출부탕越婢加朮附湯의 겸양허증兼陽虛症도 고려해야 한다.

11 전신의 간지러움과 붉은색 구진

당시 15세, 남
진료일: 2004년 2월 14일

환자는 2003년 6월부터 아무런 원인 없이 갑자기 간지럼증이 시작되어 근처의 피부과에서 주사 및 약물치료를 1개월여 동안 하였으나 약기운만 떨어지면 동일한 증상이 나타나서 한방요법으로 바꾸어 근처의 한의원에서 15일간 한약을 복용하였으나 증상이 개선되지 않고 지속적으로 소양감이 나타나 다시 피부과 치료를 1개월간 받았는데도 계속 구진 및 간지럼증이 나타나 현재 치료를 포기하고 시간이 지나면 없어진다고 믿고서는 소양감이 발생하려고 할 때, 즉 구진이 전신의 어느 부위에서건 하나만 나오면 항알러지약을 복용하여 버티고 있다고 하였다. 그래서 간지러움이 심한 날은 하루에 5회 이상을 복용한 적도 있다고 하였다.

증상분석

진찰할 때에는 증상이 나오지 않아서 알 수 없었으나(아침에 약을 복용함) 환자의 말에 따르면 보통 시간과 장소, 몸의 부위를 불문하고 간지럼증의 발작이 있기 전에 먼저 깨알만한 붉은 반점이 나타나며 이것이 긁을수록 커져서 표면이 융기되지 않은 커다란 덩어리(보통 직경 수cm, 분홍색)를 형성하지만 덩어리끼리의 융합은 이루어지지 않으며 또한 분홍색 구진 안에 이물질이 있지는 않았으며 인설도 없고, 발작이 끝나면 바로 아무 일 없다는 듯이 완전히 소실된다고 하였다. 피부는 약간 건조하였으며 대소변, 수면, 섭식 등 모든 상황은 정상이었으며 알러지 성향의 음식물도 없었다.
환자의 피부건조와 기타의 열상熱像이 없는 것을 보아 혈고겸유열血枯兼有熱로 판단하여 이에 따라 지양합제가감방止痒合劑加石膏18g을 처방하였다.

치료경과 및 후기

복약 후 환자로부터 연락이 오기를 기다렸으나 아무런 소식이 없이 진료 후 약 1개월여 지난 후 환자와 보호자가 다시 내원하여 물어보니 그 동안 다른 치료는 하지 않았으며 복약 도중 간지럼증의 발작횟수가 현저히 감소하여(홍반 및 구진이 나타났어도 지르텍을 복용하지 않아도 금방 사라졌다고 함) 현재는 완전히 간지럼증이 없어졌다고 좋아하였다. 이에 동일한 처방을 다시 처방하였으며 그 후 6개월이 지나서 환자의 부친이 다른 질환으로 내원하였을 때에 다시 물어보니 그 후로 간지럼증은 완전히 없어졌다고 하였다. 그러나 2005년 3월 22일 이전의 피부증상이 다시 생기려고 하는 느낌이 있어서 이전과 동일한 처방을 복약하였으며 그 후 현재까지 재발하지 않고 있다.

본 환자의 경우에는 혈고유열血枯有熱의 피부질환으로 이처럼 나이어린 경우에는 잘 나타나지 않으며 주로 노인소양증이나 갱년기소양증 등이 대표적으로 혈고血枯에 해당되는 질환들이다. 이때에는 보혈補血, 보기補氣, 보양補陽, 활혈거어活血祛瘀, 청기淸肌 등의 방법을 적절히 배합하여야 좋은 효과를 거둘 수 있다. 지양합제止痒合劑는 필자가 노인피부건조증 및 피부아밀로이드증을 연구하면서 이 질환이 피부혈관의 순환부전으로 인한 피부혈관경화이고 한의학적으로는 혈고血枯인데 마땅한 처방이 없어서 각종 서적을 탐독하던 중 발견한 처방으로 장지례피부병의안張志禮皮膚病醫案에 수록되어 있다.

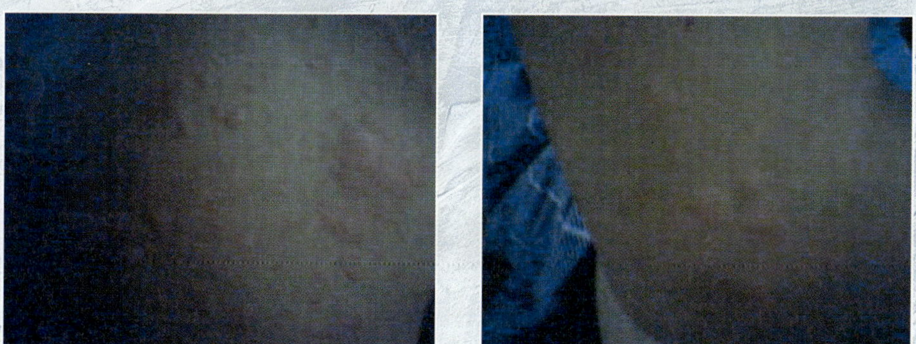

2004년 2월 발증시 사진

12 환상홍반증

당시 47세, 여
진료일: 2006년 3월 28일

환자는 몇 년 전 전신에 구름 같은 붉은 피부증상이 나타났는데 저절로 없어졌었으며 작년에도 똑같은 증상이 나타나서 저절로 없어질 줄 알고 있었는데 숨을 쉴 수 없을 정도로 기침이 나와서 응급실에서 치료를 하고 당시의 위기는 모면했으나 피부과의 약 기운이 떨어지면 다시 구름 같은 것이 올라와서 고생을 하고 있으며 너무 오랜 기간 동안 없어지지 않아서 한방치료를 하고자 내원하였다.

증상분석

환자의 증상은 심할 때는 전신에 붉은 구름처럼 생긴 홍반이 생기고 최근에는 병원약을 먹어서 그런지 복부에만 붉은 기운이 몰려있다고 하였다. 그러나 잠을 자거나 샤워를 하고 나면 몸 전체가 가려워서 긁게 되고 긁은 부위는 다시 붉은 구름이 올라온다고 하였다. 이 밖에 전신의 상황은 문제가 될 만한 것이 없었다. 이런 풍운상의 홍반을 한의학에서는 담마진蕁麻疹이라고 하며 현대의학용어로는 환상홍반증이라고 한다. 이에 표풍열表風熱로 판단하여 갈근해기탕가감방葛根解肌湯加重石膏18g, 黃芩18g을 처방하고 풍지風池, 수삼리手三里, 위중委中 등에 침구치료를 하였다.

치료경과

2006년 4월 4일 치료 시작 후 발진의 발작이 적어졌으며 이전처럼 떡이 질 정도의 크기는 아니지만 오전에는 허벅지 부위에서 쌀알 같은 반점이 올라오려고 한다고 하였다. 복부의 홍반은 색이 연하게 되었다.

2006년 4월 27일 발진이 거의 나오지 않으며 복부의 홍반은 소실되었다.

후기

환자는 그 후 전화로 이제는 다 나았는데 약을 더 복용해야 하느냐고 문의하여 복약을 중지하고 경과를 지켜보기로 하였는데 현재까지 재발하지 않고 있다.

이런 형태의 담마진은 초기에는 치료가 잘되며 피부과의 약물을 복용한 기간이 짧을수록 완치가 잘된다. 장기간 강력한 소염제를 사용할 경우에는 그 약을 중단하기도 어려울 뿐 아니라 피부신경이 변화하게 되므로 정상적인 피부로 회복시키는 것은 많은 시간을 필요로 하게 된다.

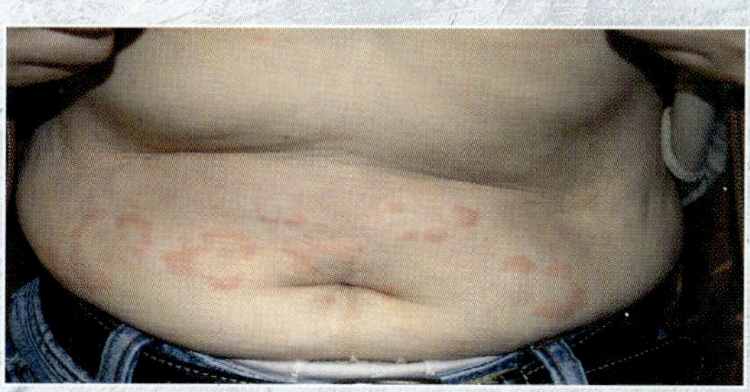

2006년 3월 28일 내원 당시

13 망상청반증

당시 23세, 여
진료일: 2005년 3월 5일

환자는 양쪽 다리 앞면의 피부가 거미줄처럼 시퍼렇게 되었는데 오른쪽은 2, 3년 전 아무 원인 없이 나타났고 왼쪽은 5개월 전에 넘어진 후 그렇게 되었다고 하였다. 이에 그냥 없어질 줄로 생각하고 치료를 받지는 않았다. 또한 이전부터 오래 걸으면 양쪽 다리가 팽팽한 느낌이 있으면서 아프다고 하였다.

증상분석

환자의 양쪽 다리의 앞면 피부에 나타난 거미줄 모양의 반진은 오른쪽은 기혈순환의 문제로 인해 발생한 것이고 이러한 하지 혈액순환장애가 기초가 된 상태에서 넘어지면서 왼쪽다리에 충격이 더해져 혈액순환정체가 가중된 것으로 판단하여 도홍사물탕가미방桃紅四物湯加乾薑, 附子, 肉桂, 續斷, 三七을 복용하도록 하였으며 멀리서 내원하였기에 침구치료는 생략하였다.

치료경과

2005년 4월 5일　양쪽 다리의 거미줄처럼 올라온 반진은 색이 조금 엷어졌으나 없어지지는 않았다. 이에 동일한 처방을 했다.

후기

그 후 환자는 내원하지 않아 증상이 어떠한 지를 알 수가 없었는데 1년이 지난 2006년 2월 내원하여 말하기를 이전에 치료한 후 증상이 없어져서 내원하지 않았다고 하면서 다리를 보여주었다. 현재까지 개발하지 않았다.

망상청반증網狀青瘢症은 여성들에게 더 많이 발생하며 하지부의 혈액순환부전 및 장기간의 한냉자극이나(찜질 등), 외상, 복강 내 수술 등으로 발병하기 쉽다. 치료의 중점은 이것이 혈관내의 염증, 혈관경련, 혈관경화, 혈관전색, 자율신경이상 등 원인이 어디에 있는지를 우선적으로 진단하여 치료하는 것이 중요한다. 물론 경도의 동상이나 수족냉증에서는 더 잘 발생한다.

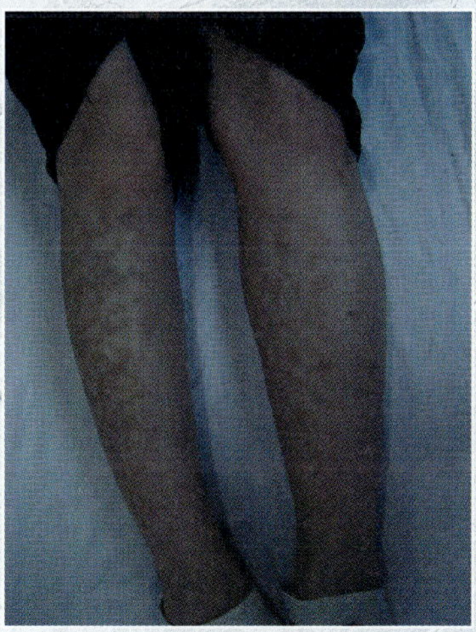

2005년 3월 5일

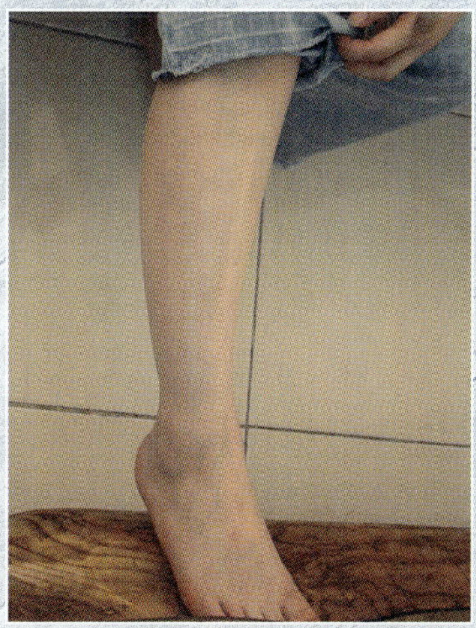

2006년 2월(당시 매우 추운 겨울이었음에도 재발하지 않았다)

14 박탈성구순염

당시 35세, 여
진료일: 2002년 7월 15일

환자는 오래 전부터 아래와 위의 입술이 간지럽고 딱딱해지고 건조하여 수많은 피부과에서 진료를 받았으나 그때마다 스테로이드연고를 바르면 약간 부은 것이 가라앉고 또 약을 바르지 않으면 부풀어 오르고 간지러워서 바늘로 입술을 찔러서 피를 빼면 또 며칠 동안은 간지럼증이 없다가 또 며칠이 지나면 입술이 간지럽고 부풀어 올라서 아주 고통스럽다고 하였다. 이미 양방치료는 수도 없이 받았으나 효과가 없었고 한방치료도 몇 군데 한의원에서 받았으나 효과가 없었다고 하면서 고칠 수 있는 병이 아닌 것 같다고 하면서도 어디 한 번 할 수 있으면 해보라고 하면서 농담반 진담반으로 시종일관 여러 유명한 한의원과 대학병원들을 거론하였다. 이에 반드시 고쳐야 한다는 사명감이 느껴지면서도 유명한 선배분들께서도 고치지 못한 병인데 하는 의구심이 생겼으나 지금까지 고생했던 환자의 마음을 입장바꿔서 생각해보면 당연하다고 생각되어 환자의 증상을 세심하게 진찰하였다.

증상분석

환자의 입술은 전체적으로 딱딱해진 느낌이 있었으며 피부과연고를 많이 바른 부위는 위축되어 옅은 분홍색을 나타내었으나 다른 부위은 짙은 붉은색을 띠고 있었으며 입술이 부었다가 가라앉기를 반복한 결과 딱지가 계속 벗겨지고 입술의 붉은 부위와 주변 피부사이에 경계가 약간 불투명한 분홍색을 나타내는 부위로 이어지면서 마치 입술이 커진 것처럼 보여서 환자에게 물어보니 환자도 입술이 점점 두꺼워지고 커지는 것 같다고 하였다. 평소에 물이 많이 생각나며, 혓바닥이 어홍색瘀紅色을 띠고 있었으며 대변도 가늘다고 하였다. 한방적인 명칭으로는 순풍脣風이라고 하며 원인은 독열毒熱이 체내에서 또는 체외로부터 침범하여 발생한 것으로 보고 있다. 이에 황연해독탕가미방黃連解毒湯合清胃散黃連加重을 2주일분 처방하였다.

치료경과

2002년 9월 2일 　환자는 지난 번 복약 후 증상이 절반이상이 소실되었으나 최근 피곤하게 일을 한 후 약간 재발할 것 같은 느낌이 들어 다시 복약하기를 원하여 이전의 처방을 2주분 처방하였다.

2005년 5월 　환자의 소개로 온 사람의 말에 따르면 "이후로 단 1회도 재발의 기미를 보이지 않아서 매우 기뻐하고 있으며 친구가 비슷한 증상을 보여 소개해서 보내니 잘 치료해 주시기를 바란다"는 전언을 듣고 까맣게 잊고 있던 당시의 기억을 되찾을 수 있었다.

후기

박탈성구순염은 순풍脣風이라고 하는데 재발이 잘되고 완치하기까지는 많은 시간이 필요하다. 그러므로 환자의 경우 3년간 재발하지 않았다고 해서 완치되었다거나 모든 종류의 박탈성구순염이 경과가 좋다고는 할 수 없으나 난치질환인 박탈성구순염이 한방치료를 통해서 상당한 효과를 보일 수 있음을 알 수 있었다. 그러나 심인성이 가장 많다.

15 입술이 부풀고 입 주변에 발진이 생기는 박탈성구순염

당시 37세, 여
진료일: 2004년 8월 21일

환자는 2003년 초부터 입술이 부풀어 오르면서 터지기를 반복하였으며 동시에 입가장자리에 빨간 반점이 발생하고 없어지기를 반복하였다. 입술이 부풀어 올랐다가 부은 것이 가라앉으면 입술이 쪼글쪼글하게 되어 재차 반복될수록 도톰한 입술이 할머니처럼 되는 것 같고 입술이 부풀어오를 때면 간지러우며 입술의 가장자리가 더 넓어지는 것 같다고 하였다. 이 외에 항상 머리가 무겁고 두통이 자주 발생하여 고생을 하고 있다고 하였다.

증상분석

환자의 증상은 박탈성구순염에 해당되며 이 질환은 단순히 피부과적인 질환이 아니라 장조증臟躁症의 한 유형으로 볼 수도 있다. 장조증臟燥症이란 소위 신경성 질환으로 불리지만 여성에 있어서 박탈성구순염을 발생시킬 정도의 장조증臟燥症은 치료가 상당히 어려운 경우가 많다. 피부과의 치료는 환자의 피부증상을 일시적으로 가라앉힐 수 있을 지는 모르지만 이 환자의 경우처럼 증상이 반복 발작할 경우에는 입술의 면적이 넓어지게 되고 원래의 붉은 색을 띤 입술이 허옇게 되기도 하고 때로는 검붉게 되기도 한다. 이것은 위화치성胃火熾盛에 해당되는 것으로 청위산가미방淸胃散, 加大棗을 처방하였다.

치료경과 및 후기

2006년 4월 27일 환자는 최근에 비염과 위궤양으로 고생을 하다가 치료를 받으러 내원하였는데 이전의 입술문제에 대해 물어보니 당시 1개월 간의 복약으로 현재까지 증상이 발생하지 않아서 까맣게 잊고 지냈다고 하였다.

입술의 문제는 여자들에게 상당한 스트레스를 주게 된다. 일반적으로 박탈성구순염은 난치병으로 알려져 있는데 그 이유는 단순한 피부병이 아니기 때문이다. 그러므로 치료는 전신적인 관점에서 이루어져야 좋은 결과를 얻을 수 있다.

16 소아의 물사마귀

당시 6세, 남
진료일: 2005년 7월 14일

환자는 수개월 전부터 오른쪽 옆구리와 배에 크기가 일정하지 않은 물집(사진참조) 같은 것이 자라나왔는데 시간이 지날수록 숫자가 많아지고 크기가 커지는 것 같아서 피부과의 진찰을 받으니 물사마귀라고 하였으며 레이저시술을 권유하여 아이에게 시술을 받게 하는 것이 겁이 나서 한방치료가 도움이 되는지 알아보려고 내원하였다.

증상분석

환자의 물사마귀는 처음에는 선홍색을 나타내면서 천천히 성숙되다가 나중에는 갈색으로 변하는 것으로 보아 외감풍열外感風熱의 열담熱痰으로 판단하고 온담탕합마행의감탕溫膽湯合麻杏薏甘湯을 1주일 분 처방하고 경과를 지켜보되 만약 1개월이 넘어도 차도를 보이지 않으면 레이저수술을 받으시는 편이 좋을 것 같다고 말하니 보호자가 동의하였다. 그 이후의 경과는 다음과 같다.

치료경과 및 후기

2005년 7월 21일 복부의 사마귀가 작아지면서 사마귀의 색깔이 더욱 진하게 된다고 하였다.

2005년 7월 29일 복부의 사마귀들이 사라졌으나 약간의 흔적이 남아있다고 하였다.

그 이후 내원하지 않다가 2005년 9월 20일 모친과 함께 내원하였는데 작년 가을에 본원에서 한약을 복용한 후 이전에는 겨울만 되면 감기를 잘 걸렸는데 지난 겨울에는 감기 한번 걸리지 않고 잘 보내서 다시 한 번 보약이라도 먹이려고 한다고 하였다. 그래서 아이의 배에 있던 사마귀는 어떻게 되었는가 보니 흔적도 없이 사라졌음을 확인하였다. 그 후 현재까지 재발하지 않고 있다.

사마귀는 편평사마귀, 심상성사마귀, 족저사마귀, 전염성 물사마귀 등 그 종류가 매우 많다. HPV의 아형들이 사마귀를 유발한다고 하며 현재 면역요법이 상당히 보편적인 약물요법으로 사용되고 있으나 호전되는 경우도 있고 아닌 경우도 있다. 한의학에서는 사마귀에 대하여 영추靈樞의 맥경편經脈篇에 처음으로 기재가 되었으며 그 후 많은 문헌들에서 기록을 찾아볼 수 있다. 사마귀의 한방적인 원인은 풍열風熱, 혈조血燥, 간화肝火, 간기울결肝氣鬱結, 기체혈어氣滯血瘀 등등의 수많은 원인이 있으므로 세심한 진찰이 필요하다. 레이저수술로 사마귀군집을 치료해도 재발되는 경우가 많다.

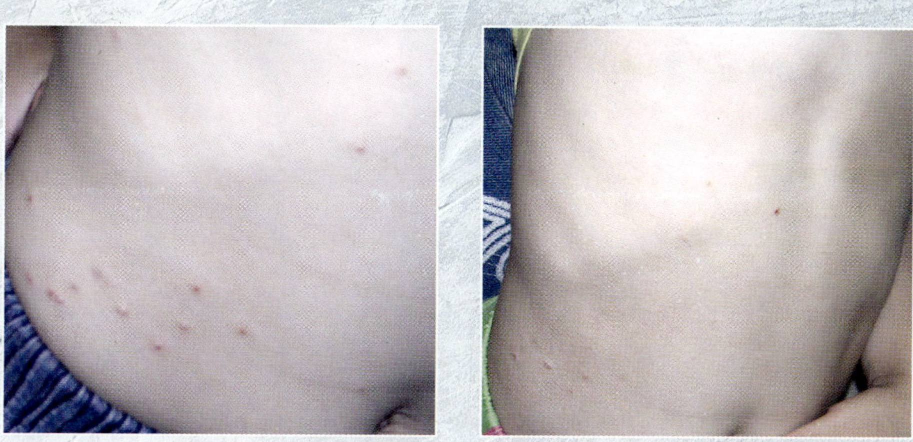

2005년 7월 14일　　2005년 7월 29일

17 소아의 사마귀

당시 13세, 여
진료일: 2004년 8월 4일

환자는 3세 때 여름에 오른손의 엄지에 사마귀가 나기 시작하여 약국에서 약(미상)을 발랐으나 효과가 없었으며, 오른손 엄지의 큰 사마귀가 알을 낳듯이 조그마한 사마귀가 부근에 수개씩 생겨서 급기야 4년 전에는 왼손 엄지의 손톱 옆에 커다란 사마귀가 나왔으며 그 후에 오른손 가운데 손가락의 관절부근에도 커다란 사마귀의 군집이 생겨났으며 또다시 왼손의 같은 부위에도 비슷한 크기의 사마귀 군집이 자라나왔다고 하였다. 그러나 2003년 봄부터 손에 자라나온 사마귀 이외에 왼쪽 코 안에도 사마귀가 발생하여 2003년 8월 외과에서 코 안의 사마귀를 수술하였으나 그 후 다시 코 안에 이물질이 끼어 있는 느낌이 있다고 하였다.

증상분석

환자는 사마귀가 확대되어 양쪽의 엄지손가락에는 손톱을 위협할 정도의 크기가 되어 있었다. 또한 가운데 손가락에 있는 사마귀는 검붉은 색을 띤 채로 크기가 약 0.7cm 정도 되는 군집을 형성하고 있어서 계속 확장 중인 것을 알 수 있었다. 이밖에도 평소에 입 냄새가 심하였으며, 촉진 시 환부 이외에도 전체적으로 피부의 온도가 상승되어 있었다. 가끔 위가 아팠으며 대소변은 정상, 오후가 되면 피로를 많이 느꼈다. 환자의 사마귀는 풍습열風濕熱의 외감外感과 체내의 비위습열脾胃濕熱이 함께 작용하여 열독熱毒이 피부를 침범하여 발생한 것으로 마행의감탕麻杏薏甘湯加金銀花, 蒲公英을 사용하고 침구치료를 병행하여 곡택曲澤, 삼음교三陰交, 환부患部의 아시혈阿是穴 등을 위주로 치료하려고 하였으나 환자가 침을 무서워하여 침구치료는 생략하고 약물치료만 하였다.

치료경과

환자는 약 2개월 동안 복약하였으며 9월30일 내원시 양쪽의 엄지에 있던 사마귀는 모두 소실되어 있었으며 양쪽의 가운데 손가락에 있는 사마귀는 툭 불거져 있던 것이 편평하게 되었다. 환자의 모친은 기적 같은 일이라고 기뻐하였다. 그래서 다시 동일한 처방을 처방하였다. 그 후 약 2개월간 환자의 소식을 들을 수 없다가 같은 해 12월 초 환자의 모친과 환자가 함께 와서 환자의 체력이 약해진 것 같으니 약을 좀 지으려 왔다고 하여 잊고 있던 사마귀가 생각이 나서 환자의 손을 진찰하니 양손에 좁쌀같이 많던 사마귀가 모두 소실되어 있었다. 재발 가능성이 있으니 재발하게 되면 다시 치료하기로 했다. 치료 전 · 후의 사진은 아이가 싫어해서 촬영할 수 없었다.

후기

사마귀는 일반적으로 유아기, 청년기에 발생하여 자연치유되는 경향이 있으나 본 증례와 같이 지속적으로 악화되는 경우도 있다. 간혹 피부과의 면역주사라는 것으로 치료되는 경우도 있고, 한의원에는 이것저것 다 해보고 오는 경우가 대부분이지만 각종 치료의 실패 후에도 대부분의 사마귀는 열증熱症이다.

18 편평사마귀

당시 27세, 여
진료일: 2003년 12월 17일

환자는 2년 전 특별한 원인 없이 과로한 상태에서 왼쪽 손등에 흑색의 반점이 출현하여 피부과에서 편평사마귀라는 진단을 받고 내복약을 복약하였으나 내복약의 효과가 불분명하여 모대학병원에서 조직검사결과 편평사마귀라고 진단받았으며, 약 1년 6개월 전에 모피부과에서 레이저수술로 왼손의 반점을 수십개를 제거한 후 약 6개월 후에 왼손의 반점이 크기와 수가 더욱 증가되었으며, 오른손에도 반점이 수 개 출현하였으며, 오른쪽 다리에도 수 개의 반점이 출현하였다.

환자는 현재 미국에서 유학중으로 방학이 되어 귀국하였으며, 유학을 간 후 증상이 더욱 심해졌다고 하였다. 이미 레이저수술을 통하여 증상이 악화되었으므로 한방치료를 받고 싶다고 내원하였다.

초진 당시 왼쪽 손과 팔등에 직경 약 3, 4mm의 무수한 흑색 반점들이 있었으며, 오른쪽 손과 팔등 및 오른쪽 손, 팔등, 정강이 앞면에도 흑색 반점들이 퍼져 있었다.

증상분석

한의학적으로 편평사마귀는 간혈허겸표습肝血虛兼表濕에 해당되며, 피부의 면역기능이 저하되었을 때 사마귀바이러스가 침범하여 발생한 것이다. 이에 마행의감탕합지양합제麻杏薏甘湯合止痒合劑를 처방하고 경과를 지켜보기로 하였으며 필자에게 주어진 시간이 길지 않으므로 약은 1일 4회씩 복약하도록 하고 별도로 피부의 면역을 증가시키기 위하여 자하거紫河車를 함께 복약하도록 하였다.

치료경과

2004년 1월 3일 우상지와 우하지의 흑반은 모두 소멸되었으며 좌상지부의 흑반은 그 수가 많이 줄어들었으며, 심하게 검던 흑반의 색도 연한갈색으로 바뀌었다. 증상이 많이 호전되었으나 완치를 위하여 10일분의 약물을 다시 처방하였으며, 이후에 다시 방학이 되면 완치여부를 확인하기 위하여 내원하도록 하였다.

2004년 7월 환자는 집안의 행사관계로 다시 한국으로 돌아왔으며 이때 진단하니 손과 발의 사마귀들이 모두 소실되었음을 확인할 수 있었다. 그 후 재발하지 않고 있다.

후기

편평사마귀는 HPV바이러스(현재 100여종이 보고되어 있으며 특정번호의 HPV는 자궁경부암의 원인 바이러스라고 추정되고 있음)의 일종이 피부를 침범하여 발생하는 사마귀이다. 주로 얼굴에 잘 생기며 때로는 사지 및 몸통으로 만연되기도 한다. 처음에는 특징적으로 거울을 비추면 반짝거리는 사마귀군집을 확인할 수 있다. 현재 주로 시행되는 치료는 면역요법, 냉동제거요법을 하고 있으며 체질에 따라 잘 낫기도 하고 실패하는 경우도 있다. 한의원에 오는 환자들은 레이저 및 면역요법이 실패한 경우에 내원하게 되는데 이미 면역력이 상당히 저하된 상황으로 장기간에 걸쳐서 면역력을 상승시키고 동시에 바이러스를 억제해야 한다. 또한 내복약을 1개월 동안 복용해도 치료에 반응하지 않는 고질적인 경우는 침과 뜸치료를 동시에 해야 제어된다. 그래도 고질적인 경우가 많다.

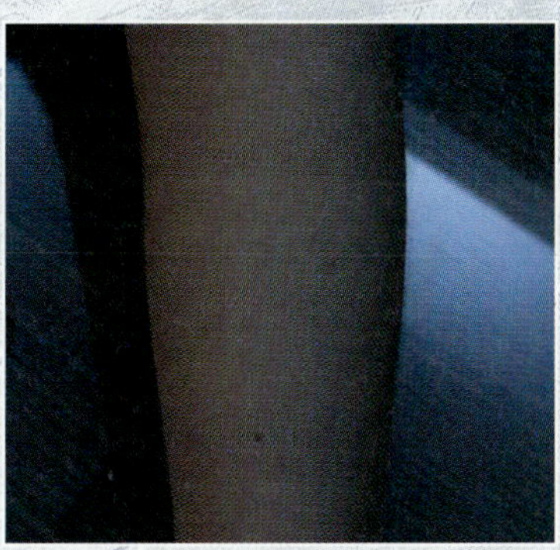

2003년 12월 7일

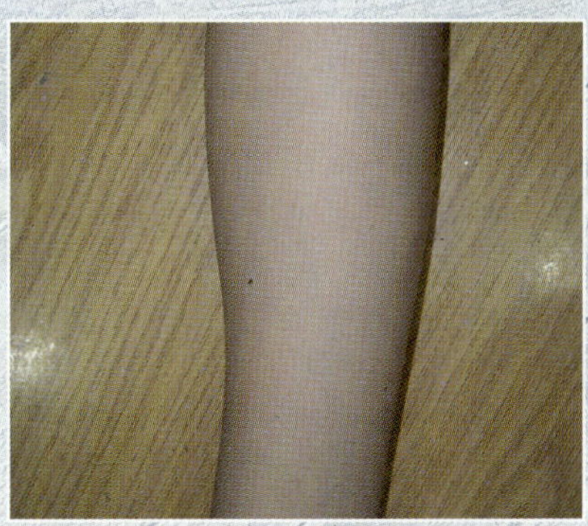

2008년

19 수두로 고생하던 남매

당시 6세, 남
당시 8세, 여
진료일: 2003년 11월 15일

이 두 아이는 남매로 며칠의 간격을 두고 수두가 발생하여 한방치료를 하여 2,3일 후에 모두 증상이 소실된 경우이다. 맨 처음 동생인 남자아이가 2, 3일간 약간 감기기운이 있는 듯 하더니 39℃정도의 발열과 함께 갑자기 전신에 콩알만한 구진이 발생하였으며 소양증이 심하여 소아과에 갔더니 수두라고 하면서 간지러움을 진정시키는 연고를 3일간 사용하였으나 발열이 지속되고 피부의 증상이 없어지지 않아서 한방치료를 받고자 내원하였다. 수두 하나만을 보면 시간이 지나면서 호전될 수도 있었으나 이 아이는 이전부터 열이 나면 경기를 하여 모친이 매우 걱정을 하면서 한의원에 오게 되었다.

증상분석

환자의 체온은 39도 이상 이었으며 힘이 하나도 없고 고통으로 짜증을 많이 냈으며 안면과 몸 전체에 붉은 물방울 같은 농이 잡힌 구진이 있었으며 소양증이 매우 심하였으나 소아과약을 바른 후 간지러움이 조금은 약해졌지만 계속 새로운 구진이 나온다고 하였다. 맥脈은 홍삭洪數하였으며 대변은 조금씩 나오고 소변은 진한 황색이었다. 이에 삼초열성三焦熱盛에 사용하는 방풍통성산가감방防風通聖散去大黃, 芒硝; 石膏, 黃芩加重到15g을 3일분 처방했다. 대추大椎, 소상少商의 사혈瀉血, 풍지風池, 곡지曲池의 침구치료를 하려고 하였으나 아이가 완강히 거부하였다.

치료경과

2003년 11월 17일 복약 후 전신의 구진이 소실되기 시작하여 현재는 새로 튀어나오는 구진은 거의 없었으며 체온도 정상으로 회복되었으나 그래도 밤에 약간 식은 땀을 흘리며 열이 나서 다시 3일간 복용 후 완치되었다.

2003년 11월 28일 이번에는 아이의 누나가 2일전 저녁에 열이 나서 환자의 모친은 설마 둘째 아이가 수두에 걸리고 나은 후 1주일 이상 지났는데 수두는 아닐 것이라고 생각하고 감기라고 생각하여 병원에서 감기약을 복용하여 체온이 조금 낮아졌으나 금일 오전부터 열이 오르고 얼굴과 몸에 붉은 물집이 생기더니 둘째와 똑 같은 증상을 보여서 다시 한방치료를 받고자 내원하였다. 이번에도 복약 3일 후에는 대부분의 피부증상 및 발열이 소실되었다.

후기

수두는 한의학적 명칭으로 경악전서를 비롯해 여러 서적에 그 증상 및 치법이 상세하게 기재되어 있으며 현대의학적으로는 수두-대상포진 바이러스에 의한 급성 포진성 피부병을 의미한다. 습열濕熱의 화독火毒이 인체에 침범한 것으로 대부분의 열독熱毒에 쓰이는 처방은 효과가 있다. 그러나 고열이 지속될 경우에는 극소수에서 바이러스성 뇌염, 바이러스성 폐렴, 혈소판감소성자반증, Reye증후군 등의 합병증을 유발할 수 있으므로 초기에 적극적으로 치료할 필요가 있다.

20 수장 박탈성 각질송해증手掌剝脫性角質鬆解症

당시 7세, 여
진료일: 2003년 11월 4일

환자는 어렸을 때부터 계절이 바뀌게 되면 손가락 끝이 갈라지고 피가 나서 지속적으로 피부과의 연고를 사용하였으며 최근 몇 년 동안은 피부가 너무 건조해 지고 이전에는 없었던 증상인 손가락 사이에 조그마한 수포도 발생하고 손바닥이 갈라진다고 하였다. 이에 피부과의 치료만으로는 완치가 되지 않을 것 같아 한방치료를 받고자 내원하였다.

증상분석

환자의 증상은 양손의 손가락 지문이 있는 부위가 반복해서 허물이 벗겨지고 갈라져 피가 나올 정도였으며 일단 증상이 발생하면 손바닥 전체로 파급되어 허물을 벗었으며 손가락 사이에는 조그마한 수포들이 몇 개가 보였으며 이것들은 한포진으로 판단되었다. 위의 증상을 조합하면 만성적인 감염濕熱으로 인한 피부의 재생장애로 볼 수 있었으며 이에 손바닥의 습열에 주로 사용되는 마행의감탕가감방麻杏薏甘湯加減方을 복용하고 외용으로는 본원에서 사용하고 있는 외용포제外用泡劑 大黃, 雄黃, 苦參, 蛇床子치료를 함께 하기로 하였다.

치료경과 및 후기

환자는 약 6주 동안의 치료 후 손가락의 붉은 기운과 수포 및 모든 증상이 호전되어 치료를 중단하고 경과를 지켜보기로 하였다.
환자는 치료 종료 후에도 가끔씩 이러저러한 조그만 질환들로 자주 내원하였는데 그 때마다 이전의 손바닥의 증상은 재발하지 않았으며 현재까지 재발하지 않고 있다.

수장 박탈성 각질송해증이라는 질환은 용어가 생소하지만 동일한 질환을 가진 환자들은 상당히 많이 있다. 예를 들어 물을 많이 만지거나 유독물질을 다루는 직업을 가지고 있는 사람들은 걸리기 쉬운데 특징적으로 계절이 바뀌면 손바닥 전체에 조그마한 물집이 생기면서 손바닥전체가 다 벗겨지면 증상이 안정화되었다가 다시 계절이 바뀌거나 몸이 좋지 않게 되면 재발되는 경향을 보이다. 한포진汗疱疹을 동반하거나 2차적인 진균 및 세균감염이 동반될 때도 있다. 때로는 상당기간 약물을 사용하여 손바닥의 피부가 얇아져서 손바닥 전체가 붉게 변화된 경우도 볼 수 있는데 이 때는 치료에 상당한 시간이 필요하게 된다. 이 질환의 치료에 있어서의 문제점은 극히 만성화된 경우가 아니라면 환자들이 치료할 필요성을 못 느끼며 때로는 수장다한증과 겸해져 있어서 치료에 시간이 많이 필요하고 치료에 반응하지 않는 경우도 있다.

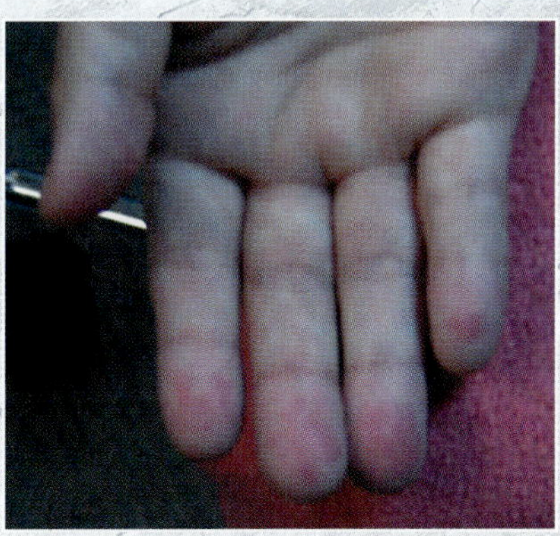

2008년 9월 25일

21 열과민성 알러지피부염

당시 42세, 남
진료일: 2004년 8월 6일

환자는 1년 여 전 아무런 이유 없이 양쪽 팔에 약간의 간지러움을 느낀 후 지속적으로 팔전체, 가슴, 등, 목, 얼굴에 좁쌀만한 빨간 반점이 솟아남과 동시에 간지러움이 확대되어 피부과에서 항알러지제를 복용하였으나 복약을 하여도 얼마간의 시간이 지난 후에는 또 동일한 증상이 발생하였으며, 약을 먹을수록 증상이 나타나기까지의 시간이 짧아져서 다시 대학병원에서 과민성알러지피부염으로 진단을 받았는데 똑같은 약물을 처방받고서는 실망하여 한방치료를 받기 위해 내원하였다.

증상분석

1년 여 전 발병 당시 환자는 뜨거운 햇빛에 수 시간 노출된 후 발생하였으며 그 후로도 술을 마시거나 화를 내거나 뜨거운 빛에 노출될 경우 그 날 밤에는 주로 상반신에 깨알 같은 반점이 솟아 나와서 찬물로 목욕을 하지 않으면 잠을 잘 수 없다고 하였다. 최근에는 가슴 이상의 부위뿐만 아니라 등과 배에도 똑같은 증상이 발생한다고 했다. 피부는 전체적으로 열감을 느끼고 있었으며 진료실의 에어컨을 작동시키지 않았는데 진료하는 도중에 점점 가렵기 시작하여 반점이 나오는 것을 볼 수 있었다. 이 증상은 표풍열表風熱에 해당되어 대추大椎, 곡지曲池, 혈해血海, 삼음교三陰交에 침구치료를 하고 월비탕가미방越婢湯加黃柏18g을 처방하였다.

치료경과 및 후기

2005년 2월 환자는 아들의 비염으로 내원하여 그간의 상황을 물으니 3일 정도 복용한 후부터 간지럼증과 반점이 나타나지 않아서 약을 다 먹은 후에 내원하지 않았으며 그 후로 여기저기 야외로 놀러 다니고 햇빛이 강한 곳에 놀러가거나 술을 먹거나 화를 내거나 운동을 하거나 감기에 걸려서 열이 나거나 뜨거운 샤워를 해도 재발하지 않았다고 하였다. 그 후 재발하지 않고 있다.

한열寒熱에 의한 피부알러지는 한의학적으로 풍열風熱, 풍한風寒 등의 외감外感 및 음허陰虛, 양허陽虛, 기혈부족氣血不足 등에 의해서 발생한다. 그러므로 하나의 처방이 존재하는 것이 아니라 모든 피부병과 마찬가지로 발병 시의 정황, 환자의 맥상, 발진의 모양, 색깔, 열감의 유무, 농의 유무, 볼록 또는 오목, 편평한지의 정도, 전신적인 상황, 발작시간, 유발인자 등등을 종합적으로 살펴야 정확한 치료법이 결정된다. 그러나 장기간 항알러지제, 스테로이드 등을 사용하였거나 무명의 소염작용이 있는 민간요법을 사용한 피부는 대부분 혈고형血枯型이 되어 치료에 시간이 많이 소요된다. 이 증례는 이상하게도 빨리 치료되었다.

22 오른쪽 갈비뼈부근의 피부병(선상태선)

당시 3세, 여
진료일: 2004년 1월 19일

환자는 수개월 전 갑자기 오른쪽 갈비뼈 밑에 조그만 분홍색의 반점 비슷한 이상한 것이 생기더니 시간이 지날수록 길어져서 최근에는 간지럽기까지 하여 피부과에 가니 피부과에서는 단순한 감염이라고 하여 연고를 발랐으나 효과가 없이 지속적으로 반점이 길어져서 현재는 갈비뼈를 따라 길이 약 10cm정도의 분홍색 병변으로 발전되어 한방치료를 받고자 내원하였다.

증상분석

환자는 오른쪽 갈비뼈를 따라 10cm이상의 분홍색을 띈 반월모양의 구진을 가지고 있었으며 야간에 간지러움을 느꼈으며 긁어도 피가 나거나 농이 흐르거나 주변부로 퍼지지는 않았다. 이 증상은 선상태선線狀苔癬이라고 하며 바이러스의 감염에 의한 것으로 신경을 따라 발생하는 수두-대상포진 바이러스와는 달리 수포나 극심한 통증이 없으며 대부분은 자연치유된다. 환자의 증상은 환부의 분홍색, 소양감의 미약, 소염제 및 항진균외용약에 대한 무반응 등으로 혈고血枯兼表風熱로 판단하였으며 사물탕가미방四物湯加何首烏, 白鮮皮을 처방하였다.

치료경과

2004년 1월 26일 　피부의 상황은 여전하였으며 가끔은 간지러움이 심하다고 하였다.

후기

환자는 그 후 3주간의 복용으로 피부증상이 소실되었으며 2004년 4월 내원하였는데 당시 1개월 간의 복약으로 오른쪽 옆구리 밑의 피부병은 완전하게 없어졌으나 최근 유아원에 다니면서 피곤을 심하게 느낀다고 보약을 먹이고 싶다고 하면서 내원하였다.
유소아의 피부질환은 대부분은 여러 가지 바이러스 및 진균의 감염에서 발생한다. 현대의 생활은 위생환경의 개선으로 이전에 문제가 되었던 박테리아나 미생물 대신에 면역력저하에 의한 바이러스 및 내성균이 문제가 되고 있다. 특히 최근 알러지질환의 증가추세를 보면 아이들의 면역력이 상당히 저하되어 있는 것을 알 수 있으며 동시에 이름은 아는데 원인을 알 수 없는 피부질환도 증가하는 것으로 보인다. 이러한 유명무인有名無因의 피부병을 모두 아토피나 알러지로 판정하는데 기존의 항염증치료로는 잘 치료가 되지 않는 현실이다. 각종 항염증의 치료로도 제어되지 않는 피부병은 혈고血枯, 양허陽虛에 해당된다. 혈고형의 피부염은 예를 들어 스테로이드의 장기간 사용후에 발생하는 태선화, 색소침착의 피부염, 노인의 피부각화증 등이 이에 해당되며 홍선紅癬, 진행기의 각종 피부염은 풍열風熱에 해당된다. 한열寒熱의 진단은 환자의 삼출물, 소양의 정도, 환부의 색택色澤 등으로 판단한다. 피부과에서 상용하는 스테로이드연고나 내복약은 단기간 사용시에는 전혀 문제가 없는 대단한 약물이라고 생각되며 한방치료를 한다고 이런 약물의 부작용을 부풀려 말하며 갑자기 양약을 중단하면 안된다. 만약 스테로이드에 의한 가성 부신기능저하증상이 나타나더라도 감량은 양방주치의의 진단하에 천천히 이루어져야 한다. 한양방 동시치료 후 증상이 개선되기 시작하면 천천히 감량된다.

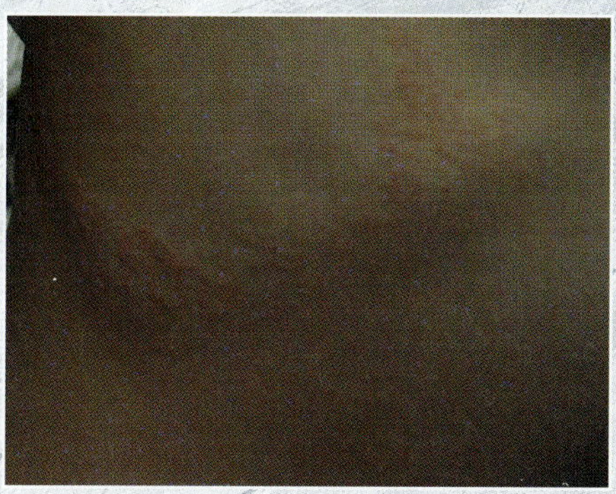
2004년 1월 19일

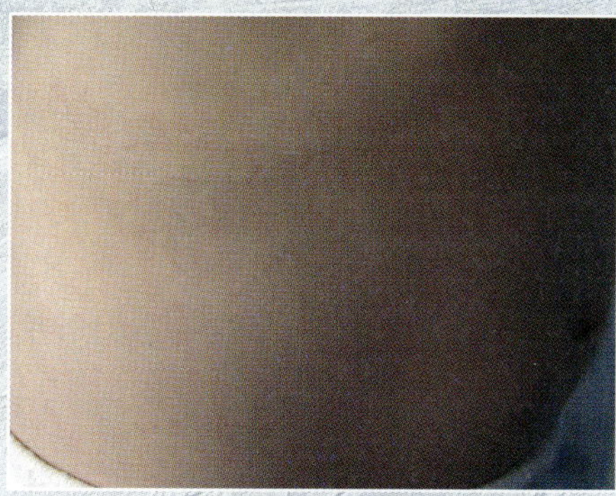
2004년 4월 21일

23 옻 오리를 먹은 후 발생한 피부염

당시 40세, 여,
진료일: 2006년 6월 20일

환자는 2주전 옻 오리를 먹은 후 전신의 피부에 극심한 간지럼증과 함께 커다란 붉은 반점들이 솟아 올라서 내과에서 계속 치료를 하였으나 간지럼증이 아주 약간 덜하게 되었을 뿐 증상이 크게 좋아지지 않는다고 하면서 한방치료를 받고자 내원하였다.

증상분석

환자의 증상은 전신의 간지럼증과 함께 피부 전체가 붉게 되었으며 긁으면 긁을수록 간지러움증이 심해진다고 하였다. 이러한 음식물에 의한 알러지를 한의학에서는 식상발반食傷發斑이라고 하며 대부분 표풍열表風熱에 해당된다. 이에 대추大椎, 풍지風池, 곡지曲池, 삼음교三陰交에 침구치료를 하고 형방패독산가미방荊防敗毒散加金銀花15g, 石膏30g, 麻黃3g을 복용하도록 하였다.

치료경과

2006년 6월 27일 치료 후 전신의 붉은 기운과 극심한 소양증은 없어졌으나 밤에 몸에 열감이 있었으며 간지럼증은 완전히 없어지지 않았다고 하여 동일한 처방을 1주분 처방하였다.

후기

환자는 그 후 증상이 완전히 소실되었으며 옻은 생각도 하기 싫다고 하였다.
각종 음식물로 인한 알러지는 대부분 내과에서 처방하는 항히스타민제 및 항알러지제로 치료가 잘 된다. 그러나 극심한 피부염이 초기에 치료되지 않으면 만성피부병으로 변하여 고질병이 될 수도 있다. 이런 알러지 증상이 발생하면 초기부터 한방치료를 하던지 내과의 치료 1,2주 동안 호전되지 않으면 한방치료로 전환해야 한다. 알러지 및 염증의 기전은 한가지가 아니다.

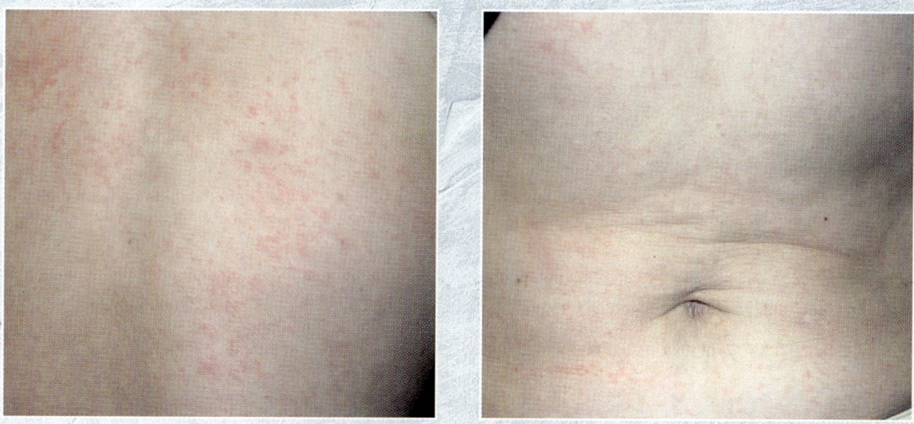

2006년 6월 2일

24 옻닭을 먹은 후 발생한 전신의 간지러움 및 발진

당시 33세, 남
진료일: 2004년 10월 16일

환자는 금년 추석에(약 20일전) 옻닭을 먹은 후 열이 나면서 몸 전체가 빨갛게 되어 내과에서 1주일간 치료를 하여 당시 약간 개선되었으나 수 일전 출장을 다녀왔는데 피곤해서인지 약을 먹고 주사를 맞아도 증상이 개선되지 않고 점점 심해져서 한방치료를 받고자 내원하였다.

증상분석

환자의 피부는 머리에서부터 발끝까지 군데군데 모양과 크기가 일정하지 않은 붉은 반진이 있었으며 색은 진한 홍색으로 열이 극심하다는 것을 알 수 있었다.
또한 간지러움은 낮과 밤에 모두 심하였으나 특히 야간에 간지러워서 잠을 잘 수가 없다고 하였다. 내과의 약을 먹고 주사를 맞으면 30분에서 1시간은 간지러움이 덜 하지만 그 시간만 지나면 또 간지럽다고 하면서 피부병으로 한의원까지 올 줄은 몰랐다고 하였다. 기타 대소변 및 음식섭취는 정상이었다.
환자의 증상은 음식물에 의해 발생한 식상발반食傷發斑으로 피부증상 만으로는 석고지제石高之制가 합당하지만 대변이 점액상을 보여 갈근금연탕葛根芩連湯을 1주일 분 처방하고 풍지風池, 위중委中, 대추大椎, 삼음교三陰交 등에 침구치료를 한 후 경과를 지켜보기로 하였다.

치료경과 및 후기

2004년 10월 23일 환자는 발진이 모두 소실되었으나 주야간에 약간의 간지러움이 있다고 하여 다시 1주일 분을 처방하였다. 그 후 전화로 경과를 확인하니 환자는 한방치료덕분에 모든 증상이 없어졌다고 하였다.

옻에 올라서 생기는 피부병은 칠창漆瘡이라고 하며 민간요법으로 감두탕甘豆湯(감초와 녹두), 게, 계란흰자 등을 먹으면 좋아진다고 하는데 이제까지 이것들을 먹고 좋아졌다는 사람을 본 적이 없다. 또한 항히스타민제, 스테로이드제를 복용해도 급성의 발진만 제거될 뿐 만성적인 간지럼증이 후유증으로 남은 경우도 많이 있다. 한의학서적에는 옻이 파어소적破瘀消積, 살충殺蟲 등의 효능으로 여성의 무월경, 어혈, 징가癥瘕 등의 질환이나 기생충질환에 사용하였다. 그러던 약이 어느 순간부터 그 맛이 맵고, 따뜻한 성질을 가지고 있으며 또한 자극성이 있으니 닭, 오리와 함께 요리하여 먹으면 온몸이 건강해진다는 보약처럼 취급되고 있다. 이것은 시대적인 착오현상이다. 동의보감 아니 그 이전시대에는 현재와 같은 위생적인 생활환경이 아니었다. 그런 비위생적인 환경하에 장내에 기생충의 덩어리가 생기면 충적蟲積이라고 하고 때때로 만질 수 있는 정도로 커다란 기생충덩어리를 보면 어혈瘀血이라고 하여 치료하기도 하였는데 그 당시의 개념과 현재의 개념을 혼동하는 실수를 하면 안된다.

즉 옻은 천연항균 및 항암의 효능이 있으나 대량으로 복용하지 않을 경우에는 그렇게 강한 약도 아니다. 때로는 옻을 먹은 후에 인위적인 알러지반응을 통해 면역체계를 흥분시킬 수도 있지만 지속적인 효과는 적으며 가끔은 면역반응으로 각종 질환을 야기할 수도 있으므로 정상인이 일부러 먹을 필요는 없다. 옻에 대한 알러지가 없는 사람이 먹는 것을 말리지는 않는다.

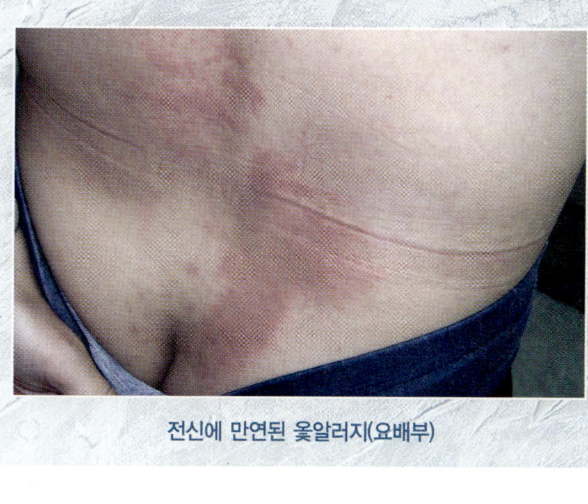

전신에 만연된 옻알러지(요배부)

25 장미색비강진

당시 52세, 여
진료일: 2006년 2월 6일

환자는 금년 설 전 2006년 1월 25일 매우 피곤한 후 배에 조그마한 빨간 반점이 발생하여 대수롭지 않게 생각하였으나 설날에 무리하게 일을 한 후 복부전체와 허벅지의 안쪽, 팔의 안쪽, 등, 목의 앞부분 등 전신에 퍼지게 되었으며 약간의 간지러움과 따끔거리는 통증도 발생하였다. 그래서 설 후인 30일부터 피부과의 약물을 복용하고 연고를 사용하였으나 빠른 효과가 없어 한방치료를 하고자 내원하였다.

증상분석

환자의 복부에는 크기가 일정하지 않은 수많은 붉은색 반점들이 있었으며 대퇴내측면, 팔, 다리, 목, 머리카락 밑 등 전신에 퍼지지 않은 곳이 없었으며 반점들이 합해져서 크기가 커진 곳에서는 장미색비강진 특유의 인설이 있었다. 그 밖의 전신상황은 양호했으며 맥은 부긴삽삭浮緊澁數하여 표증表症의 양상을 보였다. 장미색비강진에 가끔 동반되는 기침이나 재채기, 발열 등은 보이지 않았다. 이에 표풍열表風熱로 보아 1주일분의 월비탕가감방越卑湯加蒲公英18g을 처방하고 동시에 풍지風池, 대추大椎, 수삼리手三里, 폐대장경경정혈肺大腸經井穴, 견외수肩外俞 등에 침구치료를 하면서 경과를 지켜보기로 하였다.

치료경과

2006년 2월 17일　　전신의 간지러움증은 많이 소실되었으며 붉은 반점의 수도 눈에

띌 정도로 감소하였으나 가끔 새로운 반점이 몇 개씩 나와서 다시 이전처럼 되지 않을까 하고 걱정을 한다고 하였다.

2006년 2월 28일 전신의 홍반은 모두 사라졌으나 밤에 목과 허벅지에 약간의 간지러움 및 새로 나오려고 하는 반점이 쌀알갱이처럼 보일 때가 있다고 하였다. 이에 동일한 처방을 1주일분 처방하였다.

후기

복약 후 피부증상은 모두 소실되었으며 간지럼증이나 새로 나오려고 하는 반점은 모두 치유되었다. 장미색비강진은 현재까지는 그 원인이 불분명하며 면역력의 저하에 따른 바이러스침입에 의해 발생한다고 생각되고 있으며 자연치유되는 경향이 있다. 그러나 한약 중에는 항바이러스효과를 가지고 있는 약물이 상당수 있으며 면역력을 상승시키는 약물도 많다. 이러한 약물을 한의학이론에 따라 사용하면 좋은 효과를 거둘 수 있다.

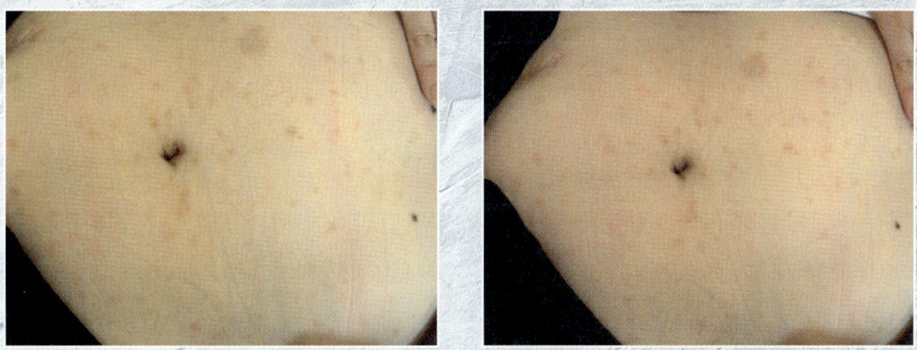

2006년 2월 7일 2006년 2월 20일

26 젊은 남성의 전신에 발생한 한선염

당시 31세, 남
진료일: 2003년 10월 8일

환자는 2003년 9월 초에 등에 작은 반점이 발생하여 간지러웠는데 대수롭지 않게 생각하고 10여 일 간을 참고 있었는데 날이 갈수록 그 증상이 점점 심해져서 직경 1mm 이하의 무수한 붉은 점들이 온몸에 퍼지고 간지러워서 피부과에서 약물을 복용하고 연고를 발랐으나 간지럼증은 점점 심해졌고 연고를 바른 부분의 피부가 검게 되는 것을 보고는 피부과 약물이 무섭다고 생각되어 치료를 중지하고 한방치료를 받고자 내원하였다.

증상분석

환자는 온 몸이 간지럽고 몸 전체에 작은 새빨간 반점들이 퍼져있었으며 군데군데 피부과의 연고를 바른 부분은 얼룩덜룩하게 피부색이 검게 되어 있었다. 확대경으로 보니 땀구멍근처에서 염증이 일어나는 것이 보였으며 긁은 자리는 2차적인 염증으로 약간의 화농도 있었다. 간지럼증은 야간에 약간 더 심하며 하루 24시간 계속 간지럽다고 하였다. 환자의 맥脈은 긴삽삭緊澁數하였으며 그 외에 내과적인 이상은 없었다. 이에 일반적인 한선염은 표表의 풍열風熱에 해당하나 이 병은 이미 열독熱毒으로 되어 안쪽으로 병이 깊어진 것이니 치료에 시간이 많이 걸릴 수 있다는 것을 환자에게 고지하고 대추大椎, 척택尺澤, 위중委中, 삼음교三陰交 등에 침구치료를 하고 황연해독탕가감방黃連解毒湯去梔子加石膏30g, 乳香6g, 沒藥6g, 蒲公英18g을 처방하였다.

치료경과

2003년 10월 20일　환자의 피부는 붉은 반점이 많이 감소하였으며 간지럼증도 개선되었다.

그 후 10일 분을 더 복용한 후 치유되었다.

후기

일반적으로 한선염은 급성염증으로 양방피부과의 약물을 복용하면 천천히 개선되는 아주 온순한 피부병 중의 하나로 한방약물의 복용으로도 수일 내에 쾌차되는 가벼운 질환인 경우가 많다. 그러나 이와 같이 오래 지속되는 한선염의 경우에는 환자의 체질도 거기에 한 몫을 하게 된다. 즉 피부의 피지가 많거나 상초上焦로 상열上熱이 잘되는 음허陰虛의 체질을 가진 환자의 경우에는 일반적인 연고 및 크림 등을 사용하게 되면 환자의 민감한 피부는 더욱 극심하게 알러지반응을 일으키게 되어 바르지 않은 것보다 못하게 된다.
이후에도 환자는 자신의 피부병이 감쪽같이 나은 것을 보고 신기하여 여러 난치 피부병 환자를 소개하였는데 고치지 못한 환자도 있어서 난감한 경우도 있었다.

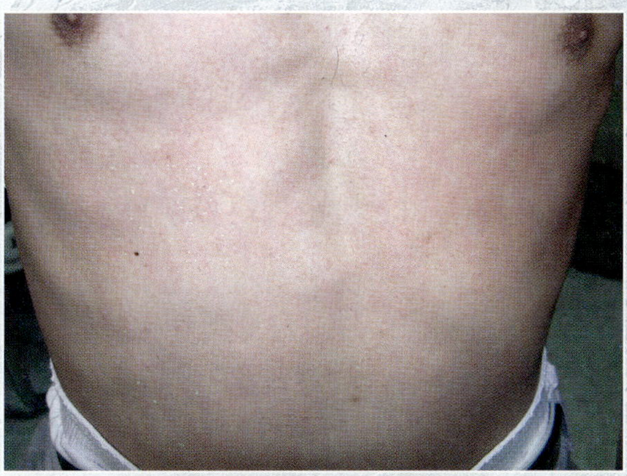

전신의 한선이 모두 융기되어 있으며 소양이 극심하다

27 어린선양 모낭각화증Keratosis follicularis squamosa으로 의심되는 피부각화증

당시 39세, 여자
진료일: 2007년 10월 16일

환자는 오래 전부터 생리때만 되면 턱과, 코 옆에 빨간 구진과 소양감이 있어서 피부과에서 치료를 하였으나 효과는 미미하였다. 그래서 치료를 하지 않고 지내고 있었는데 4,5년 전부터 앞가슴의 브래지어가 닿는 부위와 목, 팔이 접히는 부위가 간지럽고 하더니 급기야 2년 전부터는 검게 변하기 시작하였다. 배, 팔은 그런대로 버틸 수가 있었으나 최근에는 티셔츠를 입으면 드러나는 목부분과 턱 밑부분까지 까맣게 되기 시작하여 피부과의 진료를 받고 약물을 사용하였으나 나날이 검게 되어 한방치료를 받기 위해 내원하였다.

증상분석

환자는 턱밑, 목, 앞가슴의 브래지어가 닿는 부위, 팔이 접히는 부위에 검게 색소침착이 되어 있었으며 팔은 편평사마귀와 비슷한 모양이었다. 환자의 말로는 검게 되기 전에는 약간 간지럽다고 하였다. 색소가 침착된 부위에는 아주 얇은 비닐랩 같은 막이 둔데군데 어린선과 비슷한 모습을 하고 있었다. 이 밖에 특이할 만한 내과적, 외과적인 문제는 없었다.

이러한 어린선양 인설, 색소침착, 미약한 소양증은 혈고血枯과 표풍열表風熱이 결합된 것으로 판단하였으며 이 때 사용할 수 있는 처방은 후세방 중에는 상당히 많으나 필자는 번잡한 고식적인 처방보다는 고방을 주로 하면서 후세방의 합방을 즐겨하므로 지양합제止痒合劑와 마행의감탕麻杏薏甘湯을 합방하였다.

치료경과

환자는 복약 2주 후에 양쪽 팔꿈치의 접히는 부분에 있던 흑반이 소실되었으며 전신이 스물스물하게 약간 간지럽던 느낌이 소실되었다. 그 후의 치료는 순조롭게 진행되어 약 1개월 반 정도의 복약 후 목, 앞가슴, 팔의 증상이 개선되었으며 환자는 약을 먹기가 귀찮고 이미 신경을 쓰지 않고 살게 되었다고 하면서 치료를 종료하였다. 현재까지 재발하지 않고 있다.

후기

환자의 증상을 처음 봤을 때 한의학적으로는 혈고겸풍열血枯兼風熱로 생각하였고 서양의학적인 질환명을 찾으려고 여러 서적을 찾던 중 흑피증과 관련성을 발견하였다. 릴의 흑피증은 기미와 혼동되는 질환이다. 기미는 안면의 특정부위, 턱 등에만 나타나는 반면, 흑피증은 얼굴전체, 앞가슴, 목, 복부 등 광범위하게 나타나며 처음에는 붉은 색을 띄다가 점차 갈색, 검은색으로 변하게 되며 심지어 얼굴에 검은 팩을 한 것처럼 진전되기도 한다. 그러나 환자의 경우 팔에 나타난 각화상황을 보면 모낭각화증에 가깝기 때문에 필자로서는 서양의학적 진단명을 정하기가 어려웠다. 조직검사를 하지 않았기 때문에 진균의 감염도 배제할 수 없다.

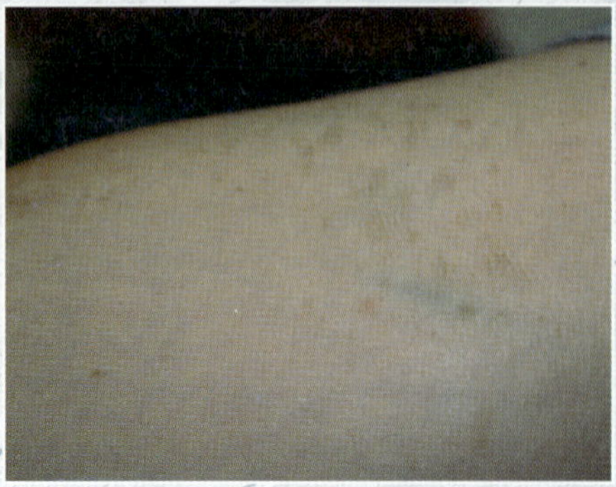

2007년 10월 16일

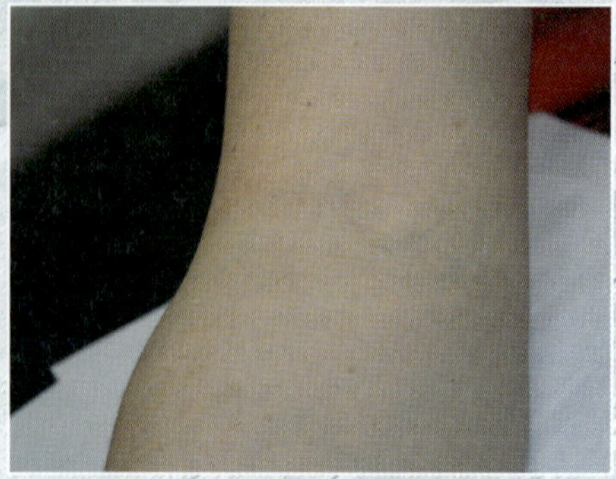

치료 후

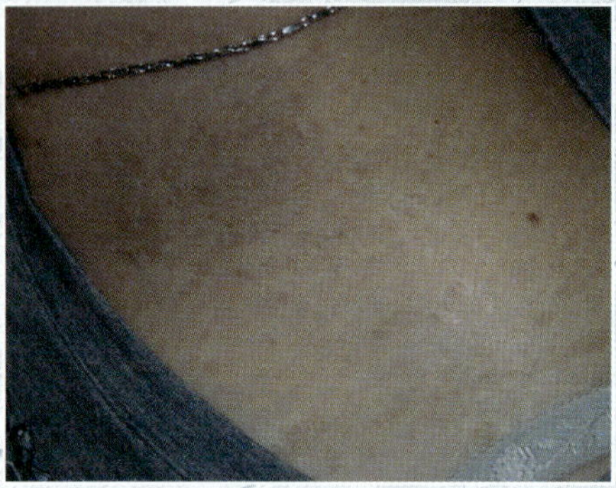

2007년 10월 16일

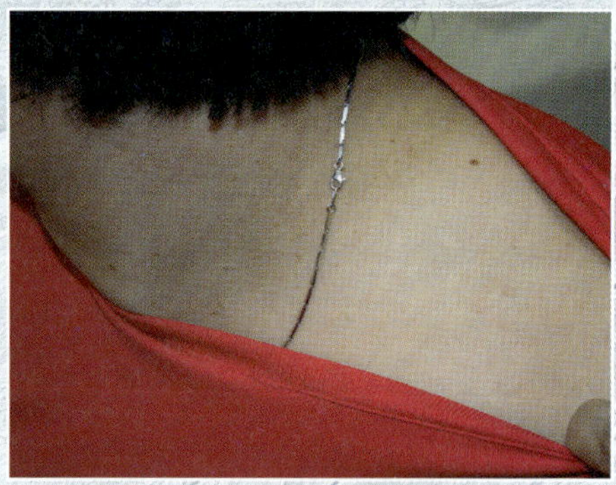

치료 후

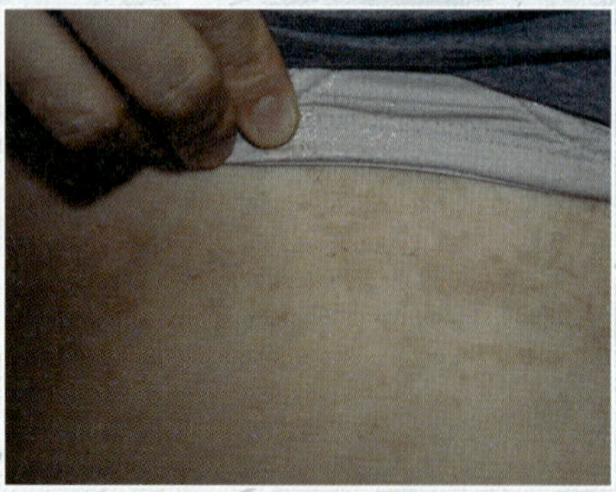

2007년 10월 16일

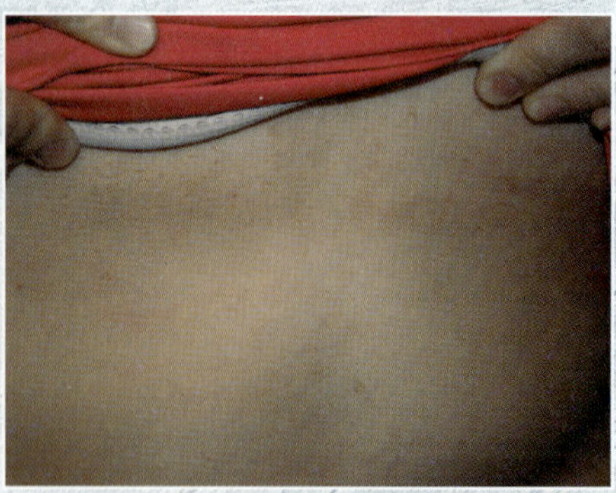

치료 후

28 감기 후 안면이 심하게 붉어진 여자아이

당시 9세, 여
진료일: 2006년 3월 28일

환자는 기침, 코막힘, 발열 등으로 소아과의 약물을 복용하였는데 복약 후 갑자기 야간에 얼굴의 양쪽 빰이 검붉게 변하여 다시 소아과에서 약물을 변경하였으나 어제부터는 주야간을 막론하고 얼굴이 검붉게 달아올라서 모든 약물복용을 중단하고 한방진료를 받고자 내원하였다.

증상분석

환자는 얼굴의 빰이 매우 붉고 열감이 심하였으며 그 밖에 기침, 재채기, 코막힘 등의 증상도 동반하고 있었다. 이 환자의 경우 이전에도 감기약을 먹으면 복통이 자주 발생하였다. 복약한 약물은 란치놀에스시럽, 베리락토과립, 도르나제정, 바이콜정, 아미세타정, 솔반시럽, 베리락토과립, 베로택정 등으로 환자가 처방전을 가져 오셨지만 이와 같은 피부알러지반응을 유발할 수 있는 약물은 없었다. 대소변은 정상이었으며 감기때문인지 이전만큼 식욕이 있지는 않았다. 이에 외감양명열外感陽明熱로 보아 백호탕가미방白虎湯加黃芩을 3일분 복용하도록 한 후 경과를 지켜보기로 하였다.

치료경과

2006년 3월 30일 복약 후 얼굴의 검붉은 색은 분홍색으로 바뀌었으나 마른 기침을 하고 있었다. 이에 동일한 처방을 3일간 더 처방한 후 경과를 보기로 하였다.

복약 후 서서히 얼굴의 붉은 기운은 모두 소실되었으며 기침과 코막힘도 소실되었다.

후기

이러한 증상이 약물에 의한 부작용인지 아니면 감기가 심해지면서 나타난 증상인지에 대해서는 분별이 어려웠다. 이러한 원인미상의 피부질환은 대부분 감기 즉 미상의 바이러스성 질환이 많으나 이 환자의 경우에는 원인이 무엇이라고 말하기가 참으로 어려운 경우에 해당된다.

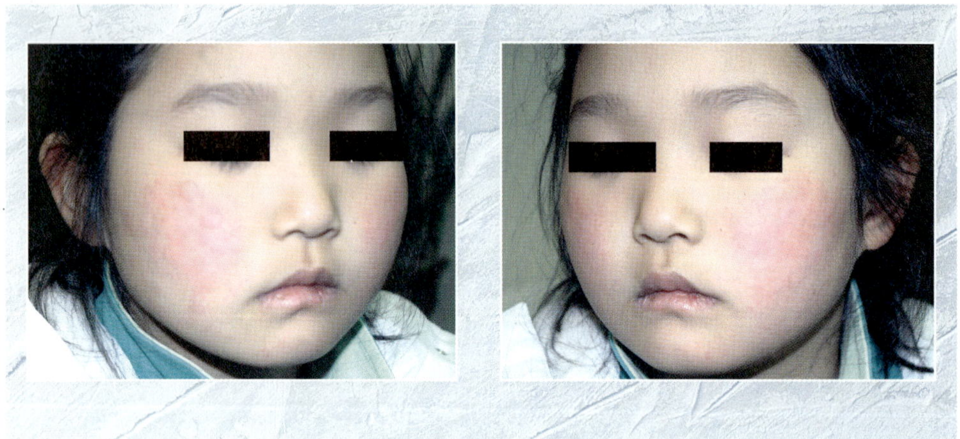

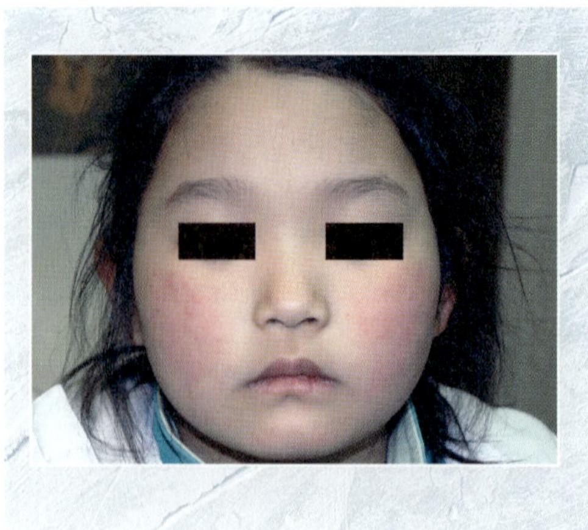

29 족부 한포진 汗疱疹

당시 16세, 남
진료일: 2006년 7월21일

환자는 수년 전 초등학교 5,6학년 시기부터 양쪽 발에 한포진이 발생하여 피부과에서 외용 및 내복약 치료를 하였으나 처음에는 호전되는 듯 하다가 다시 악화되곤 하여 치료를 하지 않고 약국의 각종 무좀약을 사용하여 견디고 있었는데 금년 여름이 되면서 극도로 악화되어 다시 피부과의 치료를 하였으나 호전되지 않아 본원에 모친의 손에 이끌려 내원하였다.

증상분석

환자의 양쪽 발의 환부에는 다수의 궤란된 수포가 존재하였으며 분비물은 무색, 무취의 수양성분비물이 삼출되었으며 극심한 소양감 및 궤란부위의 통증이 동반되었다. 다행스럽게도 이차적인 감염으로 인한 서혜부임파절종창은 없었다. 이에 표풍습表風濕의 마행의감탕가미방麻杏薏甘湯加白蘚皮18g, 黃芩6g을 처방하고 외용치료로는 용담초龍膽草, 고삼苦蔘, 백반白礬을 등분으로 하여 술에 담근 후 그 추출액으로 수시로 세정하게 하였다.

치료경과

2주간의 치료 후 삼출물은 매우 감소하였고 다시 2주의 치료 후 모든 증상이 소실되었다.

후기

한포진은 소양감과 작은 수포를 동반하는 피부질환으로 주로 사지말단부에 발생하고 족과, 완과이상을 침범하는 경우는 드물다. 발진 2, 3주 후에 자연치유되기도 하지만 한방치료를 하게 되는 경우는 각종 치료에 반응하지 않는 고질적인 한포진이 대부분이다. 초기의 경우라면 병변부위 경혈의 십지정혈十指井穴의 사혈瀉血과 주변부 경혈經穴의 자침刺針, 고삼苦蔘의 외용만으로도 치료가 가능하지만 한의원에 이렇게 쉬운 경우는 오지 않으며 내복약는 마행의감탕麻杏薏甘湯, 황연해독탕黃連解毒湯, 방풍통성산防風通聖散, 용담사간탕龍膽瀉肝湯, 백선피白鮮皮, 석고石膏 등을 가미하여 처방한다.

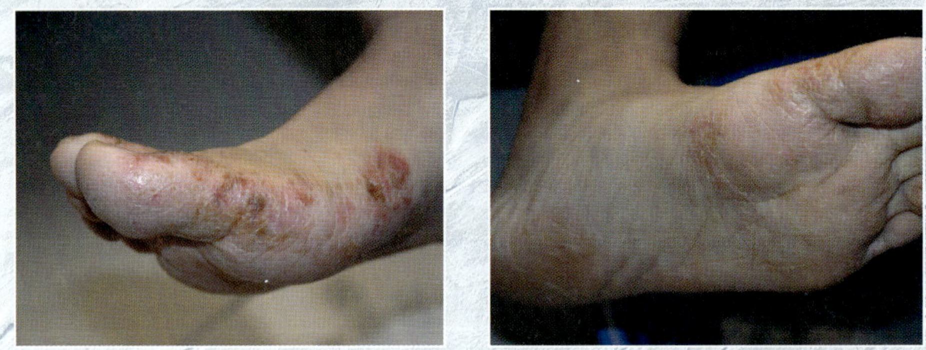

2006년 7월 21일

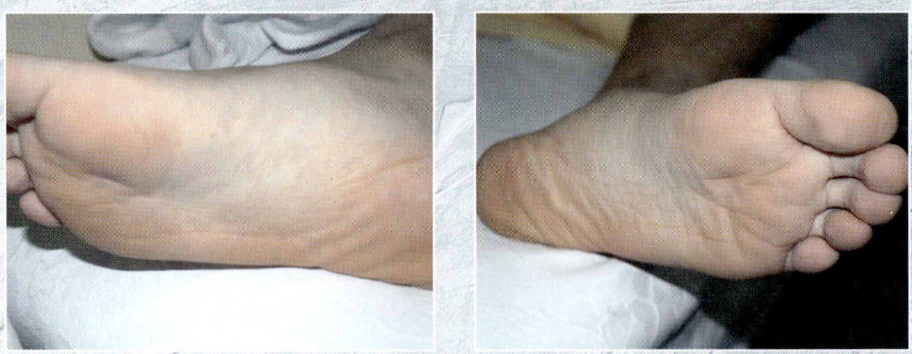

2007년 4월 9일(그 후 재발하지 않고 있다)

제3장

안이비인후과질환

한방 임상이야기

안이비인후과의 질환은 풍열風熱이 많으며 극성기가 지나면 열담熱痰, 한담寒痰으로 전화되고 때로는 염증 후의 어혈瘀血이 증상의 원인이 되기도 한다. 예들 들어 포도막염에 문헌에 보면 청상방풍탕淸上防風湯, 시호청간탕柴胡淸肝湯 등이 사용되는가 하면 계지복령환桂枝茯苓丸, 도인승기탕桃仁承氣湯 등의 어혈지제瘀血之劑도 사용된다. 발병부터 경과시간, 기존의 치료에 따라 적절한 처방을 선용해야 한다. ”

01 오래된 구내염

당시 43세, 여
진료일: 2005년 9월 1일

환자는 결혼 전부터 입안의 볼 쪽에 궤양이 잘 생겼으며 그 때마다 약을 바르곤 하여 괜찮아지곤 했는데 수년 전부터는 약을 발라도 잘 없어지지 않고 궤양이 혓바닥과 잇몸까지 퍼져서 걱정을 하고 내과에서 약물을 복용하였으나 개선되지 않아서 본원에 내원하게 되었다.

증상분석

구내염을 앓고 있는 여자 환자들의 경우에 간혹 베체트병이 의심되는 경우가 있어 다른 부위의 점막염을 문진하였으나 없었으며 환자의 구강내에는 여기저기에 궤양들이 있었으며 구강내피의 색은 정상의 분홍색이었다. 또한 대소변이나 수면 및 기타 질병은 없었다. 환자의 병이 상당히 오래 되었으며 각종 치료에 반응을 하지 않는 것으로 보아 초기의 표열表熱에서 진보된 음허열陰虛熱의 구창口瘡으로 판단하여 육미지황탕가미방六味地黃湯加蒲黃6g, 黃連9g을 처방하고 족삼리足三里, 합곡合谷, 삼간三間 등에 침구치료를 하였다.

치료경과

2006년 7월 3일 환자는 수개월간 내원하지 않았으며 당시 요통으로 내원하였는데 이전의 복약으로 오랫동안 고생하던 구창이 모두 소실되었다고 하였다.

2006년 11월 최근 딸의 대학진학 문제로 고민을 한 후 구내염이 1, 2개 정도 나왔다가 없어졌다고 하였다.

후기

구내염은 아주 간단한 질환처럼 보이지만 실제로는 치료가 그리 쉽지만은 않다. 우선 매운 음식과 뜨거운 음식을 먹을 수가 없으며 조금만 피곤하면 재발하게 되고 그렇게 되면 또 다시 음식을 먹기가 힘들고 심할 경우에는 후두부까지 염증이 퍼지기도 한다. 이 때가 되면 자극성이 있는 어떠한 음식도 먹기가 힘들게 되어 양방치료를 하게 되고 그래도 치료되지 않으면 한방치료를 생각하게 되어 치료에 많은 시간이 필요하게 된다. 위의 환자는 다행스럽게도 2주 만에 개선되었으나 만약 자가면역질환과 연관이 있는 경우, 구병입신久病入腎이 되면 치료는 상당한 시간과 노력이 필요하게 된다. 최근에는 고질적인 구내염을 자가면역질환으로 보는 견해도 많다.

02 오래된 구내염

당시 64세, 남
진료일: 2005년 4월 25일

환자는 수십 년 전부터 입안이 헐기 시작하여 너무 아플 때마다 내과에서 치료를 하여 왔는데 십여 년 전부터는 내과의 약을 먹어도 증상이 없어지지 않아서 한방치료를 하였으나 역시 효과가 없는 것 같아서 여러 한의원, 내과, 종합병원 등에서 조직검사, 혈액검사 등을 하고(검사상 이상을 보이는 것은 없었음) 진료를 받았으나 그래도 증상은 조금도 나아지지 않고 있다고 하였다. 그래서 지인의 소개로 내원하였는데 환자의 상태는 너무 심각하여 혓바닥의 옆과 아랫면, 윗면, 입안, 잇몸 등에 셀 수 없을 정도의 궤양이 있었으며 혓바닥은 검붉은 색을 나타내고 있었다. 환자는 수년 동안 김치를 먹어본 적이 없으며 약간만 자극성이 있는 음식을 먹게 되면 입안의 통증이 극심하다고 했다. 이밖에 고혈압과 만성 활동성B형간염 등이 있었으며 수년 전 망막의 이상으로 오른쪽 시력을 상실하였다. 체격은 168kg/67kg으로 보통이었으며 대소변 및 수면 등에 특이사항은 없었으며 맥활脈滑하였다.

증상분석

환자는 구내염 이외에 간기능의 이상을 보이고 있었으며 구내염은 간肝과 심心의 화열火熱로 발생한 것으로 판단하여 양격산가미방凉膈散去芒硝合淸胃散을 복용하고 경과를 지켜보기로 하였다.

치료경과

2005년 7월 7일 환자는 이전에 복약한 후 모든 입안의 궤양이 소실되어 매우 기쁘다고 하시면서 그래도 다시 나올까 걱정되니 한동안 더 복약을 하겠다고 하여 1개월 분을 더 처방하고 경과를 지켜보기로 하였다.

환자는 가까운 지인의 소개로 내원하였기 때문에 치료 후 경과를 확인할 수 있었으며 복약 후 1년 동안 증상없이 잘 지내고 있으나 과음하면 혈압이 오르내리곤 한다고 하였다. 치료 중 간효소수치의 이상은 없었다.

후기

환자의 증상을 현대의학에서는 아프타성 구내염이라고 하여 스트레스, 세균, 바이러스, 자가면역질환 등에서 원인을 찾고 있다. 한의학에서는 구창口瘡이라고 하여 화열火熱을 그 주요 원인으로 보고 있으나 화열火熱은 모든 질환에서 발생할 수 있는 것으로 외감外感, 내상內傷, 외상外傷, 약물, 정신적인 문제 등으로 인한 잉여열剩餘熱의 결과이다. 대부분은 면역계통의 음허열陰虛熱, 소양열少陽熱로 보아 치료하며 지백지황탕知柏地黃湯, 소시호탕小柴胡湯, 억간산抑肝散 등의 처방과 함께 생포황生蒲黃, 황연黃連을 1:1로 달인 물로 입안을 자주 헹구면 치료가 더욱 빠르다.

03 감기 후의 이명

당시 26세, 여
진료일: 2006년 1월 14일

환자는 1개월 전 기침, 짙은 황색의 객담, 발열 등의 감기증상으로 내과에서 약물을 지속적으로 복용하였으나 열은 없어졌으나 기침을 약간 하며 하얀 객담이 조금씩 나오는데 문제는 어느 순간부터 귀가 울린다고 하였다. 주로 수업 중이나 아침에 일어날 때 오른쪽 귀가 멍해지거나 매미가 우는 것 같은 소리가 나서 귀를 자꾸 만지고 이비인후과에서 검진을 하고 약물을 복용하였으나 귀의 울림은 사라지지 않았다고 하였다.

증상분석

코에서 귀로 통하는 유스타키오관鼻耳管이 있는데 이 관은 평소에는 닫혀있으나 재채기를 하거나 하품 또는 음식물을 삼킬 때 열리게 되어 귀에서 약간의 폭하는 소리가 들릴 수 있다. 등산을 할 때에도 내부와 외부의 압력차이 때문에 귀가 멍하게 되는데 입을 벌리거나 하게 되면 귀가 멍한 것이 없어지게 된다. 때로는 감기 때문에 유스타키오관에 염증이 생기게 되고 심할 경우에는 막히기도 한다. 이 환자의 경우에는 유스타키오관의 염증으로 이명이 생긴 것으로 한의학에서는 담음痰飮이라고 부르는데 아직도 기침, 객담의 표증表症이 사라지지 않은 단계이므로 열담熱痰이라고 볼 수 있다.
이에 2일 간격으로 대추大椎瀉血, 곡지曲池, 합곡合谷, 삼음교三陰交 등에 침구치료를 시행하고 온담탕합마황탕가미방溫膽湯合麻黃湯加蘿蔔子15g을 처방하였다.

치료경과 및 후기

2006년 2월 10일 환자가 침구치료와 복약을 한 후 내원하지 않아서 전화로 확인하니 복약 후 며칠 지나지 않아 이명증상은 소실되었으며 기침도 하지 않는다고 하였다.

이명증耳鳴症은 상당히 복잡한 문제이다. 이처럼 감기 끝에 발생하는 이명은 그래도 치료가 쉬운 편이며, 잠을 잘 때만 발생하며 쉽게 없어지지 않는 이명은 기허氣虛이며 귀 안쪽으로의 혈액순환에 장애가 생긴 것이다. 이 두 가지 유형이 가장 많으나 청신경손상으로 인한 이명증도 적지 않다. 청신경의 손상에 의한 경우에는 일반적으로는 보양환오탕補陽還伍湯, 醫林改錯을 사용하며 외상에 의한 경우는 계지복령환桂枝茯苓丸을 함께 쓰기도 하지만 진정한 청신경의 퇴행성변화에 의한 이명에는 상당한 시간이 필요하다. 이문耳門, 청궁聽宮, 청회聽會, 예풍翳風 등의 혈위는 이명증에 모두 효과가 있으며 구판龜板, 별갑鱉甲 등의 약물은 신음허腎陰虛의 이상박동형 이명에는 효과적이나 청신경의 손상에는 그리 효과적이지 못하다.

04 감기 후에 냄새를 맡을 수 없게 된 환자

당시 67세, 여
진료일: 2005년 9월 6일

환자는 약 2주전 감기에 걸려서 코가 막히고 노란 가래와 콧물이 있었는데 1주일간 이비인후과의 치료를 받은 후 코막힘과 가래는 모두 사라졌으나 전신의 힘이 빠지고 가끔 하얀 가래가 나오며 가래없는 기침을 한다고 하였다. 그런데 이런 증상은 참고 있으면 좋아지는 것으로 보아 문제삼지 않았는데 감기에 걸린 후부터 냄새를 전혀 맡을 수가 없어서 음식냄새도 다른 어떤 냄새도 맡을 수가 없다고 하였다. 그래서 이비인후과에서 다시 1주일간 치료를 받았으나 호전되지 않아서 내원하게 되었다.

증상분석

진찰 시 기타 상황은 전혀 문제가 될 것이 없었으며 기침도 심하지 않았으며 가래도 많지 않아서 백담白痰을 목표로 하여 온담탕가감방溫膽湯加蘿蔔子9g, 麻黃3g, 細辛6g을 1주일 분 처방하고 상양商陽, 대추大椎, 삼음교三陰交, 영향迎香 등에 침구치료를 하였다.

치료경과

환자는 그 후 전혀 연락이 없다가 2006년 1월 21일 손자가 발목을 삐어서 내원하여 이전의 증상에 대해 물으니 복약 후 감기에 걸리기 전과 똑같이 냄새를 맡을 수 있다고 하면서 한약을 먹으면 당연히 나아지는 것이라고 말하였다.

후기

일반적으로 냄새를 맡을 수 없는 것은 후각신경의 문제로 감기, 비염, 축농증 등으로 발생하며 때로는 종양, 종양치료나 사고로 후각신경이 마비될 수도 있다. 후각신경마비는 이와 같이 외감外感으로 발생한 후 얼마 지나지 않아서 치료하는 경우에는 효과가 신속하게 나타나지만 만약에 오래된 경우에는 최소한 3개월에서 6개월 이상의 복약기간이 필요하며 심지어는 그 이상의 기간이 필요한 경우도 있다.

05 감기 후에 발생한 이명(귀울림)

당시 40세, 남
진료일: 2003년 12월 20일

환자는 최근 극도로 피곤하였으며 10여 일전 코감기에 걸려서 내과에서 약물치료를 하던 도중 갑자기 오른쪽 귀가 울리기 시작하여 이비인후과의 검진을 받고 복약을 하였으나 귀울림이 없어지지 않았다. 연말이라 일도 많고 시간도 없는데 귀가 울리니 도저히 참을 수가 없어서 빨리 치료해 달라면서 내원하였다.

증상분석

환자는 오른쪽 귀에서 하루 종일 삐하는 소리가 나고 있었으며 머리를 흔들거나 누워있거나 앉아있거나 침을 삼키거나 하여 증상이 없어지기를 바랐으나 어떤 동작을 하던 계속 소리가 났다. 또한 아직도 목안이 조금 아프다고 하였다. 이에 감기로 인한 염증이 완전히 제거되지 않은 담음유열痰飮有熱로 보아 온담탕가감방溫膽湯加蘿蔔子18g을 1주일분 처방하고 풍지風池, 청궁聽宮, 합곡合谷 등에 침구치료를 하였다.

치료경과

2003년 12월 26일	오른쪽 귀울림이 50%정도 감소했다고 하였다.
2004년 1월 5일	현재는 바깥에서는 귀울림이 없으나 조용한 곳에 있으며 발생하였다.
2004년 1월 7일	안정된 자세를 하면 귀울림이 없으나 머리를 흔들면 약하게 귀울림이 나타났다.

후기

환자는 약 20일 간의 치료 후 귀울림이 소실되었으며 그 이후 감기로 재발하지 않았다. 감기 후의 귀울림은 바이러스 감염으로 발생하여 일반적으로 항생제, 스테로이드, 전해질균형제제 등으로 치료를 하고 있으며 면역력의 강약에 따라 완전하게 치료되는 경우도 있으나 만성적인 경과를 거치게 되는 경우도 많다. 초기에는 열담熱痰이지만 만성화될 경우에는 한담寒痰으로 전화되며 이 때에는 양화탕陽和湯, 백개자白芥子, 육계肉桂 등을 가미하기도 한다.

06 감기 후에 발생한 천식

당시 37세, 여
진료일: 2005년 11월 7일

환자는 3주전 콧물, 재채기, 코막힘, 발열 등의 증상이 발생하여 내과에서 약물을 복약하여 코의 증상이 없어지기 시작한 시점에서 기침이 나오기 시작하였다. 기침은 마른 기침으로 밤낮을 가리지 않았으며 한번 기침을 하기 시작하면 토할 것 같은 정도까지 심하게 하고 몇 번 토한 적도 있었으며 숨을 쉬면 가슴에서 쌕쌕거리는 소리가 나오고 기침을 해도 쌕쌕거린다고 하였다. 그래서 우선 다시 내과에서 검진을 받고 알러지성 천식이라고 하여 다시 2주간 약물을 복약하였는데 증상은 전혀 개선되지 않고 기침 발작의 강도 및 간격이 점점 심해지는 것 같아 내원하였다.

증상분석

환자의 해수는 가래도 없고 열도 나지 않으므로 진액이 부족해서 발생한 내상內傷으로 인한 건해乾咳로 추측할 수도 있지만 발병기간이 얼마 지나지 않았고 기침을 할 때마다 쌕쌕거린다는 것은 객담이 잘 나오지 않는다는 것을 알 수 있었다. 그러나 야간의 흡단吸短 및 유경柔輕이 심하지 않았으므로 한방치료를 할 경우 가래가 나오기 시작하면서 증상이 개선될 것으로 판단하고 복약 후에 노란 가래가 나오기 시작하면서 기침이 멎게 될 것이라고 설명한 후 사간마황탕가미방射干麻黃湯加人蔘, 白芥子을 처방하였다.

치료경과

2005년 11월 10일 환자는 복약을 시작한 후 노란 가래가 나오면서 가슴이 시원해지기 시작하였다고 하였다.

그 후 10일분을 더 복용한 후 기침이 소실되었다.

후기

감기 후에 발생한 천식을 한의학에서는 한포열해수寒包熱咳嗽라고 한다. 감기 즉 한사寒邪가 침입하여 인체의 정기와 싸우는 과정에서 열이 발생하였는데 정기가 약하여 이 열을 발산시켜서 병을 이겨내지 못하고 몸 안에 머무르게 되는 것이다. 또한 장기간의 약물사용으로 인체의 면역반응이 감소되어 감기를 몰아내지 못하게 되는 경우에도 만성화되어 진정한 천식으로도 변할 수도 있다. 원래 사간마황탕射干麻黃湯은 해이상기咳而上氣, 후중유수계성喉中有水鷄聲의 폐냉해수肺冷咳嗽에 사용되는 처방으로 필자는 인삼人蔘, 백개자白芥子를 자주 가미하여 사용한다.

07 감기 후에 발생한 어지러움증

당시 16세, 남
진료일: 2006년 4월 8일

환자는 20여일 전 고열과 기침, 가래, 귀의 통증 등이 발생하여 내과에서 치료를 받아 기침, 가래, 고열 등은 모두 없어졌는데 1주일 전부터 감기도 아닌데 어지러워서 공부를 할 수가 없다고 하였다. 그래서 이비인후과의 진료를 받아 귀 안의 염증 때문에 그럴 수도 있다고 하여 약물을 복약하였으나 3, 4일이 지나도 어지러운 것이 없어지지 않아서 내원하였다.

증상분석

환자의 귀 안쪽은 외이도의 염증이나 고막의 손상 및 삼출성분비물 등은 전혀 발견할 수 없었으며 혹시나 비이관鼻耳管(유스타키오관)의 염증으로 발생한 것인가 하여 검사하였으나 이상을 발견할 수 없었으며 귀가 울리거나 귀가 잘 들리거나 하는 증상도 전혀 없었으며 특정부위에서 나타나는 체위성현훈검사에서도 음성으로 나타났다. 이에 바이러스감염으로 인한 세반고리관내의 임파액부종으로 판단하였으며 이러한 부종은 담음痰飮에 해당되어 오령산가미방五令散加天麻15g, 半夏6g을 1주분 처방하고 풍지風池, 합곡合谷, 청궁聽宮 등에 침구치료를 하였다.

치료경과 및 후기

2006년 5월 9일 환자는 그 동안 연락이 없다가 며칠 전부터 오른쪽 발등이 아팠다고 하면서 내원하여 이전의 어지럼증에 대해 물으니 약을 먹고 3일 되는 날부터 어지러움이 사라져서 신경을 쓰지 않았다고 하였다.

위의 환자의 경우 만약 세반고리관내의 부종이 상당기간 경과하게 되면 기관 내로의 혈액공급량이 적어지게 되고 그로 인한 기능부전은 더욱 가중화되어 치료에 상당한 곤란이 있었을 것으로 생각된다. 그러나 다행스럽게도 발병하고 시간이 얼마 지나지 않아서 치료를 하여 짧은 시간에 좋은 결과를 얻을 수 있었다.

어지럼증은 상당히 많은 종류의 질병와 연관되어 있다. 일반적으로 어지럼증이 발생하면 단순히 혈압이 낮다거나 신경을 많이 써서 기력이 부족해져서 그렇다거나 하여 주의를 기울이지 않으나 어지럼증을 일으키는 원인은 상당히 복잡하여 혈관, 신경, 귀의 부속기관, 과민, 수면부족, 수분부족, 감염, 종양 및 모든 질환이 어지럼증을 유발시킬 수 있다. 그러나 일반적으로 가장 많은 현훈의 원인은 심신증心身症으로 인한 말초순환의 감소에 있다. 심신증으로 인한 현훈증에는 충분한 수면보다 좋은 약은 없다. 그러므로 심신증환자의 현훈증에는 환자의 주소증을 치료하면 현훈증은 자연히 치료된다. 예를 들어 흉륵만창胸肋滿脹, 흉협고만胸脇苦滿에는 시호류柴胡類의 처방을 사용하고, 인중유자련咽中有炙臠에는 반하후박탕半夏厚朴湯을 사용할 수도 있다.

08 오래된 비염 및 축농증으로 냄새를 맡을 수 없는 환자

당시 44세, 여
진료일: 2006년 2월 10일

환자는 1년 전 겨울 감기에 걸린 후 병원치료를 1개월 넘게 하였으나 코막힘, 재채기가 없어지지 않았으며 끈끈하고 하얀 콧물이 계속 나오고 시간이 지나면서 냄새를 맡을 수 없게 되었는데 이비인후과에서 알러지성 비염이라고 하여 처음에는 이비인후과치료를 1년 정도 했다가 그래도 증상이 호전되지 않아 다시 한방치료를 3개월간 하였는데 마찬가지로 증상이 호전되지 않아 모든 치료를 중단하고 하루에 한 번씩 알러지약을 먹고 있으나 증상은 똑같다고 하였다. 그런데 환자의 남편분께서 경추디스크탈출로 손이 저려서 정형외과에서 약물을 복용한 후 약물성 위궤양(흑색변黑便, 심하비통心下痞痛, 우상지대지차지마목右大次指痲木)이 생겼는데 본원에서 두 가지 질환이 치료되는 것을 보고는 희망을 갖고 한방치료를 하고자 내원하였다.

증상분석

환자의 증상은 하루 종일 코가 막혀서 킁킁거리고 아침이나 저녁이 되면 증상이 더욱 심해져서 온종일 코를 풀고 있다고 하였으며 콧물은 하얗고 끈적끈적한 것이 잘 나오지도 않으며 야간에는 천식증상도 발생하여 기침을 하면서 일어나서 앉았다가 기침이 조금 가라앉으면 잔다고 하였다. 그리고 발병 초기부터 완전히 냄새를 맡을 수가 없었는데 가끔 날씨가 좋고 몸 상태가 좋으면 아주 미세한 밥 냄새는 맡을 수가 있다고 하였다. 이 증상은 소청룡탕小靑龍湯의 증이 악화된 축농증으로 청열해독淸熱解毒의 방법으로는 치료에 한계가 있을 것으로 판단하고 한열병치寒熱幷治의 방법으로 마황부자세신탕합황연해독탕麻黃附子細辛湯合黃連解毒湯加蒼耳子, 辛夷을 처방하였다.

치료경과

2006년 2월 23일 재채기가 감소하고 콧물이 묽어지고 야간의 재채기, 기침이 감소하였다.

2006년 3월 11일 재채기 및 코막힘이 감소하였다.

2006년 3월 30일 재채기가 감소하고 한 번 나오면 멈추지 않던 콧물이 개선되었다

2006년 4월 24일 콧물이 감소하였으며 1년 반 동안 맡지 못하던 냄새를 맡을 수 있게 되었다.

이후에는 가끔 씩 약을 복약하였으며 현재 증상은 거의 없으나 감기에 걸리면 조금 막힌다고 하였다.

후기

비후성 또는 위축성 비염, 축농증, 알러지성 비염, 후비루증후군, 축농증 등등의 이비인후과 질환에는 대소청룡탕大小青龍湯, 월비탕越婢湯, 마행감석탕麻杏甘石湯, 양단탕陽旦湯, 여택통기탕麗澤通氣湯, 마황부자세신탕麻黃附子細辛湯, 온담탕溫膽湯, 향사육군자탕香砂六君子湯, 금불초산金佛草散, 보중익기탕補中益氣湯, 우귀음右歸飮, 십전대보탕十全大補湯, 육미지황탕六味地黃湯, 좌귀환左歸丸, 신기환腎氣丸 등등의 수많은 처방을 사용할 수 있다. 풍열風熱, 비허脾虛, 기혈양허氣血兩虛, 신음양허腎陰陽虛의 본증을 파악한 후 마황麻黃, 세신細辛, 창이자蒼耳子, 신이辛夷, 백지白芷, 황금黃芩, 나복자蘿蔔子, 백개자白芥子, 자완紫菀, 관동화款冬花, 백과白果, 행인杏仁, 산약山藥 등의 단미를 가미한다. 만약 장기간 내복약 또는 분무제를 사용한 경우에는 신양허腎陽虛에 해당되는 경우가 많다. 비강의 부종이 심할 경우에는 창이자蒼耳子, 신이辛夷, 황금黃芩 등의 메탄올 또는 오일추출액을 비강내에 도포하거나 부종이 심할 경우에는 중비갑개의 사혈瀉血을 할 수도 있으나 감염의 위험성으로 필자는 시행하지 않으며 내영향의 외측표면인 비침요법鼻針療法의 담수膽俞에 침구치료를 하거나 또는 간접구를 하면 비색鼻塞이 신속하게 개선된다. 그러나 sinus의 개구부가 췌물로 경화되었거나 비강내 용종이 있거나 낭종이 있을 때는 수술을 먼저하고 한방치료를 해야 하는 경우도 있다. 낭종은 수술해도 재발이 잘 된다.

09 비염을 동반한 틱장애와 수족냉증

당시 9세, 여
진료일: 2005년 11월 5일

환자는 아주 오래 전부터 코를 킁킁거리고 노란 콧물이 나와서 이비인후과에서 지속적으로 4계절을 구분하지 않고 치료하였으나 증상이 개선되지 않았다고 하였다. 또한 배와 머리가 자주 아프고 손발이 보통의 경우에는 뜨겁고 겨울이 되면 너무나도 차가워지곤 하기를 매년 반복하고 있으며 손발에서 땀이 너무 많이 난다고 하였다. 그래서 비염 때문에 이비인후과로, 손발이 뜨겁고 차가운 문제로 한의원에서 몇 년 동안 치료를 하였으나 증상이 호전되지 않았는데 지인의 소개로 2시간도 넘게 걸리는 거리에서 차를 타고 왔다고 하시면서 상당히 신경질적인 반응을 보였다.

증상분석

아이의 증상은 아주 경미한 정도의 틱장애에 해당되며 아이가 계속 킁킁거리고 있으면 부모들은 상당히 예민해지게 마련이다. 환자의 증상을 보면 코막힘, 킁킁거림, 손발의 뜨겁거나 차가움, 손발의 다한증 등을 보면 전형적인 신음부족腎陰不足의 증상으로 경도의 틱장애를 의심할 수 있었다. 이에 육미지황탕가미방六味地黃湯加麻黃, 牡蠣, 杏仁, 黃芩을 처방하고 침구치료는 아이가 무서워하고 집이 멀기 때문에 생략하였다.

치료경과

2005년 11월 26일　복약 후 환자는 코를 킁킁거리는 것이 소실되었으나 가끔 누런 콧물이 나오지만 이전처럼 모친의 신경을 자극할 정도는 아닐 정도로 개선되었으며 손발이 차갑던 것이 뜨겁다가 다시 차갑게 되기를 반복한다고 하였다. 이에 처방이 환자에게 적중한 것을 확인하였으며 지속적으로 복약하도록 하였다.

2006년 1월 14일 환자의 비염양 킁킁거림과 노란 콧물은 소실되었으며 손과 발도 따뜻하게 되었고 손발의 축축함도 소실되었다.

후기

환자의 수년 동안의 증상이 수개월 내에 소실되어 환자의 부모는 오히려 걱정하였으나 복약 후 재발하지 않았다. 시간이 흐르면서 이전의 증상은 부모님들의 머리 속에서 사라져서 현재는 환자의 키가 잘 안 크는 것 같아서 정형외과의 검진을 받으니 키가 안 클 것 같다고 하여 최근 유행하는 성장치료를 해 보고 싶다고 내원하였다.

환자의 증상을 단순하게 비염이라고 생각할 수가 없는 것은 코가 막히지 않아도 사계절 내내 '음음' 소리를 하며 기타 자율신경 증상을 동반한다는 것이었다. 단순히 비염만을 치료해서는 이 증상은 없어지지 않으며, 반대로 틱만을 치료해서도 비염이 없어지지 않는다. 병명은 같더라도 병의 본질은 모두 다르다. 이런 환자의 경우 서양의학의 질병명을 대입하는 것은 무리가 있다.

10 10년이 넘은 비염

당시 16세, 남
진료일: 2005년 10월 27일

환자는 기억도 가물가물 할 정도로 오래 전이라고 말하는데 한 10년도 더 전부터 비염이 있었으며 그 동안 양방, 한방의 각종 치료와 유명하다는 곳에서는 모두 치료를 받았으나 코막힘과 아침에 일어나면 목이 막히는 듯하여 킁킁거림, 냄새를 맡을 수 없는 증상, 끈적거리는 투명한 콧물은 여전히 지속되고 있다고 하였다. 그래서 환자의 부모가 아이의 증상을 참을 수가 없어 다시 한방치료를 받고자 내원하였다.

증상분석

환자는 하루 종일 코가 막혀있었으며 끈적한 맑은 콧물이 나왔으며 아침에는 킁킁거리며 코가 막혀서 힘들다고 하였다. 이러한 증상은 비후성비염 내지는 축농증일 경우에 발생하는 것으로 방사선과의 검사를 권유하였으나 이미 얼마 전 방사선검사에서 부비동의 축농과 낭종은 없었다고 하였다. 재채기를 동반하지 않은 코막힘과 끈적한 색깔없는 콧물은 담음痰飮에 해당되며 냄새를 맡을 수 없다는 것은 후각신경의 전도가 원활하지 못한 것으로 열담熱痰에 해당하는 것으로 볼 수 있었다. 이에 온담탕가미방溫膽湯加麻黃, 杏仁, 石膏, 蘿蔔子, 細辛을 복용하도록 하고 치료에 약 3-6개월이 소요될 것이라고 하였으나 완치를 자신하지는 않았다.

치료경과

2005년 12월 2일 코막힘과 킁킁거림은 개선되었으나 아침에 맑은 콧물은 있었다.

2005년 12월 24일 최근에 감기에 심하게 걸렸었을 때를 제외하고는 코막힘이 많이 개선되었다.

2006년 1월 12일 가끔 습관적으로 킁킁거리는 것을 제외하고는 거의 없으며 코막힘도 거의 없고 냄새도 맡을 수 있게 되었다.

후기

환자는 그 후 일상생활과 학업에 지장이 없을 정도로 개선되어 치료를 종료하였으며 재발하지 않고 있다.

비후성비염은 만성적인 감기로 코의 점막이 계속 부어있으면서 그 압박으로 코피가 나기도 하고 냄새를 맡지 못할 수도 있으며 지속적인 코막힘이 특징적인 증상이다. 일단 만성적인 감염의 상태로 질병이 바뀌게 되면 항생제, 소염제, 항알러지제 등은 일시적인 효과만을 나타내고 아주 고질적인 질환이 되기도 한다. 비염의 초기는 대소청룡탕大小靑龍湯, 형개연교탕荊芥連翹湯, 마행감석탕麻杏甘石湯 등등 각종 해표방解表方이 효과적이나 만성적으로 진행된 경우에는 비양허脾陽虛, 신양허腎陽虛, 신음허腎陰虛에 해당된다. 만약에 분체噴嚏가 심할 경우에는 마황麻黃을 사용하는데 때로는 1일 45, 60g을 사용해도 마황麻黃의 부작용인 심계항진心悸亢進이나 구건口乾을 호소하지 않는 경우가 많다. 마황麻黃을 가중加重하는 방법은 처음부터 무겁게 사용하는 것이 아니라 1주일 단위로 6g씩 가중加重하며 만약에 위의 부작용이 나타나면 이문동二門冬을 가미하면 된다. 물론 간신독성이 있을 수 있겠지만 독성의 발생은 갑자기 대량을 사용하거나 상제相制하는 약물이 없을 경우에 발생하는 것이 보통이며 대량의 생반하生半夏와 사용할 경우에 잘 발생한다.

11 알러지성 비염으로 고생하던 부녀

당시 48세, 남
진료일: 2005년 8월 11일

환자는 37,8세 전에 갑자기 재채기를 하기 시작해 온갖 한방, 양방, 민간치료를 하였으나 전혀 차도가 없었으며 처음에는 양방치료를 하다가 증상이 없어지지 않아 친구를 따라서 또는 소개를 받아서 전국 한의원을 전전하였으나 효과가 없었다고 하면서 친구소개로 왔으니 꼭 고쳐달라고 하였다. 동시에 딸도 마찬가지로 같은 증상이 있는데 수년째 알러지약을 먹고 있다고 하였다.

증상분석

환자의 증상은 아침 저녁으로 도저히 참을 수 없는 재채기와 대량의 콧물이 쏟아지는 것으로 콧물의 색은 맑고 투명하였다. 그래서 1,2일에 한 알씩 알러지약을 먹고 있으나 그래도 재채기와 콧물은 멈추지를 않았으며 오래 전에 대학병원에서 알러지검사를 하니 진드기와 고양이에 양성반응을 보였으나 집에는 고양이도 없고 매우 청결하다고 했다. 이에 신양허腎陽虛로 인한 수역水逆으로 보아 오령산가감방五令散合小靑龍湯을 복용하도록 하고 영향迎香, 합곡合谷, 족삼리足三里 등에 침구치료를 하였다.

치료경과

2005년 11월 11일 지난 번에 치료한 후 지금까지 재채기가 거의 없어서 살 만하다면서 약을 더 복용하기를 원하였다. 그리고 딸을 데리고 왔는데 16

세의 고등학생으로 재채기, 콧물과 함께 코피가 잘 난다고 하였으며 벌써 6년째 알러지약을 먹고 있다고 하였다. 이에 신음허腎陰虛에 의한 알러지성비염으로 보아 육미지황탕가감방六味地黃湯加減方을 복약하도록 하였다.

2006년 8월 26일 환자는 운동을 하다가 오른쪽 발목염좌로 내원하였는데 부녀가 모두 재채기를 거의 하지 않고 잘 살고 있다고 하였다.

후기

알러지성비염은 고질적인 질환의 하나로 생명을 위협하지는 않으나 재채기, 코막힘의 증상만으로 사람을 매우 지치게 한다. 학생의 경우에는 집중력장애를 초래하기도 한다. 초기에는 급성 염증성 증상을 보이나 만성화 될 경우에는 위의 두 환자처럼 음양기혈陰陽氣血의 부족으로 발전하게 된다. 또한 소아의 경우 비염을 장기간 동안 앓게 되면 코 안에 물혹이 생기기도 하는데 물혹을 제거해도 비염이 치료되지 않으면 다시 혹이 자라나게 된다. 비염 자체를 치료하는 것이 중요한다.

12 소아때부터 지속된 비염

당시 16세, 남
진료일: 2006년 5월 15일

환자는 아주 오래 전부터 재채기, 하얀 콧물과 맑은 콧물, 눈 가지러움 등으로 이비인후과에서 증상이 심할 때마다 치료를 하였으며 최근에는 이비인후과의 치료도 효과가 없어서 한방치료를 받았으나 호전되지 않아서 본원에 내원하였다.

증상분석

환자는 아침, 저녁에 심한 재채기와 함께 대량의 콧물이 나오고 눈이 매우 간지럽다고 하였다. 이 증상은 매일 반복되고 있으며 계절에 관계없이 지속되었는데 특히 환절기에는 증상이 더욱 심하다고 하였다. 그래서 항상 알러지약을 복용하는데 이전에는 효과가 있었으나 이제는 약을 먹으나 안 먹으나 증상이 똑같다고 하였다. 그리고 비염이 잘 낫지 않자 짜증을 많이 낸다고 하였다. 이에 비기허脾氣虛로 인한 영풍락루迎風落淚로 보아 향사육군자탕합마부세신탕香砂六君子湯合麻附子細辛湯을 처방하였다.

치료경과

2006년 6월 12일	재채기와 눈간지러움, 콧물이 반 정도로 감소하였다.
2006년 7월 25일	이전의 모든 증상이 없어졌으나 재발의 방지를 위하여 1개월간 더 복약하도록 하였다.

후기

환자는 그 후 환절기가 되거나 감기에 걸려도 재발하지 않고 있으며 매우 심한 짜증도 사라졌다고 하였다.

마황麻黃은 폐경肺經의 명약으로 중추신경흥분, 기관지평활근이완, 항바이러스, 교감신경흥분, 진통작용 등으로 매우 활용도가 높으며 활용가치에 비해 물추출물 복강주사의 경우 LD50은 650mg/kg정도로 매우 안전하지만 사용시에는 소기의 치료 목표에 도달할 때까지 천천히 증량해야 부작용이 적다.

13 납땜작업을 오래 한 후 발생한 비염

당시 41세, 여
진료일: 2003년 8월 26일

환자는 약 4년 전부터 전자회사에서 납땜 일을 하기 시작하였는데 그 이후부터 아침, 저녁에 재채기가 수없이 나오고 맑은 콧물이 줄줄 흘러 나왔으며 시간이 지날수록 아침 저녁에만 있던 증상이 일할 때와 집에서 쉴 때도 지속적으로 나타나 병원에서 항알러지 약을 계속 복약하였으나 처음에는 한 알을 먹으면 증상이 약해지던 것이 어느덧 하루에 3, 4알을 먹어야 겨우 진정이 되었는데 그 대신 심한 두통이 발생하여 복약을 중지하고 버티고 산다고 하였다.

증상분석

환자의 분체와 맑은 콧물은 상한론傷寒論에서 말하는 소청룡탕小靑龍湯의 증상으로 환자의 피로에 외감外感이 겸하여 발생한 것으로 볼 수 있었다. 이에 소청룡탕가미방小靑龍湯加兎絲子, 附子, 人蔘을 10일분 처방하고 풍지風池, 합곡合谷, 상양商陽, 족삼리足三里, 대추大椎, 폐수肺兪 등에 침구치료를 하였다.

치료경과

2003년 9월 5일 환자는 이전의 재채기와 콧물이 반으로 줄어들었으나 눈이 간지럽고 따갑다고 하여 금은화金銀花를 가미하였다.

2003년 9월 20일 환자는 이전의 모든 증상이 아주 조금밖에 남아있지 않다고 하였다. 이에 재발을 최소화하기 위하여 동일한 처방을 1일 1, 2회 정도로 복약의 횟수를 줄이도록 하였다.

2004년 3월 15일 환자는 최근 일교차가 심해지면서 이전의 증상이 다시 나오는 듯하여 내원하였으나 1회의 침구치료로 증상이 소실되었으며 그 후 가끔 감기가 걸리면 재채기를 할 뿐으로 이전처럼 증상이 지속되지는 않고 있다.

후기

납의 연기나 그 밖의 화학물 흡입으로 눈물샘이나 비점막이 손상될 경우 발생하는 비염은 초기에는 대부분 열증熱症이지만 본 증례의 경우처럼 증상이 만성화되어 한증寒症과 열증熱症이 섞여있을 수도 있다. 납의 만성적인 중독에서는 감정의 변화가 동반되고, 작업을 통해 흡입된 경우에는 기관지, 폐에 직접적인 영향을 줄 수 있지만 작업장에서 그 정도로 대량이 방출되는 상황은 많지 않다. 이 환자의 경우에는 미량의 증발납, 각종 먼지 등에 의한 비염으로 중독의 상황에는 이르지 않아서 치료가 비교적 순조롭게 진행된 것으로 만약 중독이 되었을 경우에는 황연해독탕黃連解毒湯, 당귀용회환當歸龍會丸 등을 사용할 수 있다.

14 과로 후에 발생한 이명증耳鳴症

당시 41세, 여
진료일: 2006년 6월 1일

환자는 필자와 친분이 두터운 분으로 수일 전 아침 오른쪽 귀에서 약간 소리가 나기 시작하여 피곤해서 그런가 보다 생각을 하다가 어제 제사를 지낸 후부터는 그 소리가 더욱 심해져서 머리가 멍하고 귀에서 파도소리가 나고, 웅웅거리기도 하고 어지럽고 오른쪽 뒷머리가 아프고 오른쪽 팔다리가 저리기까지 하게 되어 심하게 걱정을 하면서 내원하였다.

증상분석

다행히도 환자는 청력의 저하가 심각하지 않았으며 현훈과 이명, 오른쪽 팔다리의 저린 증상만이 있어서 일시적인 달팽이관 주변의 임파부종 또는 경신경총의 압박으로 판단되었다. 머리를 돌리면서 발생하는 체위성현훈의 증상은 없었으며 삼차신경의 감염을 추측할 만한 단서도 없었다. 또한 경추의 위치에 따른 증상의 변화가 없었으므로 경추의 이상도 배제할 수 있었다. 이에 환자의 증상은 피로에 의한 귀안의 혈액순환량감소 그에 따른 임파액의 순환저하 및 국소 임파부종의 결과로 발생한 것으로 진단하였다. 그래서 보기삼습補氣滲濕의 명방인 삼령백출산가미방蔘苓白朮散加天麻을 1주일 분 처방하였다.

치료경과

환자는 복약과 동시에 침구치료를 하였으며 치료시작 3일 후부터 이명을 비롯한 모든 증상이 소실되었다.

후기

일반적으로 귀가 울리면 이비인후과에서 검진을 받는데 초기에는 소염제를 처방하는 것이 상례이다. 물론 그 방법도 임파부종을 단기간에 제거하는 좋은 방법이긴 하지만 부종의 억제가 곧 혈액순환의 개선은 아니므로 후유증이 있을 수 있으며 만약 초기의 염증상황이 아닌 경우에는 도리어 병세를 악화시킬 수 있다. 귀의 질환이 증상은 아주 단순해 보여도 뇌졸중보다 치료가 어려운 경우도 많고 한방치료를 받으려고 할 정도면 청신경의 위축이 있는 경우가 대부분이다. 이 때는 십전대보탕十全大補湯, 보양환오탕補陽環伍湯, 칠보미염단七寶美髥丹 등을 사용하며 치료기간은 3개월 복용하여 증상이 조금이라도 개선된다면 치료가 가능한 것으로 단기간의 치료는 어불성설語不成說이다. 물론 심신증心身症으로 나타나는 이명耳鳴은 하나의 침만으로 바로 개선되기도 한다.

15 왼쪽 귀의 전정신경염 후 발생한 어지럼증과 귀막힘

당시 55세, 여
진료일: 2006년 9월 29일

환자는 3개월 전 신경을 많이 쓴 후 어지럼증과 귀막힘이 발생하여 병원에서 전정신경염으로 진단받고 1개월 동안 약물(미상)을 복용한 후 증상이 개선되었으나 복약을 중지하니 다시 어지럼증과 왼쪽의 귀막힘이 발생하여 지인의 소개로 내원하였다.

증상분석

환자의 증상은 어지럼증과 왼쪽 귀막힘을 호소하였으며 어지럼증은 머리를 돌리면 심하게 나타난다고 하였다. 급격한 회전에 의한 어지럼증은 없었으며 머리가 특정 위치가 되어도 어지럼증이 심해지지는 않았다. 이에 다시 메니에르병을 의심할 수 있었으나 오심, 구토 등의 자율신경증상도 없었으므로 전정신경염의 후유증임을 확인 할 수 있었다. 그 밖의 증상으로는 왼쪽 눈주위의 무거운 느낌, 수면 중에 발생하는 전신의 탈력감, 보행시에 허리와 무릎이 맞아 떨어지지 않는 듯한 느낌, 오른쪽의 유착성견관절염(오십견) 등이 있었다. 일단은 신경염증의 급성기는 병원치료로 호전되었지만 감염 후의 신경변성이 의심되는 단계였다. 이에 보기활혈補氣活血의 보양환오탕가감방補陽還伍湯加天麻15g, 半夏, 茯苓, 生薑, 人蔘을 복용하도록 하고 청궁聽宮, 후청궁後聽宮, 합곡合谷 등에 침구치료를 하면서 경과를 지켜보기로 하였으며 환자에게는 시간이 상당히 많이 소요될 수도 있으니 치료에 조바심을 내지 마시라고 당부하였다.

치료경과

2006년 10월 12일 환자는 왼쪽 귀막힘은 천천히 개선되는 것 같다고 하였다.

2006년 10월 26일 어제는 힘이 더 없는 것 같았으나 오늘은 호전되었으며 어지럼증도 거의 없으나 왼쪽 귀의 막히는 듯한 느낌과 왼쪽 눈주위가 먹먹한 느낌은 없어지지 않았다.

2006년 11월 11일 귀가 완전하게 뚫린 것 같으며 눈주위가 먹먹하던 것도 소실되었고 어지럼증은 이미 다 없어졌다고 했다.

후기

전정신경염의 원인은 현재까지 명확하지 않다. 일단은 바이러스감염을 가장 의심하고 있으나 감염의 징후(발열, 재채기, 전신통 등)가 없이도 발생할 수 있다. 또한 이 환자의 경우에는 상당히 빠른 속도로 개선된 것이며 어떤 경우에는 반 년 이상을 치료해야 하는 경우도 있다. 물론 재발할 수 있으며 만성적인 이명, 현훈, 청력 및 시력감퇴 등의 후유증이 있을 수도 있다. 진정한 감염의 경우에는 양방치료가 상당한 위력으로 효과를 보이나 신경의 염증이 아닌 위축으로 발생한 경우에는 염증을 억제할수록 증상은 악화된다. 이 때에는 최대한 빨리 한방치료를 해야 후유증을 최소화할 수 있다. 또한 위의 경우처럼 염증 후 염증노폐물의 대사부전으로 인한 신경변성과정에 있을 때에도 탁월한 효과를 보인다.

16 돌발성 이명(귀울림)과 현훈(어지러움)

당시 52세, 여
진료일: 2003년 12월 10일

환자는 12월 6일 아침에 갑자기 어지럼증과 귀 울림이 발생하여 거동을 할 수 없어서 병원의 구급차를 타고 종합병원의 응급실에 가서 치료를 받았으나 계속 귀 울림과 두통, 어지럼증이 심하여 고개를 들지 못하고 머리가 약간만 흔들리면 쓰러져서 친구의 도움으로 본원에 내원하였다.

증상분석

환자는 왼쪽 귀의 앞쪽과 뒤쪽에 통증이 있었으며 진료실에서도 일어서지 못 할 정도로 어지럼증과 두통이 심하였으며 진찰 중에도 머리를 들지 못하고 숙인 채로 말을 하였다. 위의 증상은 한의학에서 말하는 담음痰飮에 의한 어지럼증으로 담궐두통痰厥頭痛이라고 한다. 해부학적으로는 귀안의 반고리관의 임파선에 부종이 발생하는 경우가 많고, 만약 위치성 현훈(머리를 돌리면 몸 전체가 쏠리는 듯하면서 어지러울 경우)이 있을 경우는 이것은 반고리관의 치상핵이 탈락된 것이다. 그러나 치상핵이 탈락하는 것과 임파부종이 동시에 존재하는 경우도 많으므로 어느 하나만 문제가 되는 것은 아니다. 한의학적으로는 두 경우 모두 담궐두통痰厥頭痛에 해당된다. 이에 체내의 담음痰飮을 제거하는 반하백출천마탕半夏白朮天麻湯을 처방하고 청궁聽宮, 예풍翳風, 합곡合谷, 천용天容에 침구치료를 하였다.

치료경과

2003년 12월 11일	어제 침구 치료 후 이명증이 소실되었으나, 두통은 여전하였다.
2003년 12월 13일	현훈증(어지럼증)이 소실되고 두통이 약간 남았다.
2003년 12월 15일	두통만이 약간 있고 기타 증상은 없다고 하였으며 오늘은 본인이 직접 운전을 하고 왔다.
2003년 12월 17일	두통이 거의 없으나 치료를 받으려고 내원하였다.
2003년 12월 19일	환자 본인의 말로 이제는 두통, 어지럼증, 귀 울림 등이 완전히 없으며 이전처럼 생활을 할 수 있다고 하며 매우 기뻐하였고, 2일 전 침구치료 후에도 생업(택시운전)에 종사하여 대전까지 손님을 태우고 갔을 정도라고 하였다. 그 후 재발하지 않고 있다.

후기

본 환자의 질환은 한의학적으로는 담궐두통痰厥頭痛이며, 서양의학적인 명칭은 이성현훈耳性眩暈이라고 한다. 대부분이 만성적인 경과를 거치게 되어 고질적인 병으로 되기 쉽다. 치상핵의 탈락에 의한 위치성현훈(머리를 한 쪽으로 돌리면 쓰러질 것처럼 어지럼증이 발생함)에 외과적인 수술을 하여 양호한 효과를 얻었다는 발표가 있었는데, 수술을 할 수 있는 경우는 한정되어 있다. 원인을 불문하고 현훈에는 천마天麻가 매우 효과적인데 초기에는 3g에서 시작하여 증상이 개선될 때까지 증량한다. 소뇌중풍으로 인한 현훈에 1일 60g이 되어서야 현훈이 개선된 경우도 있다.

17 아무 원인도 없이 귀가 울리는 환자

당시 49세, 여
진료일: 2005년 4월 4일

환자는 중년의 전업주부로 1개월여 전 어느 날 평소와 다름없이 아침에 일어났는데 왼쪽 귀에서 조그만 소리가 들려서 스스로 생각하기를 최근 피곤해서 그런 것 같아서 더 많이 휴식을 취하였으나 귀에서 계속 소리가 나서 이비인후과에서 검진을 받으니 왼쪽 귀의 청력이 많이 감소하였다고 해서 처방해준 약을 복약하였으나 이명증상이 없어지지 않아 한방치료를 받기 위해 내원하였다. 환자는 1년 전에도 왼쪽 다리가 저려서 본원에서 침구 및 약물치료를 받은 후 신속하게 치료되어 한방치료를 신뢰하고 있었으며 이번에도 한방치료를 받으면 될 것이라고 확신하고 있었다.

증상분석

환자는 계속 왼쪽 귀에서 바람소리와 매미가 우는 소리가 들리면서 귀가 막힌 것 같아서 자꾸 귀를 만지게 되고 잘 들리지 않는다고 하였으며 발병 전에 감기에 걸린 적도 없고 만성비염이 있지도 않았으며 귀의 외상도 없었으며 평소에 귀를 만지는 습관도 없었다. 한방진단의 근거가 될 만한 전신적인 상황은 특이할 만한 사항이 없었으며 맥긴세脈緊細하였다. 이에 기혈양허氣血兩虛로 인한 이명耳鳴, 이롱耳聾으로 보아 녹용대보탕가미방鹿茸大補湯加重黃芪24g, 加丹參, 銀杏葉, 桃仁, 川芎을 처방하고 2일에 1회씩 합곡合谷, 중저中渚, 이문耳門, 음릉천陰陵泉 등에 침구치료를 하였다.

치료경과

2005년 4월 9일	귀울림이 약해졌으며 왼쪽 귀가 잘 들린다고 하였으나 오른쪽처럼 잘 들리지는 않는다고 하였다.
2005년 4월 20일	귀울림과 청력이 많이 개선되어 일상생활에는 문제가 없으나 그래도 다시 한 번 복약을 원하여 동일한 처방을 2주분 처방하였다.

그 후 지속적으로 경과를 관찰하였는데 이명은 완전히 소실되었으며 청력도 오른쪽보다 약간은 덜 들리나 문제가 없다고 하였다. 그래서 지속적인 치료를 권유하였으나 일상생활에 지장이 없다고 하면서 치료를 사양하였다.

후기

귀가 울리는 원인은 상당히 많다. 바이러스의 감염, 외상 등의 외부적인 원인도 있을 수 있으나 아무 원인 없이도 청신경의 위축에 의해 이명이 발생하는 경우가 많다. 이명이 있을 때 조기에 발견하여 꾸준한 치료를 하면 상당히 빠르게 호전되나 만약 발병 후 오랜 시간이 지나 청신경의 위축이 심화되었을 때 치료를 시작한다면 당연히 치료에 상당한 노력과 시간이 필요하다. 바이러스성 돌발성난청의 경우 혹자는 초기에 강력한 스테로이드로 치료하면 문제가 없다고 말하지만 스테로이드의 사용은 초기 1주일이며 그 후에도 증상이 개선되지 않는 것은 스테로이드의 적응증이 아닌 다른 종류의 청신경위축이다. 또한 스테로이드 사용 후에도 일시적으로 청력 및 귀울림이 개선되었다가 다시 점점 악화되는 경우도 많다. 만약 발병한지 며칠 밖에 지나지 않았으며 발열, 극심한 이명 등의 표증表症이 있을 경우에는 갈근금연탕葛根芩連湯, 소시호탕합황연해독탕小柴胡湯合黃連解毒湯, 패독산敗毒散 등의 해표지제解表之劑를 사용해볼 수 있으나 일반적으로 한의원에 내원할 경우에는 대부분이 한증寒症으로 열증熱症의 급성기는 지난 상태이므로 각종 기혈양보氣血兩補의 처방을 사용하면 천천히 개선되는데 문제는 치료에 상당한 시간이 필요하다.

18 오래된 알러지성 결막염

당시 57세, 여
진료일: 2004년 2월 27일

환자는 10여 년 전부터 눈이 간지럽고 빽빽하고 눈꼽이 끼고 속눈썹부위와 눈주위가 부어오르기를 반복하여 발병초기에는 안과의 치료를 받아서 약간 나아지는 듯하더니 얼마의 시간이 지난 후부터는 약을 먹고 안약을 사용해도 효과가 별로 없고 시간이 지날수록 악화되어 현재는 아침에 일어나면 눈의 염증으로 눈이 붙어서 잘 떠지지가 않고 낮에는 안약을 넣지 않으면 눈가에서 진물이 나와서 눈이 질척거리며 눈물이 흐르고, 눈 주위가 검게 변하여 남들이 자기 눈을 보는 것이 싫어서 화장을 하고 싶어도 화장을 하면 눈에서 눈물이 흐르고 눈가가 간지러워서 화장도 못하니 거울만 보면 화가 날 지경이라고 하였다. 필자는 이전에도 똑 같은 수년 된 알러지성 결막염을 치료한 적이 있으나 매번 치료시 마다 명현반응이 극렬하게 나타나서 결론적으로는 호전되었지만 복약도중에 환자들과 좋지 않은 관계가 될 뻔 한 적이 많아 치료에 적극적이지 않게 되었고 결과적으로 치료를 권하지는 않았다. 그러나 환자는 이전에 본원에서 10년이 넘은 손목통증도 침 한 번 맞으니 없어지던데 이것도 좀 고쳐야하겠다고 하여 명현반응에 대한 설명을 하였다. 이에 찬죽攢竹, 사죽공絲竹空, 대추大椎, 합곡合谷, 음릉천陰陵泉 등에 침구치료를 하고 소청룡탕가감방小靑龍湯加金銀花, 桃仁, 茯苓, 紅花을 처방하였다.

치료경과 및 후기

복약을 시작 후 정확히 1주일이 되는 날 아침부터 전화가 오기를 그 약을 먹으니 진짜로 눈이 많이 붓고 더 간지럽고, 눈물이 나고, 얼굴이 전체가 부으니 약먹다가 사람잡겠다고 하면서 울면서 전화를 하였다. 필자는 이에 머리가 지끈해지면서 그래도 복약을 계속하는 것이 좋을 것이라고 말하니 환자는 이해를 하는 듯 하였다. 그러나 그 다음날 오전 환자는 가방에 먹다 남은 약을 싸가지고 오셔서는 이렇게 증상이 악화되었는데 이게 무슨 일이냐면서 큰소리로 화를 버럭버럭 내면서 들어왔으며 다시 한 번 믿고 복약하기를 권유하고 장시간 동안 환자와 대화를 하여 그럼 1주일만 참고 복용하겠다고 하였다.

그 후 1주일 후에도 환자는 내원하지 않아 환자가 중도에 치료를 포기한 것으로 생각했는데 2004년 5월 31일 진료실로 웃으면서 환자가 들어오면서 말하기를 이제는 눈은 다 나았다고 하시면서 최근 감기가 걸려서 양약을 먹었는데도 콧물이 멈추지 않으니 치료하라고 웃으면서 말하였다. 그래서 그간의 경과를 물으니 정말로 1주일을 더 복용하니 눈가의 부종과 간지러움이 사라지고 눈꼽이 없어졌으며 안약을 넣지 않아도 눈을 크게 뜨고 다닐 수 있으며 햇빛에 있어도 눈이 별로 부시지 않는다고 하면서 치료도중에는 정말로 원망을 많이 하였는데 치료가 잘되어 정말로 고맙다는 말을 몇 번이나 하였다.

그 후 환자는 2007년 백내장 수술을 한 후 결막염이 재발되어 약 40일 간의 치료로 호전되었다.

오래된 알러지성 안검연염 및 결막염이 이렇게 빨리 호전되는 경우는 많지 않다. 그러나 지속적으로 치료하면 대부분은 호전된다. 오래된 결막염은 분명히 소청룡탕小青龍湯이 적중하는데 자주 명현현상이 발생하게 된다. 이 때의 명현현상은 오랜 소염치료 및 이환으로 누관협착과 관련이 있는 경우가 많으므로 습관적으로 계지복령환桂枝茯苓丸을 합방한다.

19 젊은 여자의 안구건조증

당시 26세, 여
진료일: 2005년 9월 26일

환자는 다니던 직장에서 신경을 많이 쓰고 피곤하여 휴직을 하고부터 컴퓨터를 많이 사용하기 시작하면서 2004년 12월경부터 양쪽 눈에 뻑뻑함을 느끼게 되어 컴퓨터의 사용을 자제하였으며 오전에는 자고 일어난 후 눈곱이 많아진 것을 제외하고는 증상이 별로 없으나 오후가 되면 눈 주위가 빨갛게 달아오르면서 열이 난다고 하였다. 그래서 안과에 가니 안구건조증이라고 하면서 인공눈물을 가끔 사용하는 것 외에 현재까지는 묘책이 없다고 하여 지속적으로 인공눈물과 안약(성분미상)을 눈에 넣으면서 지냈으나 증상은 점점 더 심해져서 이제는 하품을 해도 눈물이 나오지 않을 정도이며 항상 눈곱이 끼고 오후가 되면 눈을 뜨기가 힘들고 햇빛을 받으면 눈이 너무 부시고 아파서 제대로 다닐 수가 없다고 하였다. 이 밖에 다른 질환이나 유의할 만한 증상은 없었다.

증상분석

환자의 안구건조증은 지나친 피로와 컴퓨터사용으로 인해 음혈陰血이 소모되어 발생한 것으로 안면부의 풍열風熱에 해당되므로 대추大椎, 합곡合谷, 삼음교三陰交 등에 침구치료를 하고 방풍통성산가감방防風通聖散加地骨皮18g, 黃柏18g, 銀化6g을 10일분 처방하였다.

치료경과

2005년 10월 17일　아침에 눈곱이 끼는 것이 거의 소실되었으며 오후에 눈에서 열이 나는 것도 많이 개선되었고 인공눈물의 사용을 중지할 정도로 활동시에 지장이 없어졌으나 아직도 아침에 일어나면 눈이 뻑뻑하다고 하였다. 이에 동일한 침구치료와 처방을 하고 장기간 관찰하기로 하였다.

2005년 11월 17일 환자는 10월 이후에 내원하지 않다가 보험사제출용 소견서를 부탁하러 와서 그간의 사정을 물으니 현재는 눈곱도 없고 인공눈물도 사용하지 않고 있으며 이전에는 하품을 해도 눈물이 나오지 않았는데 현재는 눈물이 나오게 되어 일상생활에 불편을 느끼지 못한다고 하였으나 가끔씩 나빠진다고 하였다. 이에 필자는 아직 완치된 것이 아니라고 하면서 꾸준한 복약을 권유하였으나 환자는 재발하면 다시 치료하러 오겠다고 하면서 그간의 치료에 감사하다고 하였다.

후기

안구건조증은 피로, 감염, 공기오염, 자가면역 등에 의해 눈물샘에 만성적인 염증이 발생하게 되는 것으로 가벼운 경우에는 눈을 자주 닦아주는 것 만으로도 치유가 가능하나 심각할 경우에는 자연치유가 되지 않다. 위의 환자처럼 순조롭게 생활에 지장이 없을 정도로 치유되는 경우도 있지만 수많은 치료를 하고 오시는 환자들은 치료에 상당한 시간 및 노력이 필요할 수 있으며 때로는 단순 안구건조증이 아니라 자가면역질환인 쇼그렌증후군의 일부증상일 수도 있다.

20 백내장수술후의 안구건조증

당시 70세, 여
진료일: 2006년 1월 14일

환자는 눈이 침침하고 뻑뻑하여 2005년 8월 백내장 수술을 하였으나 수술 후에 눈이 침침한 것이 여전하고 또 한가지 증상으로 눈물이 나오지 않아서 수술을 받은 병원에서 수개월간 약물을 복용하였으나 증상은 전혀 호전되지 않았으며 주치의의 뇌병변에 대한 언급으로 두부MRI촬영을 하였으나 아무런 이상도 발견되지 않아 한방치료를 하고자 내원하였다. 환자는 이전부터 우울증으로 정신과약물을 복용하고 있었으며 현재의 증상은 수술 후에 눈물이 잘 나오지 않고 햇빛을 보기가 힘들어서 안경을 쓰고 있었다. 또한 불면증도 있어서 초저녁에 잠을 조금 자면 그 후로는 뜬 눈으로 밤을 지새우기도 하며 너무 잠이 오지 않으면 정신과의 약을 복용한다고 하였다.

증상분석

환자의 증상은 안구건조증으로 백내장수술을 하기 전에도 안구건조증이 있었던 것으로 추정되며 백내장수술 후에 증상이 심해진 것은 수술시의 자극(물리적, 약물적)으로 원활하지 않던 눈물의 분비가 악화된 것이라고 판단되었다. 이것은 혈고겸어혈血枯兼瘀血에 해당되며 침구치료攢竹, 絲竹空, 耳門 隔薑灸, 合谷와 동시에 기국지황환가미방杞菊地黃丸加桃仁, 紅花, 金銀花을 처방하였다.

치료경과

2006년 2월 9일 환자는 눈이 뻑뻑한 것이 개선되어 인공눈물의 사용횟수가 줄어

	들었다고 하였다.
2006년 2월 20일	환자는 일상생활에서 눈이 뻑뻑한 것에 대한 느낌은 거의 없으며 인공눈물도 거의 사용하지 않는다고 하였다.

후기

연령이 높아질수록 눈물 및 침의 분비량이 줄어드는 것은 생리적인 현상이다. 생존연령의 증가에 따라 이러한 증상은 증가하고 있으며 노년기의 삶의 질에 지대한 영향을 미치는 질환으로 주목을 받고 있다. 최근에는 젊은 층에서도 TV, 컴퓨터, 스트레스 등으로 눈이 과로하여 발병이 증가하고 있다. 건강한 사람들은 잘 모르지만 눈물이 나오지 않고 침샘이 마르는 것은 오감 중의 한 기능이 제대로 되지 않는 것으로 정상생활에 큰 영향을 미치게 된다.

안구건조증, 구강건조증 등은 조기발견과 조기치료가 중요한다. 안구건조증의 경우 만약 적절한 시기를 놓치게 되면 분비샘이 협착되기 시작하며 이러한 협착이 정도를 넘어섰을 때 치료를 시작하면 치료의 성적이 좋지 않을 수도 있다. 그러므로 무조건 인공적으로 부족한 것을 보충하거나 코눈물관을 뚫거나 대체하는 것 보다는 원인을 찾아 치료하는 것이 중요하며 수술적인 요법으로 지방성 눈물분비샘을 뚫기도 하는데 아직까지는 수술이 완벽하다고 할 수는 없다. 이 밖에 다른 질환 때문에 2차적으로 발생한 경우에는 선행질환의 치료가 필요하다.

제4장

내장질환

한방 임상이야기

오장육부의 병은 일장一腸의 병이 타장他腸에까지 영향을 미치는 것이 중요하다. 예를 들어 간경화가 발생하면 비장, 신장, 위 및 대소장에까지 문제를 야기할 수 있으므로 장부臟腑의 질환을 치료할 때에는 유관장부有關臟腑에 대한 치료도 겸해야 한다. 소시호탕小柴胡湯은 각종 간기능이상에 사용되는 처방이지만 단순히 이 방법만으로는 현재의 간염을 제어할 수 없다. 넓은 관점의 가감加減이 필요하다.

”

01 유독성 연기(아연)를 마신 후 발생한 참을 수 없는 기침

당시 50세, 남
진료일: 2005년 5월 23일

환자는 판금공장에서 일하는 남자로 1개월 전에 작업을 하던 도중 아연연기를 맡은 후 극심한 기침이 발생하여 당시에 내과에서 치료를 하였으나 기침이 약간 감소하였을 뿐 목이 간지러우면서 기침이 한 번 발작하면 마른 기침을 지속적으로 한다고 하였다. 수회의 기침 후에는 가슴 쪽에 통증이 나타났으며 기침 발작은 하루에도 몇 번씩 있다고 했다. 밤에도 몇 번씩 기침을 하여 고생을 하고 있었으며 내과의 약물을 계속 복약하였으나 약 기운만 떨어지면 이전과 똑같은 기침이 발생하여 내원하였다.

증상분석

일반적으로 작업장에서 발생한 유해독소를 흡입하게 되면 기관지점막의 부종과 충혈이 발생하고 심할 경우에는 객혈이 발생할 수도 있다. 환자의 상태는 이러한 급성적인 단계가 아니라 유해물질의 흡입 후 부종은 약간 가라앉은 상태이고 일시적이고 부분적인 기관지의 경련상태가 지속되는 것으로 폐양허肺陽虛로 진단하여, 신기환가감방腎氣丸加麻黃, 細辛, 麥門冬을 처방하였다.

치료경과

2005년 5월 30일 1주일 분을 복약하였으나 기침과 목이 가려운 것이 아직도 남아 있다고 하였다. 또한 기침은 야간에 심하여 가끔 잠을 자지 못하고 앉아 있을 정도라고 하였다.

2005년 6월 9일 기침이 많이 사라져서 집에 들어오면 약간 기침을 하고 목이 간지러우나 야간의 극심한 기침은 소실되었다고 하였다.

후기

그 후 환자의 증상은 소실되었으며 겨울이 되어도 증상이 나타나지 않았다.
위의 경우는 유독가스로 인한 천식으로 시간이 경과되면 평활근의 자발성 운동이 저하되어 일시적인 천식이 아닌 영구적인 천식으로 발전될 수 있다. 유독가스의 흡입 직후에는 증상에 따라 마황부자세신탕麻黃附子細辛湯, 마황가출탕麻黃加朮湯, 황연해독탕黃連解毒湯, 자금정紫金錠 등이 사용될 수 있으나 급성염증기의 상황이 지난 후 한방치료를 하게 되는 경우가 많으므로 음허陰虛, 양허陽虛가 많다.

02 참을 수 없는 가슴 통증을 호소하는 초기 협심증

당시 53세, 여자
진료일: 2005년 2월 24일

환자는 몇 주일 전부터 가끔 왼쪽 가슴에 통증이 있었으며 대수롭지 않게 생각하고 지냈는데 그 후부터 수영을 하면 25m라인을 한 번 갈 때마다 중간에 통증이 발생하여 선을 붙잡고서 조금 쉬었다가 가면 괜찮아져서 피로가 쌓였구나 생각을 하였으나 며칠 전부터 가끔 발생하던 통증의 간격이 짧아지고 취침 중에도 똑바로 누워있으면 통증이 발생해서 잠을 잘 수 없었다고 하였다. 근처 내과에서 심전도검사를 한 결과 정상이었고 급할 때 복용하라고 준 알약을 통증이 있을 때마다 복용하였으나 일시적으로 통증이 완화될 뿐 통증발작의 간격 및 야간의 통증이 여전하여 한방치료를 받고자 내원하였다. 환자의 통증은 왼쪽가슴에서 왼쪽 목으로 올라오며 통증이 극심하여 가슴이 답답할 정도의 강도가 되면 두통과 속이 메슥거림도 함께 발생한다고 하였다. 평소에 지병은 없었으며 혈압은 수축기가 140-60, 이완기가 90-100정도였다. 얼마 전의 혈액검사에서 고지혈증이 의심되나 치료가 필요하지는 않다고 하였다. 이 밖에 좌측 상악동의 급성염증으로 수술한 적이 있으며 왼쪽 무릎도 급성염증으로 수술한 적이 있다고 하였다. 기타 특이한 증상은 없었다.

증상분석

이상의 증상으로 협심증이 의심되었으며 시간이 갈수록 통증발작의 간격이 짧아지고 또한 통증의 강도도 강해지고 있었으며 니트로글리세린 정을 혀 밑에 넣어도 통증발작의 간격이나 강도에 영향을 미치지 않는 것으로 보아 심장자체로의 혈액순환에 이상이 발생하였음을 알 수 있었다. 이것은 초기의 협심증이 발전단계에 있는 것으로 정확한 진단과 조속한 치료가 되지 않으면 허혈성 심장질환으로 진행될 것으로 보여 우선은 대학병원에서 정확한 검사를 먼저 받는 것이 좋을 것 같다고 하니 시간과 경제적인 부담이 크고 검사하다가 죽을 것만 같다고 하여 그래도 검사를 먼저 하는 것이 좋을 것 같다고 했으나 환자는 검사와 동시에 그 기간 동안 한방치료를 하겠다고 하여 필자는 환자가 대학병원의 검사를 하신다는 약속과 함께 치료를 시작하였다. 이러한 협심증양상의 흉통은 진심통眞心痛 및 흉비胸痹에 속하며 또한 환자는 가슴의 통증이 심할 때 손으로 자신의 손으로 가슴을 만져서 따뜻해지면 통증이 감소하는 것으로 보아 실통實痛이 아닌 허통虛痛으로 볼 수 있었다. 이에 통리通理, 내관內關, 태계太溪 등에 침구치료와 육군자탕가미방六君子湯加味方, 銀杏葉, 桃仁, 紅花, 人蔘, 三七을 복용하면서 대학병원의 검사를 병행하였다.

치료경과

2005년 3월 11일 현재 대학병원에서 검사 중이며 야간의 가슴통증은 대부분 소실되었으나 최근에 신경을 썼더니 약간 답답함을 느낀다고 하였다.

2005년 3월 31일 병원의 검사결과 심장부하검사에서 심장으로 혈액을 공급하는 관상동맥의 혈관경련이 보이며 혈액검사에서는 고지혈증(수치 미상)이라고 하여 약물을 받아 복용하였으나 복약 후에는 몸 전체에 힘이 전혀 없고 어지럽고 잠이 쏟아져서 환자 스스로 약을 끊어 버렸다고 하였다. 환자는 시간과 경제적 문제 때문에 필자를 원망하였으나그래도 검사를 해봐야 혈관이 거의 막혔으면 우선 혈관 안에 보조물을 설치하든지 더 심하게 막혔으면 혈관을 대체하든지 해야 하는 것이라고 했다. 현재 가슴의 통증은 많이 개선되어 수영장에서도 25m라인을 왕복하는데 무리가 없으나 피곤하면 가슴이 약간 조이는 것 같다고 하였다. 이에 필자는 대학병원의 양약을 함께 복용하는 것이 더 효과가 빠를 것이라고 하였으나 환자는 거부하였다.

2005년 4월 15일 가끔 수면 시에 약간 가슴이 눌리는 듯한 느낌이 발생하나 별로 신경을 쓸 정도는 아니며 아주 가끔 머리가 멍해질 때가 있다고 하였다. 그리고 아직도 1시간 정도 걸으면 속이 메슥거린다고 하였다.

2005년 5월 2일　최근에는 증상이 거의 소실되어 야간의 통증은 완전히 없어졌으며 1, 2시간 정도 걸어도 아무런 증상도 나타나지 않고 수영을 해도 발병 전과 똑같이 할 수 있다고 하였으며 혈압도 130/80으로 집에서 측정하나 병원에서 측정을 하나 거의 일정하게 나오며 최근의 혈액검사에서 혈중지질의 농도도 정상범위로 돌아왔다고 하였다. 이에 환자는 이제 다 나은 것이 아니냐면서 약 복용을 중지하고 싶어하였으나 필자는 이 병이 그렇게 단기간에 완전히 없어지는 것이 아니니 향후 수개월 동안 지속적으로 복용할 것을 권유하였다.

2005년 5월 23일　환자는 이제는 완전히 나은 것 같으니 치료를 중단하기를 원하였다. 그러나 필자는 다시 한 번 너무 성급하게 치료를 중단하는 것은 좋지 않으므로 지속적인 복약을 권고하였으나 환자는 치료를 중단했다.

후기

환자는 5월 23일 내원한 후 약 1년 간 연락이 없다가 친구를 소개해주면서 내원하였는데 복약 후 현재까지 아무런 증상이 없으며 혈압, 혈중지질, 최근에 실시한 심장검사 등에서 어떠한 이상도 나타나지 않고 즐겁게 생활하고 있다고 하였다. 그러나 이 병은 환자의 꾸준한 생활관리와 정기검진이 필요하며 만약에 생활 중에 이전과 비슷한 증상이 발생하면 다시 치료를 해야 한다고 당부하였다. 그러나 2008년 현재까지 정기검진에서도 여하의 이상없이 살고 있다.

오래된 협심증의 치료실패경험

이전에 한 지인이 오래 된 협심증으로 필자에게 치료를 받고자 하여 진찰을 한 적이 있는데 당시 그 환자는 관상동맥의 70%이상이 협착되어 있어서 치료를 고사하고자 하였으나 자신은 수술하기가 정말로 싫고 만약에 6개월 이상 치료를 해도 호전이 안되면 수술을 한다는 전제 하에 치료를 시작했던 경험이 있다. 당시 환자는 이미 수회의 혈관확장술과 3회의 혈관보형물삽입(스텐트 삽입술) 및 지속적인 양약복약에도 증상은 계속 악화되어 6개월 후에 수술이 확정된 상태였는데 결과는 약 5개월 간의 한약복약으로 증상이 안정화되고 운동을 해도 가슴의 통증을 못 느낄 정도가 되어 수술을 취소하였으나 그 후 과로와 가정사 등의 문제로 과음을 하게 되어 2년 후에 대퇴정맥을 이용한 관상동맥우회술을 받았다. 수술 후에 연락이 와서 그 간의 경과를 물으니 수술은 약 10시간 정도를 할 정도로 큰 수술이었으며 수술 후 약 3개월간은 문제가 없었으나 다시 증상이 나타난다고 하여 수개월간 한방치료를 하여 개선된 경우가 있다. 그래서 필자는 협심증이 의심되는 환자의 경우에는 정확한 정황파악을 위해서 대학병원의 검사를 권유하는 편이다. 검사에 따라서 우선 수술을 고려해야 하는지 아니면 내복약으로 하는지 아니면 기본질환을 먼저 치료하면 되는지 파악한 후 치료를 결정하는 것이 좋다. 본 환자의 경우처럼 환자는 대수롭지 않게 생각할지라도 때로는 조그만 증상이 큰 병의 실마리가 되는 경우도 많다. 그렇지 않으면 치료의 적기를 놓칠 수도 있다.

03 특발성 늑막염

당시 51세, 남
진료일: 2002년 9월 12일

환자는 아주 특이한 경우로 수년간 병원, 한의원 치료 민간요법을 모두 시행하고 치료가 되지 않아서 지인의 소개로 내원한 경우로 대략의 상황은 다음과 같다.
1999년 늑막염발생, 당시 결핵성으로 진단하여 6개월 약물복용(A대부속병원)
1999년 약물복용으로 호전이 되지 않아 항암요법실시(A대부속병원)
2000년 위의 치료법으로 호전이 되지 않아 늑막유합술실시2회(B대부속병원)
이후 서양의학적으로 할 수 있는 방법을 모두 시행하였으나 효과가 없어서 민간요법으로 전환하여 민간에서 유행하는 각종 특효약초, 각종 침구치료 등을 시행하였으나 효과가 없어서 그 후 현재까지(2002. 9) 2개월에 1회씩 늑막액을 주사기로 빼내고 있다고 하였다.

증상분석

환자의 늑막염은 특발성 늑막염으로 증상은 호흡이 편하지 않고 계단을 오를 때는 반드시 몇 번을 쉰 후에 올라가야 하며 호흡이 고르지 못한 것을 제외하고는 전신적으로 특이할 만한 상황은 찾을 수가 없었다. 한의학적으로는 현음懸飮에 해당하는 질환으로 수습水濕의 정체로 인해서 발생하는 것으로 판단하여 비폐신脾肺腎의 수액대사기능을 활성화하고 수독水毒을 제거하는 오령산가감방五苓散加 重茯苓,澤瀉, 加麻黃, 丁力子, 人蔘을 처방하였다.

치료경과

2002년 9월 24일　위의 처방을 복약한 후 소변이 순조롭게 나오면서 가슴 답답한 것이 개선되었다.

2002년 10월 4일　3일전 2개월에 한 번씩 진료를 받는 병원에서 다시 늑막액을 배액하였다.

2002년 10월 18일　가슴아래가 빠근한 느낌이 사라지고, 계단을 오를 때 숨이 차는 것이 감소하였다.

그 후 환자는 생업이 바쁜 관계로 전화로 3회 정도 추가적으로 복약한 후 연락이 없었다.

후기

환자는 마지막 진료 이후 어머님의 병환으로 내원하지 못하고 약 6개월 후 소개한 사람을 통해 연락을 했는데 10월 4일 이후로 수년간 빼오던 늑막액을 빼지 않았으며 모든 증상이 개선되어 피곤할 때를 제외하고는 가슴이 약간 답답한데 생업에는 큰 불편이 없다고 하였다.

본 질환은 특발성 늑막염으로 수년간 결핵치료, 늑막유착술, 항암치료를 받았으나 호전되지 않았으며 각종 민간의 약초를 복용하였으나 차도가 없어서 정기적으로 늑막액을 뽑으면서 고통을 감소시키다가 지인의 소개로 본원에서 치료한 증례이다. 마지막 진료 후에 수개월간 연락이 되지 않아서 치료가 실패한 줄로 알고 있었으나 수개월이 지난 후에 그 결과를 알게 되었다. 2007년 이 환자를 소개해 주신 분이 오셔서 말씀하시기를 이 환자는 가끔 병원에서 진료를 받고 있으며 2005년 일을 심하게 한 후 재발하여 다시 늑막액을 뺐으나 그 후로는 잘 있다고 하였다. 2002년 당시 치료를 더 했어야 했다.

04 교통사고 후의 간종대 및 십이지장궤양출혈

당시 45세, 남
진료일: 2005년 10월 25일

환자는 2005년 10월 4일 운전 도중 좌회전을 하는데 직진하는 차가 들어오면서 충돌하여 당시 정형외과에 입원하여 치료를 받았는데 사고 직후 머리가 멍하면서 전신의 통증이 있었으나 입원치료 후 호전되어 퇴원하였고 그 후 직장에 다시 출근을 하였다. 사고 직후부터 조금씩 윗배가 아팠던 것이 점점 심해져서 최근에는 앉아서 일을 하면 배가 쥐어짜는 듯한 통증이 발생하여 본원에 내원하였다.

증상분석

환자는 내과에서 검사상 T.Bili수치가 6.60으로 상승되어 있어서 필자는 정밀검사를 권하였으나 환자가 직장에 출근을 한다면서 검진은 받지 않고 한방치료를 받겠다고 하였다. 그 밖에 수년 전 십이지장궤양으로 수개월간 약물치료를 하여 증상이 개선되었다고 하였다.

환자는 오른쪽 옆구리와 윗배의 압통이 있었으며 헛구역질이 나고 계속 트림을 하며 대변이 검게 나온다고 하였으며 얼굴이 전체적으로 검으면서 눈에는 노란 황달을 보이고 있었고 맥은 현긴삽弦緊澁하였다. 이런 증상은 교통사고에 의한 충격(직접적인 외상이 없어도 발생이 가능한다)이 우측옆구리를 강타하여 간의 부종 또는 간내미세혈관 및 미세담관의 경련이 발생하고 이에 따라 간내 담관의 압박으로 담즙배설장애가 생기고 또한 문맥압상승으로 위십이지장 상처면의 압력이 상승되어 미세혈관출혈이 발생하는 것으로 생각할 수가 있다. 물론 출혈의 위치에 따라 위식도출혈로 나타날 수도 있겠지만 이처럼 대변만 검게 될 수도 있다고 짐작할 수가 있었다. 이에 간담도계의 충격을 완화疏肝

하고 어혈을 제거하는 소시호탕가감방小柴胡湯加減 乳香, 沒藥, 大黃을 2주분 처방하고 족삼리足三里, 태충太衝, 지오회地五會에 침구치료를 병행하였다.

치료경과 및 후기

2005년 11월 7일　황달이 소실되어 검사상으로도 T.Bili 0.9로 하강하였으며 대변도 황색으로 바뀌어 소화기의 출혈도 지혈이 되었음을 추측할 수 있었으나 약간의 복통이 남아 있어서 다시 한 번 동일한 처방을 하고 치료를 종료하였으며 추후에 이상이 있을 경우 연락하기로 하였다. 그 후 모든 것이 정상상태로 평상시처럼 직장에 다니고 있다.

환자의 경우는 소량의 출혈만이 있어서 생명에 지장은 없었으며 출혈량이 많았으면 응급상황이 발생할 수도 있었으나 순조롭게 치료될 수 있었다. 초진시 초음파, 내시경, CT 등의 검진을 의뢰하였으나 환자가 거부하였다.

05 식사 후 30분만 지나면 배가 부풀어오르는 남자

당시 37세, 남자
진료일: 2004년 5월 14일

환자는 약 7년 전부터 식사 후 30분 정도가 되면 배가 팽팽하게 불어 올라서 답답함을 느끼게 되어 발병 후 약 2년 반 동안 대학병원과 한의원 진료도 받아보았지만 증상은 전혀 감소하지 않았다고 하였다. 병원에서는 만성위염, 담도염, 자율신경이상, 만성변비 등등 각종 진단을 여러 곳에서 받았으며 한의원에서는 기가 뭉쳤다, 배에 열이 많다, 머리에 나쁜 기운이 꽉 찼다, 소양인의 망음증이다, 태음인의 무슨 증상이다 등등 여러 견해를 보였으나 결론적으로 증상은 전혀 감소하지 않았다. 치료를 포기하던 중 친구가 비슷한 증상으로 본 원에서 치료한 적이 있다고 하여 내원하였다.

증상분석

환자의 증상은 식사를 한 후 30분 정도만 되면 윗배가 불어오르기 시작하고 아랫배까지 가스가 꽉 차오르며 특히 오후가 되면 증상은 더욱 심다고 하였다. 동시에 오른쪽 어깨에도 통증이 있었다. 수면은 하루에 8시간 정도로 충분히 취하고 있었으며 배변후에는 뒤가 묵직한 느낌이 있다고 하였다. 맥은 현삽弦澁하였으며 체격은 보통체격이었다.
환자의 증상을 분석하면 우선은 간 및 담도계통에 문제가 있는 것은 당연한 것으로 보였으나 최근의 정기검진에서 복부초음파 및 여타의 관련수치가 정상범위에 있다고 하였다. 이에 다시 한번 환자의 복진을 하니 우측의 갈비뼈 밑에서 상당한 저항감이 있었다. 그래서 처음에는 소시호탕을 사용하려고 하였으나 입맛이 쓰거나 목이 마르거나 하는 등의 소시호탕의 정증상은 없어서 망설이다가 대시호탕大柴胡湯加元肉30g을 사용하고 태충太衝, 삼음교三陰交, 합곡合谷에 침구치료를 하면서 경과를 지켜보기로 하였다.

치료경과

2004년 6월 3일 환자는 웃는 모습으로 내원하여 식사후에 배가 부어오르는 것은 반 이상 감소하였으며 식사를 마음대로 할 수가 있고 단지 오후에 오랫동안 앉아서 일을 하면 약간 배가 답답해진다고 하였다. 이에 동일한 약물과 침구치료를 시행하면서 다시 경과를 지켜보기로 하였다.

2004년 7월 6일 환자는 아침에 무거운 물건을 든 후 요통으로 내원하였다. 이 때 이전 증상에 대해 물으니 이제는 거의 통증이나 배가 부어오르지 않는다면서 매우 고마워하였다.

후기

환자의 증상을 보면 담즙분비계통의 문제가 있는 것이 분명하며 이전의 각종 검사에서 원인이 밝혀지지 않은 것은 공복시에는 구조적 이상이 없는 담즙의 분비상황을 진단할 수 없기 때문이다. 이러한 환자들 중에 간혹 기타 간질환이 잠재되어 있는 경우가 있는데 혈액검사에서 정상범위일 경우에는 신경성 질환으로 판정되기 쉽다. 때로는 담관이 늘어져서 생기는 수도 있으며 기타 담관계통에 문제가 있는 경우도 많다.

06 약물복용 후 발생한 복통, 흑변

당시 45세, 남
진료일: 2006년 1월 31일

환자는 약 1개월 전에 왼쪽의 엄지와 검지가 저려서 정형외과에서 경추디스크탈출 진단을 받았으며 당시 물리치료와 함께 약물을 복용하였는데 3, 4일 정도 복용한 후부터 손이 저리는 것은 그대로인데 복통이 발생하여 약을 먹지 않았다고 하였다. 그 후부터 계속 복통(공복시 및 새벽에 심해지는 통증), 오심(메슥거림), 검은 설사 등이 발생하여 다시 내과에서 진찰을 받고 내과약을 복용하였으나 증상이 사라지지 않아 내원하였다.

증상분석

환자의 증상은 소염제를 복용한 후 자주 발생하는 약물성 위궤양으로 한의학에서는 열비熱痞, 또는 조잡嘈雜이라고도 하며 치료법은 비위의 소화액분비를 정상화시키고 위의 점막을 회복시키는 데 중점을 두고 치료하며 동시에 경추의 문제로 인한 손 저림도 함께 치료하기로 하였다. 이에 향사육군자탕가미방香砂六君子湯加 蒼朮, 來卜子, 黃芩, 白芨과 함께 풍지風池, 위수胃兪, 대장수大腸兪, 합곡合谷, 양릉천陽陵泉 등에 침구치료를 하였다.

치료경과

2006년 2월 10일	검은 색의 대변은 이미 황색으로 변하였으며 왼손의 저림도 소실되었다고 하였다. 그러나 가끔 상복부에 미약한 통증이 발생하여 약물을 더 복용하기로 하고 침구치료는 종료하였다.

후기

약물로 인해 발생하는 소화기장애는 양약에만 국한된 것이 아니라 한약을 포함한 모든 종류의 약물 및 식품에서 발생할 수 있으며 대부분 약물을 중단하면 증상이 소실된다. 그러나 위의 환자처럼 궤양이 형성되어 출혈이 일어난 경우에는 반드시 약물로 치료해야 한다. 때로는 약물로 인해 교과서 이외의 상황이 발생하기도 하므로 약물복용시 증상이 발생하면 즉시 대처해야 한다.

07 역류성 식도염

당시 48세, 여
진료일: 2004년 12월 14일

환자는 중년의 부인으로 이전부터 소화장애가 있어서 소화제를 지속적으로 복용했는데 금년부터는 소화가 더 안되고 복통의 강도가 심해져서 위암일지도 모른다는 생각에 5월에 위내시경검사를 하였으나 위염 및 역류성식도염의 진단을 받고 검진병원에서 1개월 반 정도 약을 복용한 후 개선되었으나 다시 수개월 전 과식을 한 후 극심한 복통이 발생하여 이전의 병원에서 다시 진료를 받고 2개월간 약물을 복용하였으나 증상이 개선되지 않아서 내원하였다.

증상분석

환자는 구미혈九尾穴(오목가슴아랫부분), 전중혈膻中穴(가슴한복판)에 뜨겁고 쓰린 느낌이 있었으며 공복시에 중완부(배꼽과 오목가슴사이)에 통증이 나타나서 물을 먹어도, 이전 병원의 약을 먹어도 아무런 소용이 없이 배를 잡고 구른다고 하였다. 새벽에 통증이 나타나면 그 고통은 말로 할 수 없을 정도라고 하였다. 배를 누르면 물소리가 나며 매운 음식을 먹으면 심하부의 통증이 더욱 심해진다고 하였다. 대변은 정상색이 아닌 검은색을 나타내었으며 대변이 풀어지고 물에 가라앉지 않고 뜨는 것이 많다고 하였다. 이외에 2003년 신나를 다루는 공장에 다닌 후 부정맥이 생겼다고 하였다.

이러한 복통은 담적복통痰積腹痛이라고 하여 기름진 음식을 많이 먹거나 신경을 많이 쓰면 발생한다. 이에 평위산가감방平胃散加海螵硝 9g, 元肉 30g을 복약하면서 침구치료를 하였다.

치료경과

2주 후 복통은 많이 개선되었으나 심하부의 압통은 약간 남아 있었으며 가슴한복판의 타는 듯한 통증은 소실되었고 대변이 물에 뜨지 않고 가라앉는다고 하였다. 그러나 얼마 전 과식을 한 후 공복시 윗배에 통증이 발생한다고 하였다. 그 후 지속적인 약물치료와 침구치료를 통해(약 2개월) 복통은 소실되어 재발하지 않고 있다.

후기

복통은 한의학적으로 그 원인 및 증상에 따라 기허氣虛, 혈허血虛, 상습傷濕, 상서傷暑, 상식傷食, 감한感寒, 온적蘊積, 기결氣結, 습열濕熱, 어혈瘀血, 충요蟲擾, 담적痰積 등의 12가지 이상으로 나눌 수 있다. 이러한 내용 중에는 현재 사용되고 있는 식도, 위, 십이지장, 소장, 대장, 담, 췌장 등의 염증, 궤양, 종양 등에 대한 내용들이 혼재되어 있으므로 현대의학에서 말하는 병명과 한의학적인 병명이 다를 수는 있으나 의미상에서는 상통하는 점이 많다. 역류성식도염은 스트레스, 음식, 외상, 각종치료, 약물 등의 여러가지 원인에 의해서 유문부 및 위저부의 근육운동이 원활하지 못하여 과다한 위액이 분비되고 이러한 상황이 분문부 괄약근의 통제정도를 벗어나게 되면 음식물이 역류하게 되는 것이다. 우선은 각종 악성질환의 유무와 조직손상의 정도를 검진하고 치료를 하는 것이 좋다. 서양의학에서는 장연동운동촉진제, 미주신경억제제, 제산제 등으로 치료를 하고 있으나 신경정신과 약물이 첨가되지 않으면 잘 치료가 되지 않다. 또한 증상이 개선되더라도 약을 중단하면 증상이 다시 발생해서 수술적인 방법으로 미주신경차단술, 직접적인 위분문부의 감돈술을 시행하지만 그 효과는 이상적이지 못하다. 정신적인 건강이 가장 중요하다.

08 과민성대장증후군

당시 35세, 남
진료일: 2005년 2월 24일

환자는 3, 4년 전부터 아침만 되면 설사를 하였으며 면(종류에 관계없이)이나 기름기가 있는 음식이 있으면 설사를 하였으며 물처럼 나올 때도 있고 덩어리가 없는 변을 볼 때도 있어 내과에서 과민성대장증후군이라고 하여 수개월간 복약하였으나 증상이 개선되지 않아 한방치료로 전환하여 몇 군데의 한의원에서 기가 약하다고 하였으며 약을 먹으면 증상이 더욱 심해져서 대부분 약을 버렸다고 하였다. 이번에는 부인의 친구가 본원에서 류마티스가 치료되었다는 말을 듣고 혹시나 하고 내원하게 되었다고 하면서 만약 이번에도 약을 먹는 도중에 설사가 더 심해지면 온 동네에 한방치료는 거짓말이라고 말할 것이라고 웃으면서 그간의 상황을 설명해 주었다.

증상분석

환자는 수년간 자정 이전에는 귀가할 수 없을 정도로 과도한 업무로 심하게 피로를 느끼고 있었으며 면류를 통한 과식이나 지방질을 함유한 음식을 섭취할 경우에 설사가 심해지는 것으로 보아 한의학에서 말하는 간비불화肝脾不和의 소위 말하는 과민성대장증후군으로 만약에 환자가 치료를 하면서 8시간 이상의 수면을 취할 수 있다면 별 무리없이 치료될 수 있는 질환으로 생각되었으나 환자는 일 때문에 절대로 8시간 이상의 수면을 취할 수가 없다고 하여 치료가 순탄하지 않을 것으로 판단하고 장기간 복약할 것을 권고하였다. 이에 귀비탕가감방歸脾湯加, 蒲公英9g, 防風6g, 白芷6g을 처방하였다.

치료경과

2005년 3월 30일 환자는 2주 분의 약물을 복용한 후 증상이 감쪽같이 사라져서 면을 먹거나 삽겹살을 먹어도 설사를 하지 않게 되어 이상하게 생각하고 약을 먹지 않으면 어떻게 되나 경과를 지켜보느라 2주간 내원하지 않았다면서 이제는 설사를 하지 않는데 약을 더 먹어야 하는지 물었다. 이에 1개월간 지속적으로 더 복용한 후에 복약을 중지하고 6개월 동안 경과를 지켜보면 완치의 여부를 알 수 있다고 하였다.

2005년 12월 8일 환자는 피곤하다면서 내원하였으며 그 간의 상황을 물으니 복약 후에는 어떤 음식을 먹어도 소화가 잘되며 가끔 피곤할 때 대변이 길지 않은 경우는 있으나 그 때마다 잠을 더 자니 증상이 없어지곤 한다고 하였다. 그래서 이전의 증상은 신경을 쓰지 않고 있으며 최근에 일을 많이 해서 힘이 드니 보약이나 먹으려 한다고 하였다.

후기

과민성대장증후군은 극심한 정신적, 육체적 피로가 원인이 되어 발생한다. 서양의학적인 관점에서 보면 자율신경계의 균형이 상실되어 발생하는 것으로 한의학에서는 손설飱泄이라고 하며 그 증상의 유형에 따라 처방은 수천, 수만 가지의 처방이 사용될 수 있다. 하지만 초기에 우선이 되는 것은 대장의 염증상황을 개선시키는 것이다. 이러한 염증에는 여러가지 약물이 사용될 수 있으나 여러가지 기본처방에 적백리赤白痢의 포공영蒲公英, 백두옹白頭翁 등을 가미하면 치료효과를 높일 수 있다. 때로는 완해기의 궤양성 대장염이나 크론병 등이 과민성대장증후군의 증상을 보이기도 한다.

09 장어탕을 먹은 후 지속되는 설사

당시 75세, 여
진료일: 2004년 12월 7일

환자는 20여 일 전 동네사람들과 함께 장어탕을 먹었는데 함께 먹은 사람 모두 복통, 설사 등의 증상이 발생하여 병원에 1주일간 입원하였으나 증상이 지속되어 아들이 있는 곳으로 올라와 종합병원의 치료를 받았으나 그래도 설사 및 복통이 지속되어 내원하였다.

증상분석

환자의 증상은 찌르는 듯한 복통, 아랫배가 더부룩하게 부어 오르며 설사를 하루에도 수회씩 하고 있었으며 이로 인한 탈수로 전신의 힘이 없었다. 배는 전체가 단단하였으며 가만히 있어도 통증이 있었으며 손으로 누르면 심한 통증을 호소하였다. 맥은 부긴삽삭浮緊澁數하였으며 체온은 정상이었으나 환자는 열감을 호소하였으며 겨울이었으나 진땀이 난다고 하였다. 이에 장옹腸癰에 상용하는 백두옹탕가감방白頭翁湯加減方, 黃芩, 葛根을 1주일 동안 복용한 후 경과를 지켜보기로 하였다.

치료경과

2004년 12월 16일 복약 후에는 배가 부어 오르면서 설사를 하는 증상과 복통은 없어졌으나 자꾸 트림을 하고 밥만 먹으면 화장실에 간다고 하였다. 이것은 장염의 후유증으로 장의 정상적인 운동이 안되어 발생하는 하리청곡下痢淸穀으로 보아 사역탕가감방四逆湯加減方蒲公英,, 木香, 砂仁을 3일간 처방하였다.

2004년 12월 20일 환자는 이제 밥을 먹어도 설사를 하지 않고 배도 아프지 않는데 자꾸 몸이 처지는 것 같고 힘이 없다고 하였는데 이것은 장염을 오래 앓아서 위장관계통의 흡수능력이 저하되어 발생하는 중기부족中氣不足의 전형적인 증상으로 보아 보중익기탕補中益氣湯으로 마무리 했다.

후기

음식물로 인한 장염은 우선은 대변이 나와서 부패물질들이 일시에 제거되는 것이 좋으나 만약 그 독성물질의 잔존물이 일시에 제거되지 못하고 장의 점막을 과도하게 자극하거나 극심한 염증을 일으키게 되면 각종 항생제가 소용이 없는 경우도 있으며 장의 율동을 과민하게 만들어 지속적인 설사, 조금만 먹어도 배가 불어 오르거나 트림을 많이 하거나 하는 등의 여러 가지 증상으로 변할 수가 있다. 음식을 먹을 수 있으면 한방치료를 하는 것이 좋다.

10 옻나무추출액을 마신 후에 발생한 위궤양과 초기 당뇨병

당시 38세, 남
진료일: 2005년 12월 22일

환자는 2004년 10월 즈음 몸이 조금 약해진 것 같아서 지인이 옻나무를 먹으면 좋다고 하여 옻나무추출액을 먹은 후 극심한 복통과 함께 대변이 검게 변하여 내과에서 내시경 검사를 하니 위궤양이 생겼다고 하여 약 1년 정도 내과약물을 복용하고 그 동안 한약도 2,3회 정도 복약하였으나 현재도 대변이 검게 나오며, 공복시에는 속이 쓰렸으며 게다가 최근에 혈당이 상승하기 시작하여 공복시의 혈당은 126이나 식후 2시간에서 3시간 사이에는 210-220정도이며 HbA_{1C}는 6.3으로 미약한 상승을 보였다. 병원에서는 당뇨병 약물치료 전에 운동을 열심히 하면 혈당이 내려갈 것이라고 하였으나 환자는 하루에 2시간 이상 운동을 하는 사람이었다. 그리고 음식절제도 열심히 했는데도 혈당이 하강하지 않자 내과에서 약물복용을 권유하였으나 환자는 거부하였다. 그 밖에 휴식을 많이 해도 피곤함이 없어지지 않았으며 머리가 하루 종일 멍하다고 하였다. 이러한 증상이 있어서 한방치료를 하고자 고민하던 중 내원하였다.

증상분석

환자의 복통, 흑색변, 혈당상승 등을 위열胃熱로 판단하여 위수胃兪, 족삼리足三里, 혈해血海, 중봉中封 등의 침구치료와 사황산가미방瀉黃散加 地楡, 白芨을 처방하였다.

2006년 1월 5일 복약 후 대변이 황색으로 변하였으며 공복시의 복통이 소실되었다. 다만 복약중에 과음을 한 후 약간의 복통이 발생한 적이 있다고 하였다.

2006년 1월 19일 가끔 무엇인가가 위에 걸리는 듯한 느낌이 있었으나 그 느낌은 오래 지속되지 않았으며 최근 내과의 검사에서 공복시 혈당 113, 식후 2시간 혈당 110, HbA1C 5.93으로 되어 환자는 매우 기뻐하였으며 추가적으로 1개월 간 더 복약하였다.

치료경과 및 후기

2006년 4월 13일 환자는 자신의 위궤양과 초기 당뇨병이 치료된 것을 자랑하여 자신보다 더 심각한 만성활동성 간염과 당뇨병, 위궤양을 함께 가지고 있는 친구를 소개해주려고 내원하였다. 환자의 말에 따르면 최근에도 1개월에 1회씩 내과에서 검사를 하고 있는데 혈당은 정상을 유지하고 있다고 했다. 그 후 현재까지 혈당 및 HbA_{1C}는 정상을 유지하고 있다. 위궤양과 당뇨병은 각각 하나의 독립된 질환으로 치료를 하더라도 쉽게 치료되는 질환이 아닌데 다행스럽게도 위의 환자는 어렵지 않게 제어되었다.

11 자가면역성간염의 간내미세담관전색으로 인한 간경화

당시 44세, 여
진료일: 2003년 11월 25일

환자는 4, 5년 전 감기증상으로 약국에서 감기약을 복용한 후 간염이 발생하여 A병원에서 자가면역성간염으로 진단받은 후 지속적인 약물복용하였으나 황달이 개선되지 않아 동일병원에서 담관통관술(4회, 모두 효과 적음)을 시행하고, 스테로이드, 면역억제제와 UDCA를 복요하던 중 2003년 7월 황달이 악화되어 타지역 B의료원으로 전원하여 초음파진단 결과 담낭부근에 낭종이 3개 있다는 것을 발견하고 조직검사결과 악성은 아니나 제거하는 편이 좋다고 하여 제거수술 시행, 동시에 문제가 있는 담관을 제거하고 담관 설치술을 시행하였다(2003년 8월). 수술직후 T.Bili이 20이상으로 상승하였으며 당시 면역억제제(AZP)20알(1일분량)을 복용하였으며 꾸준히 면역억제제와 스테로이드를 복용하여 내원 당시 T.bili은 약 8정도를 유지하고 있다고 하였다.
초진시에 환자의 설명이 장황하여 병원병력서류와 진단서를 요청하였으며, 1주일 후 내원당시의 증상 및 경과는 다음과 같다.

치료경과

2003년 12월 2일

내원시에 진단서를 가져왔으며 자가면역성간염으로 치료를 받고 있었다는 설명과 함께 바터씨팽대부의 선종으로 선종적출술을 시행하였다고 하였으며(B의료원), 초음파상 간경화소견.

1. 주증상: GOT/GPT=249/165, Tbili 7.96, 간경화수치(환자설명미상)상승, 전신소양(밤에도 몸을 심하게 긁음, 따갑기도 함), 안황(눈이 완전히 노란색을 띠고 있음), 대변불상, 불면증(1일

3,4시간)

2. 한의학적 진단: 간담肝膽의 습열濕熱에 의한 황달黃疸
3. 치료: 환자의 간기를 풀어주고 간울로 인한 열독을 해독하는 소시호탕가감방小柴胡湯加大黃6g, 黃芩18g, 梔子6g 1주일분을 처방하고 태충太衝, 태백太白, 공손公孫, 족삼리足三里 등을 자침하였다. 지방질이 많은 음식과 과식은 금하였다.
4. 복용 중인 약물: 현재 우루사(1일 3,4알), 스테로이드(1일 4알), 면역억제제(AZP50mg, 1일 2알), 수면제(성분미상)

2003년 12월 8일 GOT/GPT=63.9/133, T.bili 8.1
소양감이 개선되었다. 간효소 수치는 하강하였으나 황달이 개선되지 않아 대황大黃을 1주일에 2g씩 가중하고 간내 혈액순환을 위하여 건강干姜, 육계肉桂를 한열병치寒熱病治의 방식으로 가미하였다.

2004년 1월 5일 GOT/GPT=73.8/102, T.bili 3.9
대변1일1,2회(연변), 수면개선(1일5,6시간)

2004년 2월 2일 GOT/GPT=93.8/126, T.bili 3.02
스테로이드 1일1알로, AZP1일1알로 감량되었다.

2004년 3월 2일 GOT/GPT=79.2/90.6, T.bili 2.60
증상이 안정화됨에 따라 한약복용 회수를 줄였으며(1일2회), 환자가 운동을 하고 싶어하므로 가벼운 운동을 권하였다(원칙적으로 염증이 심하여 간세포자체에 영향을 미칠 수 있을 경우에는 운동은 금기이나 만성적인 염증일 경우에는 간내혈액순환의 측면에서 적당한 운동은 치료에 도움이 된다).

2004년 4월 6일 GOT/GPT=54.9/68.9, T.bili 1.86
스테로이드와 면역억제제 복용량감소(각각 2일반알), 환자는 현재 건강에 이상한 점은 없으나 눈밑이 검다고 하였다(수년전 발병전부터 있었음).

2004년 5월 6일 GOT/GPT=55.3/68.2, T.bili 1.23

2004년 6월 21일 GOT/GPT=48.5/51.7, T.bili 0.96

2004년 8월 10일 GOT/GPT=22/30, T.bili 0.4

고찰

1. 질병설명

상기증례의 환자는 수년전 감기약을 임의로 복용한 후 간염이 발생되었으며 또는 감기증상이 간염이었을지도 모르나 환자는 감기약 때문이라고 주장하였다. 그 후 대학병원에서 자가면역성 간염이라는 진단을 받은 후 수년간 면역억제제 및 스테로이드를 복용하던 중 2003년 여름 간내미세담관의 경색이 발병하여 황달 및 간효소수치가 상승한 병례이다. 황달 발증 당시 수차례에 걸쳐서 담관통과술을 시행하였으나 황달 및 혈중 요소수치는 개선되지 않았으며 지속적으로 악화되어 담관주위의 선종 3개를 제거하고 인공적인 담관을 설치하였으나 더욱 악화되어 결국에는 대량의 면역억제제와 스테로이드를 사용하여 염증을 일시적으로 억제하였으나, 약 5개월 가량 황달의 수치와 혈중효소수치가 하강하지 않은 상태였다.

2. 치료경과

환자는 수년간 약물치료를 받아왔으며, 수년간 한방치료에 대한 잘못된 상식들을 주입받은 결과 치료의 결정까지 약1주일 정도의 시간이 필요하였으며 치료과정에서도 분명히 간내염증수치 및 모든 증상이 호전되었으나 마음 한 구석에는 의구심이 사라지질 않았다. 그러나 치료경과를 수치로 보면서 환자의 걱정은 사라지고 현재의 상태에 이르게 되었다.

3. 한방요법의 장점

본 질환의 문제점은 간내의 미세담관저색 및 간세포경화에 있다. 한방의 어혈瘀血과 습열濕熱의 개념을 통한 한방치료는 위에서 보는 바와 같이 상당한 위력을 발휘할 수 있다.

초기에는 단삼丹參을 인삼 대신 사용한 소시호탕小柴胡湯을 사용했는데 황금黃芩을 1일 36g까지 가중해도 간효소 수치는 하강했지만 황달은 조금만 개선되어 한열병치寒熱病治에 따라 사역탕四逆湯의 의미로 건강干姜, 육계肉桂를 가미하니 개선되기 시작하였으며 그 양은 천천히 가중하여 최후에 한약감량기에는 소시호탕가미방小柴胡湯加味方, 丹蔘 代人蔘 黃芩18g, 大黃12g, 干姜15g, 肉桂15g, 茵陳15g의 분량이 되었다.

4. 한약에 대한 오해의 해결

본 증례에서 보는 바와 마찬가지로 한약은 간을 손상시키는 것이 아니라 간의 기능을 활성화시켜줄 수 있다. 또한 장기간(약6개월)의 한약복용에도 간에는 여하의 이상이 나타나지 않고 간경화 또한 개선되었다.

5. 한약과 양약과의 관계

한약과 양약은 상호 보충의 관계에 있다. 대부분의 경우에 있어서 한약과 양약은 동시에 복용할 경우 여타의 부작용을 일으키지 않으며 오히려 약효를 상승시키는 경우가 많다. 본 질환의 경우에 환자는 장기간 동안 양약을 대량 복용하였으므로 만약 이 약을 한 순간에 끊는다면 약물에 의해서 눌려있던 증상이 일순간에 악화되는 리바운드현상反彈現狀이 나타난다. 이 리바운드현상을 잘 모르는 사람들은 명현현상(호전반응)이라고 하기도 하고 서양의사들은 한약의 부작용이라고도 한다. 그러나 잘 모르는 경우에는 모른다고 해야 한다.

본 질환에 있어서도 이러한 리바운드현상을 최소화하고자 장기간에 걸쳐 천천히 양방 주치의사의 지시대로 양약을 감소시켰다.

6. 치료예후

본 환자는 마지막 진료후 모든 약물을 금지하고 향후 6개월 동안 1개월에 한 번 정도 초음파 및 혈액검사를 시행하도록 하였으며 현재까지 아무런 이상이 없다.

7. 개인적인 견해

현재 아시아에는 수많은 간염환자들이 있다. 간염의 종류 또한 수도 없이 많다.

각국의 의약품시장은 날로 포화되고 있으며 그에 따라 각종 극약 또한 약물의 이름으로 유통되고 있다. 그러므로 약물에 의한 간손상은 날로 늘어가는 추세이다. 이것은 의약계열에 종사하는 사람만의 잘못이 아니다. 건강식품, 기능성식품, 특효식물, 특효약, 특수치료 등등 모든 특수라는 이름이 붙은 상품을 원하는 사람의 자연적인 심리가 부른 대가이다.

세상에서 가장 좋은 특효약은 깨끗한 공기, 깨끗한 물, 충분한 수면, 충분한 운동 등의 공짜약들이다. 이 점을 명심해야만 외래의 독극물로 인한 피해를 최소화시킬 수 있다.

12 B형 간염의 항바이러스제 치료실패 후 임신, 그리고 간경화

당시 33세, 여
진료일: 2005년 10월 8일

환자는 20세 초반에 폐결핵을 앓아서 오랫동안 결핵약을 먹는 도중 무슨 원인인지 B형 간염에 걸려서 약 2년간 치료 후 증상이 안정되었는데 2004년 4월 즈음 몸이 몹시 피곤하여 내과의 검진을 하니 GOT, GPT 모두 270이상 상승한 급성 B형 간염으로 진단하였으며 모 대학병원에서 제픽스lamivudine를 9개월간 복용하였으나 복용 중 다시 간수치가 상승하여 다시 헵세라adefovir로 약을 바꿔서 복용하였으나 이전과 마찬가지로 간수치가 다시 상승하여 다른 항바이러스제를 기다리던 도중에 임신을 한 사실을 알게 되어 부득이 하게 모든 치료를 중단하였으며 현재 5개월간 아무런 치료를 하지 못하고 혈액검사만 하고 있는데 최근 간수치가 200이상이 되고 동시에 혈소판이 하강하기 시작하여 걱정하던 중 언니의 소개로 본원에 내원하게 되었다.

환자의 상황은 GOT/GPT 200이상, 혈소판 10만6천, e항원, s항원 양성, 항체 음성, ALP212로 B형 간염이 장기간 통제되지 못하여 간조직의 섬유화와 비장의 기능항진에 의해 혈소판까지 하강하기 시작한 초기 간경화에 해당되는 상태로 만약 간의 염증이 조절되지 않고 이미 형성되기 시작한 섬유화의 차단이 이루어지지 않으면 시간이 지나면서 비장이 상당히 비대되어 혈소판의 하강이 빨라지고 간의 경화가 상당히 빠른 시간내에 진전될 것이 눈앞에 확연하게 보였다. 그러나 환자는 현재 임신 5개월의 특수한 상황인데다가 문제는 병원에서 말하는 '간염에는 한약이 극독이다' 라는 선입견을 탈출하기가 매우 힘들어 보였다. 그래서 환자에게 시간을 드리고 천천히 생각한 후에 결심을 하게 되면 다시 내원하도록 권하였다. 2005년 11월 24일 환자는 최근의 검사에서 상황이 더욱 악화되어 내원하였다.

증상분석

최근 검사결과는 GOT/GPT=212/251, 혈소판 9만6천, e, s항원 양성 등으로 이전 보다 상황은 더욱 진전되어 있었다. 대소변 및 식사, 수면은 양호하였으며 아직까지 황달 및 복수가 발생하지 않은 것으로 보아 용혈성간경화로 확인되었으며 기타 양방의 처치가 없이도 한방 단독으로 치료가 가능할 것으로 판단하였으며 태아에 대한 영향에 대해서는 만약 혈소판이 지속적으로 하강할 경우에는 출산 도중 위험할 수 있다고 말하고 또한 한약이 태아에 악영향을 주는 일은 없을 것이며 필자의 아이도 엄마뱃속에서부터 한약으로 치료했다고 안심시킨 후 1주일 분씩 처방하고 1주일에 1회 내과의 혈액검사를 받으면서 치료하기로 하였다. 또한 항바이러스제가 실패한 간염을 치료할 경우에는 치료 후 모든 간기능이 정상으로 돌아온 후에 한약도 복약을 중지하고 수주에서 수개월 내에 다시 몇 번 수치가 상승할 수 있으며 그렇게 오르락 내리락 하기를 수회 반복한 다음에 바이러스의 활동이 중지하게 될 것이고 간 내부의 순환상황도 개선되어 혈소판수치도 상승할 것이라고 설명하였다. 이에 필자가 바이러스성간염에 자주 사용하는 마황연교적소두탕가미방麻黃連翹赤小豆湯加 大靑葉, 板藍根, 續斷, 牛膝, 黃芩, 蒲公英을 처방하였다. 침구치료는 간비경肝脾經의 정혈井穴을 사혈하고 공손公孫, 태백太白, 척택尺澤혈에 자침하였다.

치료경과

2005년 12월 1일 GOT/GPT=153/207

2005년 12월 5일 GOT/GPT=125/174

2005년 12월 15일 GOT/GPT=98/114

2005년 12월 22일 GOT/GPT=87/81

2005년 12월 30일 GOT/GPT=82/91, 혈소판 9만9천

혈소판이 상승하기 시작하여 간 내부의 염증이 소실되어 문맥압이 하강한 것을 알 수 있었으나 최근 GOT/GPT의 하강곡선이 완만하고 또한 1주일 전에 비해 GOT가 미약한 상승을 보이는 것으로 보아 이미 진행되었던 간경화로 인한 간 조직의 괴사노폐물의 제거가 느린 것으로 보아 활혈거어活血祛瘀의 약물牛膝, 續斷을 증가하였다.

2006년 1월 9일	GOT/GPT=85/60, 가끔 대변이 잘 나오지 않는 것 같다고 하였다. 그러나 간의 염증이 정상치에 가깝게 안정되어 복용횟수를 1일3회에서 1일2회로 감소시켰다.
2006년 1월 24일	GOT/GPT=60/41, 산모의 상황은 아무런 이상이 없었으나 2주전 산부인과 검사에서 태아의 심장소리가 약간 불규칙적이라고 하였으나 구조적인 문제는 아닌 것 같으니 경과를 지켜보기로 하였다.
2006년 1월 26일	대학병원의 검사결과 GOT/GPT=53/43, 혈소판 12만5천
2006년 2월 11일	건강한 여아를 출산하였으며 산후 혈액검사에서 GOT, GPT가 모두 정상범위로 되었으며, e항원이 음성으로 되었으니 모유수유에 지장이 없다고 하였으나 그래도 교과서 밖의 문제가 발생할 수 있으니 모유수유는 하지 않는 것이 좋겠다고 권고하였다. 2006년 3월 14일: GOT/GPT=60/96.9, 항바이러스제로 인해 변종된 바이러스가 아직 완전히 제거된 것이 아니니 당분간만 복약하고 다시 복약을 중지하기로 하였다.
2006년 3월 30일	GOT/GPT=28/28, 수치가 하강하여 다시 약물 복용량을 감소하였다.
2006년 5월 5일	GOT/GPT=35.5/36
2006년 5월 30일	5월 23일의 정기검진에서 GOT, GPT는 모두 정상화되었으며 e항원도 음성으로 전화되어 있었으며 DNA도 음성으로 나와서 간염바이러스의 활동이 완전히 중지되었고 또한 혈소판도 14만2천으로 정상화되었다고 하였다.

후기

이 환자는 급성간염이 발생하여 2차에 걸친 항바이러스제 실패 후 다른 치료방법을 모색하던 중 임신으로 지속적으로 병세가 악화되어 간경화의 상태에 이르게 된 경우로 2005년 11월 24일부터 2006년 2월까지 약 3개월 간의 집중적인 치료를 통해 간의 염증상태가 개선되었으며 혈소판도 상승하여 일시적으로 치료를 중단하고 관찰 도중 2006년 3월 14일 바이러스의 활동이 다시 나타나 약 2주간의 집중치료로 다시 바이러스의 활성을 억제하였으며 최종적으로 2006년 5월 30일 바이러스의 활동이 중지되고 혈소판이 상승되어 관해상태로 판정하였다.

환자는 그 후 아무 이상없이 잘 살고 있었으며 2007년 감기에 걸렸을 때 맥문동탕 3일분으로 치료하였다. 그러나 2007년 7월 7일 환자는 요통으로 내원하여 침구치료를 7월 26일까지 하였으나 도무지 호전되지 않아 환자가 숨기는 일이 있는 것 같아 집요하게 문진하였다. 그 결과 7월 2일 좌측난관의 급성 염증 및 폐색 발생하여 부인과의 수술 및 복약력을 확인하게 되었다. 이에 필자는 깜짝 놀라서 바로 내과의 간기능 검사를 의뢰하였다. 당연히 간수치가 GOT/GPT=80/104로 상승되어 있었다. 필자는 약물에 의한 면역력 저하로 재발이 시작된 것으로 판단하였으나 치료는 하지 않고 1주일에 1회 내과에서 간기능 검사만을 하면서 경과를 지켜보았다.

환자의 GPT가 200을 넘어가기 시작하여 치료를 시작하였으며 350이상까지 상승하였으며 치료시작 3개월후인 12월 모든 수치가 정상으로 돌아와 치료를 종료하였고 이 책을 교정중인 2008년 11월까지 재발하지 않고 있으며 수주전에 실시한 정기 초음파에서는 간경화의 흔적도 없으며 DNA도 0이 되었다. 현재 만성 B형 간염의 주요 치료는 lamivudine, adefovir, entecavir 등이 사용되고 있으며 이들은 모두 바이러스의 증식을 억제하지만 virus는 생물이라 진화한다. 최근의 -dine, -vir 등은 그 약효가 나날이 강력해지고 있으나 리바운드도 강력하며 2006년 대만의 통계에서는 투약 중단후 수주~수개월에 대부분 재발한다고 한다. 대만에는 간염이 대한민국보다 더 많다.

13 지방간을 동반한 비특이성 간염

당시 39세, 남
진료일: 2002년 4월 21일

환자는 20대 중반부터 지방간으로 판정을 받았으며 1년에 3, 4회 정도 정기적으로 내과에서 혈액 및 초음파 검사를 하고 있으나 최근 몇 년 동안 간효소수치는 수치가 현재와 같은 상태를 유지하고 있으며 내과에서 처방해준 약물을 복용하였으나 증상의 변화나 수치의 변화는 없었으며 ALT가 지속적으로 상승하였다. 내과의사로부터 한방약물을 복용하면 간에 더욱 심각한 문제가 발생할 수 있다는 말을 듣고는 계속 양약을 먹는데도 불구하고 간수치가 계속 상승하고 지방간은 개선되지 않고 게다가 친척중의 한 분이 간경화로 돌아가셨다는 말을 듣고는 한방치료를 받고자 내원하였다.

증상분석

내원 당시 환자는 AST/ALT=48/150, T.bili 1.8, rGT53, T.chol 211(공복시), 지방간(초음파소견)으로 병원에서 간장약을 약 4, 5년 동안 복약하였다고 하였다. 환자의 혈액검사수치상으로 볼 때는 그리 중증이 아니며 운동 및 식이요법만으로도 건강을 되찾을 수 있을 것이라고 판단되었으나 이미 수년 동안 운동과 식이요법(저지방, 생식, 녹즙, 기타 민간요법 등등)을 시행하였으나 날이 지날수록 수치가 상승하니 2주마다 혈액검사를 하면서 한약을 복약하기로 하였다. 그 밖에 환자는 금연, 금주, 규칙적인 운동, 충분한 수면을 취하고 있었으며 혈압, 대소변, 식사 등도 매우 모범적이었으나 단지 긴장을 하면 대변을 자주 본다고 하였다. 이에 간비불화肝脾不和의 간울肝鬱에 필자가 애용하는 소시호탕가미방小柴胡湯加味方, 丹蔘 代人蔘 加 山査, 丹皮, 梔子, 當歸을 2주분 처방한 후 혈액검사를 하고 내원하도록 하였다.

치료경과

2002년 5월 9일 환자는 복약 후 피로를 덜 느끼게 되었으며 혈액검사 결과는 다음과 같다. AST/ALT=41/92, T.bili 0.8, rGT 32, T.chol 196

2002년 5월 24일 AST/ALT=29/49, T.chol 179로 AST/ALT와 T.chol은 정상수치 가까이 하강하였으나 아직도 완쾌된 상황이 아니고 초음파로 확인한 것도 아니었으므로 다시 2주 동안 더 복용한 후에 초음파검사를 권유하였다.

2002년 8월5일 환자는 약 2개월여 만에 내원하셔서 말씀하시기를 3번째 진료 후에 내과에서 혈액 및 초음파검사를 하여 이전의 소견과 비교하였는데 간수치는 모두 정상으로 회복되었으며 지방이 쌓여서 거칠게 보이던 간의 음영이 많이 부드럽게 변하였다고 하면서 내과의사가 이대로만 살면 된다고 하여 잘 살고 있다가 지나가는 길에 상황을 알려주려고 왔다고 하였다.

후기

본 환자의 경우에는 3년이 지난 2005년 까지 간수치가 정상을 유지하고 있었으며 3개월마다 실시하는 내과의 초음파검사에서도 이전의 개선된 상태에서 악화되거나 진행된 소견은 없었다.

14 원인불명의 초고지혈증

당시 40세, 여
진료일: 2005년 5월 5일

이런 환자는 매우 드문 경우로 서양의학적으로 원인도 찾을 수가 없고 약간 피곤한 것을 제외하고는 아무런 증상이 없다. 임상에서 참으로 만나기 힘든 경우이다.

환자는 2004년 2월 정기 검진시에 Total cholesterol(정상치 200mg/dL이하)이 430으로 상승하여 각종 검사를 하였으나 아무런 이상이 없었으며 가족 중에도 고지혈증을 가진 사람이 없었다. 이에 단순히 수치만 높은 것으로 보고 병원에서 2개월 분의 약을 복용한 뒤 80까지 하강하여 걱정을 하지 않고 있었으나 2005년 4월 말 정기검진을 하였는데 Total cholesterol이 1278이 나오자 깜짝 놀라서 종합병원에서 다시 검사를 하였으나 수치가 그와 비슷하게 나와서 간, 신장, 심장 등을 모두 검사하였으나 원인을 찾을 수가 없어서 한방에서는 이 병을 어떻게 설명하고 해결할 수 있는지 궁금하던 차에 지인의 소개로 본원에 내원하였다. 진료한 날은 어린이날로 원래 휴일이었으며 당일 아침에 급한 환자가 있다고 하여 문을 닫고 진료를 하고 있었는데 누군가 문을 두드려서 밖으로 나가 보니 평소에 친분이 있던 분이 환자를 모셔왔다.

증상분석

환자는 외면상으로 건강해 보이는 여자로 현재의 직업도 그리 힘들지 않았는데 가정에 약간의 문제가 있어서 음주를 자주하였으나 1년 전 고지혈증이 나타난 이후에는 마시지 않는다고 했다. 대소변은 정상이었으며 흡연은 하지 않았고 수면시간도 7시간이상으로 충분하며 별로 피곤하지도 않았으며 친인척중에서 고지혈증이나 중풍 등의 병력도 없었다. 한방진단에서도 맥脈이 긴세삽緊細澁한 것을 제외하고는 어떠한 변증의 증거도 없었다. 이러한 한방진단의 단서가 없는 경우에는 치료의 방향을 정하기가 매우 어려운데 본 환자의 경우에 신경을 많이 썼다는 것 이외에는 가족성 고지혈증도 아니고, 신장, 간장, 갑상선, 당뇨병, 다발성골수종 등의 원인 질환이 있는 것도 아니기 때문에 간양상항肝陽上亢의 이론에 입각하여 억간산가미방抑肝散加, 代赭石, 龍骨, 牡蠣, 丹皮, 梔子을 처방하고 다시 검사하도록 하였다.

치료경과 및 후기

그 후 2005년 5월 21일 내과에서 검사하니 Total cholesterol이 110이 되었다고 하면서 그래도 걱정이 되니 동일한 약을 한 번 더 복용하겠다고 하였다. 1년 지난 후 전화로 근황을 물어보니 수치가 정상이 된 후에도 혹시나 하는 마음에 수개월에 한 번씩 혈액검사를 하고 있으나 여전히 100에서 200사이의 정상상태를 유지하고 있다고 하였다. 현재까지 재발하지 않고 있다. 최근의 질병치료는 발병하기 전인 은성발증隱性發症의 단계에서 치료를 시작하는 경우가 많으며(특히 베첏, SLE 등의 자가면역질환, 바이러스성 질환 등) 이때에 한의학에서는 각종 혈액, 소변, 체액, 방사선 등등의 검사결과를 토대로 한방적인 사고관을 결합하여 처방하게 된다.

15 장염 후의 장마비증후군

당시 52세, 여
진료일: 2004년 3월 9일

환자는 1개월 전 장염을 심하게 앓고 장염은 내과의 치료를 받아서 완화되었으나 지속적으로 장에 가스가 많이 차며 대변이 시원하지 않다가 최근 집안의 일로 과로를 한 후 장에 가스가 너무 많이 차서 A병원응급실에서 관장을 하고난 후 완화되었으며 그 이후 지속적으로 약물을 복용하였으나 완화되지 않고 또 두 번이나 장의 가스로 응급실에 다녀왔다고 하였다. 그 후에도 계속 약을 먹고 있으나 장운동이 안된다고 하였다.

증상분석

환자는 현재 장운동촉진제 등을 복용하고 있으나 장의 운동이 현저하게 소실되어 청진기로 연동음을 거의 들을 수가 없었으며, 장내의 가스로 인하여 배를 누르면 통증이 심하였다. 현재 대변은 관장약을 사용해야만 3,4일에 1회 정도를 보고 있었으며 대변의 양도 매우 적고 경도는 보통 때와 다름없다고 하였다. 또한 장내의 가스가 나오지 않아 계속 배를 문지르고 있었으나 그래도 나오지 않고 있다고 하였다. 이것은 감기 후의 남은 열이 제거되지 않은 것으로 한의학적으로는 여열미진, 담음저색餘熱未盡, 痰飮阻塞의 병리에 해당되는 것으로 갈근금연탕葛根芩連湯과 도인승기탕桃仁承氣湯을 합방하였다.

치료경과

2004년 3월 15일 환자는 복약 후 임의로 양약의 복용을 중지하였으며(관장약 또한 중단), 한약을 복용한 후에는 복명(장이 움직이면서 나는 소리)이 발생하고 방기가 나온다고 하였다. 대변은 1일1,2회 정도로 보고 있다고 하였다.

2004년 3월 22일 최근에는 배변 시에 배가 끊어지는 것 같은 통증이 감소하였으며 가스가 차는 것도 가라앉았다고 하였다.

2004년 3월 29일 복통 등이 모두 소실되었으나 이상하게도 복부에 분홍색의 간지럼증을 동반한 손가락만한 크기의 반점이 나오게 되었다고 하였다. 이것은 처음 장염후유증의 열이 발산되는 것으로 개의치 않고 계속 복약 및 치료하도록 하였다.

후기

그 후 환자는 배변이 정상으로 회복되었으며 피부의 발진도 소실되었다.
장이 마비되는 경우는 여러 가지 원인에 의해 발생한다. 장염으로 발병할 경우는 체력이 약한 소아나 노인, 갱년기 여성, 각종 중증환자 등에서 잘 발생한다. 이 밖에도 사고, 요추추간판질환, 척수신경손상 등으로 장마비가 발생할 수 있으며 여러 가지 종양, 뇌혈관질환에서도 발생할 수 있으므로 단순히 장만의 문제만을 생각할 수 없으며 원인을 찾아서 치료해야 한다.

16 대장용종

당시 64세, 남
진료일: 2004년 6월 25일

환자는 절친한 친구의 부친으로 1992년 대장암으로 직장을 부분 절제하였으며, 그 후 2001년 신장에서 종양이 발견되어 오른쪽 신장을 적출하였으며 2003년 직장에서 종양이 발견되어 이전의 수술절제후 약물로 유합시킨 부분의 장을 절제(약 1m)하였다. 이 밖에도 수술시기의 중간에 이미 4회의 레이저용종절제술 및 소작술을 시행하였다. 초진시 환자는 대장내시경상 약 1cm정도의 용종이 발생한 것(2004년 4월)을 제외하고 기타의 출혈 및 이상증상이 없었다. 현재 A대병원에서 경과를 관찰하는 도중이며 기타의 치료는 시행하지 않고 있었다.

증상분석

본 질환은 장의 어열瘀熱에 의하여 발생하는 것으로 일단 발생한 용종은 내시경검사와 동시에 발견된 것은 바로 절제하면 된다. 그러나 환자의 경우는 이미 수차례에 걸친 수술에도 지속적으로 발생하였으며 이에 병원에서는 더 이상의 부분적인 수술절제방법이 아닌 대부분의 대장을 절제하는 것을 고려하고 있는 상황이어서 환자는 한방치료도 용종에 효과가 있는지 100%신뢰는 하지 않고 있었으며 1개월 간 복약한 후 내시경 검사를 받기로 하였다. 이에 장옹腸癰에 사용하는 대황목단피탕가감방大黃牧丹皮湯加紅花, 槐花, 三七을 처방하였다.

치료경과

2004년 7월 19일 환자보호자의 연락으로 금일 대장내시경결과 용종이 소실된 것을 확인하였다. 그러나 용종은 재발이 잘 되는 질환이므로 향후 약 1, 2개월간 고량진미 및 매운 음식을 금기하고 지속적으로 약물을 복용할 것을 환자에게 권고하였다. 또한 이후에도 재발의 가능성이 있으므로 1년에 한 번 정도 추가적인 대장 내시경검사를 시행하도록 하였다.

후기

그 후 환자는 2004년의 복약 후 약 1년간 용종이 재발하지 않았으며 1년에 1회 시행하는 검진에서 2006년 약 0.3cm의 용종이 발견되어 검진 중 절제하였으며 그 때 다시 한약을 1개월 간 복약하였다. 그 후 현재까지 재발하지 않고 있다.

대장의 용종은 대부분이 양성종양으로 레이저 및 기타 외과적인 수술요법을 통하여 제거할 수 있으나 이번과 같은 경우에는 변이의 중간에 있는 종양으로 여러 번의 레이저 수술에도 지속적으로 발생하였으며 이미 항문기능을 유지할 정도의 직장을 제외한 대부분의 직장을 절제하였기 때문에 더 이상의 절제도 할 수 없는 곤경에 빠진 상황이었다. 이러한 경우에는 한의학의 어혈瘀血과 어열瘀熱의 개념에 따라 처방을 운용하면 좋은 결과를 얻을 수 있다. 또한 전암성위염(화생성위염), 다발성 용종, 선천성 대장용종 증후군, 궤양성대장염 등에도 대동소이한 치료법을 사용하면 좋은 결과를 얻을 수 있다.

17 무원인의 다발성 대장용종증

당시 9세, 남
진료일: 2005년 4월 25일

환자는 태생 후부터 가끔 대변에 피가 조금씩 나와서 치질이 있는 줄로 알고 그럭저럭 지내고 있었으나 금년 2월 대량의 출혈을 동반한 설사가 나와서 멎지 않았다. 그래서 서울의 한 대학병원에서 크론병으로 의심되어 내과적 약물치료를 하였으나 증상이 호전되지 않아 다시 다른 대학병원에 가니 궤양성대장염을 의심하고 또 동일한 약물치료를 하였으나 증상은 여전하였다. 이에 다시 제3의 대학병원에서 대장조영술을 하니 직장에 대략 수십 만개의 용종이 꽉 들어차 있었다(사진참조). 이에 각종 검진을 하였으나 특정 질병명은 나오지 않았으며 가장 유사한 것이 선천성 가족성 용종증이었으나 가족 중에는 용종을 가진 사람이 없었다. 해당병원에서는 특이할 만한 치료법이 없으며 이미 선종으로의 변화를 보이는 조직이 조금 있으니 언젠가는 대장절제를 해야 하지만 현재는 관찰만 하는 것이 좋을 것 같다고 하면서 대변출혈에 의한 빈혈에 대해 철분체만을

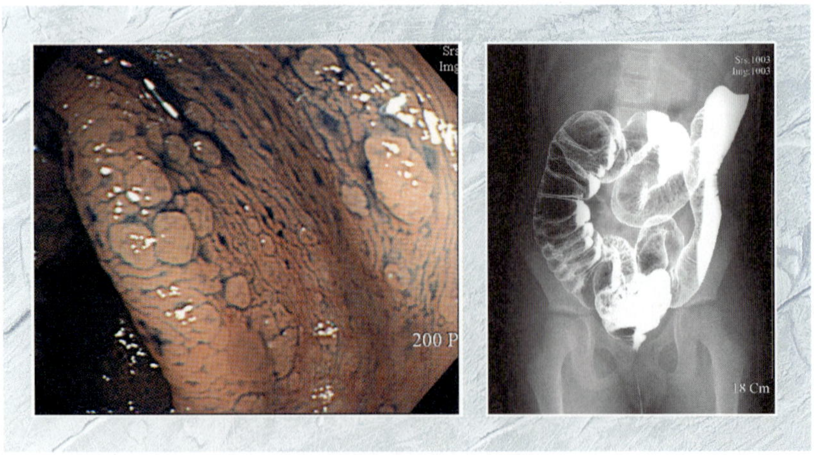

처방한 상황이었다. 이에 한참을 고민하던 환자의 모친은 인터넷에서 어떤 사람이 쓴 황연해독탕이 효과가 있다는 글을 읽고 본원에 내원하였다.

증상분석

환자는 거의 매일 발생하는 대변출혈 및 점액변, 체중저하, 성장지연, 무기력 등을 호소하였습니다. 이러한 용종의 출혈은 장열장독腸熱腸毒에 해당되며 지혈과 동시에 용종억제를 목표로 하여 황연해독탕가감방黃連解毒湯加地楡, 槐花, 茯苓, 澤瀉, 蒲公英, 白芨, 蒼朮을 처방하였다.

치료경과

2005년 8월 8일	환자는 그 동안 10일 분의 약을 가져가서 20일 동안 복약하곤 하여 치료에 그렇게 적극적이지 않았으며 주위사람들이 한약이 무슨 효과가 있느냐고 하여 갈등을 많이 했다고 하였다. 현재 환자는 복부의 임파선이 부어 있었으며 몸이 따끈해지면 혈변을 하였으며 최근 6개월 간 키가 2cm밖에 자라지 않았다고 하였다.
2005년 12월 26일	항문에 가끔 통증이 있다고 하였다. 10월의 검사에서는 용종이 약간 작아진 것 같다고 주치의사가 말하였으나 검사사진은 가져오지 않았다.
2006년 4월 16일	용종이 이전의 개선된 상태로 잘 있다고 하였다. 주치의사의 처방에 따라 정장제를 복용하고 있었다.
2006년 11월 9일	대장용종은 그렇게 큰 문제를 일으키지는 않고 있으며 매운 음식이나 인스턴트음식을 먹으면 대변이 묽어진다고 하였다. 최근의 검사에서는 용종이 부드러워진 것 같다고 하면서 수술은 아직은 하지 않는 것이 좋다고 주치의사가 말하였다.
2006년 12월 29일	2일전의 검진 결과 용종이 커지지 않았으며 조금씩 줄어들고 있다고 하였다. 이에 일본으로 이민예정이니 약이 많이 필요하다고 하여 60일분의 약을 한 꺼번에 처방하고 문제가 있으면 다시 전화로 연락하기로 하였다.

2007년 9월 10일 환자의 모친전화로 현재 일본에 거주하고 있으며 이전의 설사, 변혈, 점액변 등은 모두 없으며(이미 5개월 정도되었음) 키도 170 cm 이상으로 성장하였고 성격도 상당히 밝아졌다고 하였다. 2007년 겨울방학에 귀국하여 정밀검진을 받을 예정이라고 하였다.

후기

환자는 2007년 겨울 비자문제로 귀국하지 못하였으며 생활에 아무런 불편이 없이 잘 살고 있다고 하였다.

이 질환은 한국에 보고된 경우가 거의 없는 매우 희귀한 질환으로 심지어는 정확한 병명도 없는 상황이다. 환자의 치료상황을 보면 증상이 없어졌다고 완치가 된 것은 아니지만 이런 질병은 증상을 제어하는 것도 그리 쉬운 일은 아니다. 특히 대변출혈의 경우 서양의학에서는 각종 소염제, 정장제 등으로 제어를 시도하지만 궤양성대장염, 크론병의 제어가 어려운 것처럼 장기간 복약할 경우 부작용만 생기는 경우도 많다. 궤양성대장염, 크론병은 자가면역질환이며 상열하한上熱下寒의 지백지황탕知柏地黃湯, 황연해독탕黃連解毒湯, 척담탕滌痰湯, 선학초仙鶴草, 지유地楡, 괴화槐花, 백급白芨, 측백엽側柏葉 등을 사용하면 증상이 순조롭게 안정화된다. 그러나 용종은 활혈거어活血祛瘀, 양혈지혈凉血止血의 방법을 겸해야 한다.

18 힘든 일을 한 후에 발생한 탈항脫肛 및 요통

당시 48세, 여
진료일: 2004년 9월 13일

환자는 이전부터 암치질(항문 괄약근 안쪽)과 수치질(항문 괄약근 바깥쪽)이 하나씩 있었으나 증상이 없어서 치료를 하지 않고 가끔 바깥쪽의 치질이 부어 오르면 약국에서 약을 바르면 조금 나아지곤 하였는데 최근 힘든 일을 한 후 바깥쪽의 치질이 부어 오르고 항문이 빠지는 듯한 느낌이 심하여 다시 약을 발랐으나 효과가 없고 이전에 병원에서 수술을 권유받은 적이 있어 걱정을 하고 있다가 내원하였다.

증상분석

환자의 증상은 항문이 빠지는 듯한 증상과 항문 바깥쪽의 치질이 부어 오른 것으로 항문내진을 하였으나 안쪽의 치질이 크게 만져지지는 않았다. 이에 일시적으로 기력을 소모하여 항문조직을 지탱하는 지방조직이 늘어난 것으로 보아 보중익기탕가감방補中益氣湯, 黃芪加重到36g을 처방하고 족삼리足三里, 기해氣海, 신유腎俞 등에 침구치료를 하였다.
그 후 환자는 증상이 개선되어 1회 더 복약을 한 후 치료를 종료하였다.

후기

2006년 5월 11일 환자는 오른쪽 발목에 약간의 통증이 있어 그간의 사정을 물어보니 이전의 치료 후 현재까지 항문 쪽에는 아무런 이상이 없으며 어떠한 치료도 하지 않고 있다고 하였다.

치질의 초기 단계는 부분적인 혈액순환장애에 의한 정맥혈의 회류불량 등에 의해 혈관 또는 근육조직의 이완 등으로 미약한 염증의 양상으로 발생하는데 대부분의 환자들은 별 걱정하지 않고 지내다가 염증이 매우 심하거나 조직이 밖으로 튀어나와서 통증이 발생하게 되어서야 병원 또는 한의원을 찾게 된다. 위의 환자처럼 탈항의 경우도 있고 치질이 화농되어 농이 흐르는 경우도 있는데 이 때에도 한방치료는 매우 효과적인 결과를 보일 수 있다. 그러나 치질과 비슷한 병으로 치루痔瘻의 경우에는 양상이 다르다. 치루는 특정부위에 발생한 농양이 피부 밖으로 흘러나오게 되는 것으로 가장 중요한 것은 심부에 발생한 농양을 배출시키고 염증을 억제하는 것이다. 때로는 치료가 잘 안되어 일부 근육을 절제하는 경우도 있으며 평생 재발로 고생하는 경우도 적지 않다. 물론 이 경우에는 치료에 상당한 시간이 필요하며 안쪽의 농이 완전히 배출 또는 흡수되지 않으면 재발할 가능성이 상당히 높으므로 고질적인 병으로 진행되는 경우가 많다.

19 모유 수유 중인 맹장염 환자

당시 28세, 여
진료일: 2005년 10월 14일

환자는 필자의 부인으로 며칠 전부터 감기기운이 있는 듯 하고 식욕이 없다가 갑자기 고열이 나면서 배가 아파서 음식을 잘 못 먹은 줄로 생각하여 소화제를 복용하였으나 통증이 전혀 줄어들지 않고 배를 펼 수가 없었다. 그래서 복부를 만지니 오른쪽 배 아래쪽에서 격렬한 통증을 감지하였으며 필자는 맹장염이 의심되어 내과에 가서 진료를 받게 하니 백혈구가 1만 6천 정도이며 우측 하복부의 압통, 38도 정도의 발열 등으로 미루어 보아 맹장염이 의심된다고 하여 근처의 외과에서 맹장염으로 진단되어 당장 수술을 하자고 하였다. 그러나 환자는 2개월 된 아기를 돌봐야 하는 상황으로 수술을 하면 며칠 동안 입원을 해야 하고 또한 모유수유를 할 수 없게 되므로 한방치료를 하기로 하였다. 물론 환자는 한방치료를 믿지 않았지만 아기와 엄마를 위해서는 어쩔 수가 없었다. 한의원에서 진료를 하다가 맹장염이 의심되는 소아환자를 고친 경험은 많았으나 이렇게 화농이 되어 수술직전에 있는 환자를 고친 경험은 없었다. 그래서 한약을 복용하되 만약 복용 중이라도 갑자기 고열이나 복통이 심해질 경우에는 바로 응급실로 가기로 하고 도핵승기탕가감방桃核承氣湯加黃芩, 黃連을 처방하고 2시간 간격으로 복용하도록 하였으며 금식을 하도록 하였다.

치료경과

하루가 지난 후 발열은 정상으로 돌아왔으며 대변을 조금씩 10여 회를 보았다고 하면서 배변될 때 마다 통증이 약간씩 덜 해지는 것 같다고 하였으나 여전히 배를 똑바로 펴고 다니기에는 통증이 있다고 하였다.

복약 3일째 되는 날 환자는 아기를 안고 젖을 먹일 때 아기가 발로 오른쪽 아랫배를 누르면 약간의 불편한 감각만이 있으며 밥을 먹어도 되느냐고 하여 이제는 먹어도 문제가 없다고 하였다. 복약 간격은 1일 6회로 하고 2일간 더 복약한 후 시간이 되면 내과의 진료를 다시 받고 영상검사를 하라고 하였다. 2일 후에는 대변도 정상으로 보고 식욕도 예전으로 돌아왔으며 우측하복부는 전혀 통증이 없었다. 환자는 맹장염이 수술을 하지 않고 이렇게 나은 것이 정말로 꿈만 같다고 하였다.

후기

한의학서적의 장옹편腸癰篇에 보면 맹장염에 대한 치료법이 초기에는 각종 승기탕承氣湯계열의처방으로 사하청열제독瀉下清熱除毒의 방법을 사용하고 염증이 제어된 후에는육군자탕六君子湯계열로 재발을 막기 위해 마무리를 한다. 그러나 고대에는 지금처럼 위생 및 의료체계나 교통이 좋지 않아 적절한 치료를 받지 못하여 생명을 잃은 경우도 많았다. 그래서 현재는 맹장염에 대한 한방치료가 신뢰를 잃게 된 것 같다. 현재까지 맹장염의 원인은 알려져 있지 않다.

20 급성신염

당시 13세, 여
진료일: 2003년 11월 28일

환자는 2003년 10월 중순부터 극심한 피로를 느꼈으나 운동선수인 관계로 운동을 많이 해서 생긴 피로로 생각하여 근처의 내과에서 영양제를 맞았으나 피로가 사라지지 않고 갑자기 소변이 탁하게 나오기 시작하였다. A종합병원에 입원하여 검사한 결과 급성 사구체신염의 판정을 받고 여러 가지 치료를 받았으나 단백뇨가 감소하지 않고 계속 약간씩 증가하여 입원한 상태였다. 보호자가 검사기록(2003년 11월 14일, A병원, 24시간 총단백 1200mg(낮 318mg, 밤 882mg), 요단백+++, 잠혈반응음성)을 가지고 내원하였다.

증상분석

보호자의 요청에 의하여 병원으로 왕진하였는데 환자는 얼굴이 많이 부어올라 있었으며 항생제를 투여하고 있었다. 발병 전 약간의 미열이 있었으나 일반적인 감기라고 생각하여 1개월 정도 내과에서 약물을 복용하였다고 하였다. 진찰당시에도 처음 입원시와 다름없이 단백뇨가 강양성으로 나오고 있었으며 일체의 기타증상(체온, 혈압 등)은 정상을 보이고 있었다.

일반적으로 세균 또는 바이러스에 의한 사구체신염은 한의학적으로는 소양증少陽病 즉 소시호탕류小柴胡湯類의 처방에 해당되나 현재 환자의 상태는 이미 상당한 양의 항생제가 투여되었으므로 소양열少陽熱이 소실되고 난 후의 상태인 수역겸기허水逆兼氣虛 및 여열餘熱로 판단하였다. 또한 이미 염증이 상당히 진행되어 사구체가 손상되었을 가능성도 배제할 수 없었으며 항생제 이외에도 고농도의 스테로이드가 처방되었을 가능성이 높았으므로 이에 오령산가감방五苓散加龍膽草12g, 金櫻子6g, 黃芪18g을 10일분 처방하였다.

치료경과

2003년 12월 8일 환자는 복약 직후부터 부종이 소실되기 시작하였으며 12월 6일 검사에서는 더 이상 요단백이 검출되지 않아 퇴원하면서 본원에 전화를 하였다. 그러나 환자의 상태가 일시적으로 안정되었다고 해서 복약을 바로 중지하게 되면 회복되기 시작한 신장의 기능이 다시 악화될 위험이 있으므로 다시 동일한 처방을 10일분 처방하였다.

후기

그 후 2년이 지나 우연히 음식점에서 환자의 모친을 만날 수 있었는데 환자는 지금까지 재발하지 않고 축구선수로 활약하고 있다고 감사의 말씀을 하였다.

사구체 신염은 급성과 만성이 있으며 대개 외감外感 (세균 또는 바이러스 등)의 원인에 의하여 발병하며 대부분 후유증없이 회복되지만 때로는 만성으로 진행되는 경우도 많다. 일단 만성 사구체신염으로 발전하면 속수무책이 되는 경우가 많으며 때로는 신부전으로 진행되기도 한다. 그러므로 초기부터 적극적으로 한방치료를 하여 신장의 손상을 최소화해야 한다.

21 전립샘염

당시 46세, 남
진료일: 2006년 9월 21일

환자는 수년 전부터 소변이 시원하지 않다는 느낌이 있었으며 2개월 전부터는 갑자기 소변이 찔끔거리며 나오고 항상 아랫배가 꽉 차있는 느낌이 심해져서 내과에서 검진하였으며 전립샘염 및 비대가 있다고 하였으며 약물을 복약하여 약간 개선되는 느낌이 있었으나 약을 하루 정도 먹지 못하니 증상이 이전과 똑같게 되었으며 최근에는 약을 복용하는 중간에 많이 걸었더니 아랫배의 묵직한 느낌이 더욱 심하게 되어 한방치료를 받고자 내원하였다. 환자는 중년의 건장한 체격이었으며 당뇨병, 고혈압 등의 지병은 없었다.

환자의 증상은 전립샘염과 약간의 비대로 파악되었으며 내과 검진시 PSA수치는 약간 상승했다고 하였다. 이에 간담습열肝膽濕熱로 판단하여 용담사간탕가감방龍膽瀉肝湯加敗醬根, 桃仁, 紅花, 肉桂을 처방하였다.

치료경과

2006년 10월 12일　환자는 첫 번째 약을 다 복용하고 내원하였으며 아랫배에 소변이 차 있는 느낌이 대부분 소실되었으며 아직은 소변이 시원하게 나오지는 않으나 찔끔거리지도 않는다고 하였다.

2006년 10월 30일　환자는 환한 얼굴로 이제는 소변이 마음대로 나온다고 하였으며 약을 한 번 더 복용하고 재발하지 않았으면 좋겠다고 하였다.

후기

그 후 1년 동안 재발하지 않았으며 그 동안에는 어떤 약물도 복약하지 않았다.

만성전립샘염은 일종의 퇴행성질환으로 보는 것이 적당하다. 초기에는 간담습열肝膽濕熱의 열증熱症으로 볼 수 있으나 후기로 가게 되어 기허氣虛, 신양허腎陽虛로 들어가게 되면 그 때의 치료법은 서양의학의 DHT전환억제제와는 다른 의미의 신양허의 신기환腎氣丸, 우귀음右歸飮 계열의 처방을 선택하거나 또는 간담습열肝膽濕熱의 처방과 동시에 사용해야 한다. 일단 전립샘비대가 일정한 정도를 넘어서게 되어 배뇨가 완전히 불가능한 경우에는 전립샘 절제술을 할 필요도 있으며 이 때 수술 후 한방치료를 시행하면 전기소작술 후의 화상 및 절제수술 후의 섬유화를 방지할 수 있으며 이런 것을 처리하지 못하면 후유증으로 또 고생할 수도 있다. 즉 전립샘염 및 비대는 용담사산탕龍膽瀉肝湯을 쓸 수도 있고 보중익기탕補中益氣湯을 사용할 수도 있으며 신기환腎氣丸, 우귀음右歸飮, 팔선장수환八仙長壽丸, 육미지황탕六味地黃湯 등등의 처방을 사용할 수도 있다.

제5장

관절질환

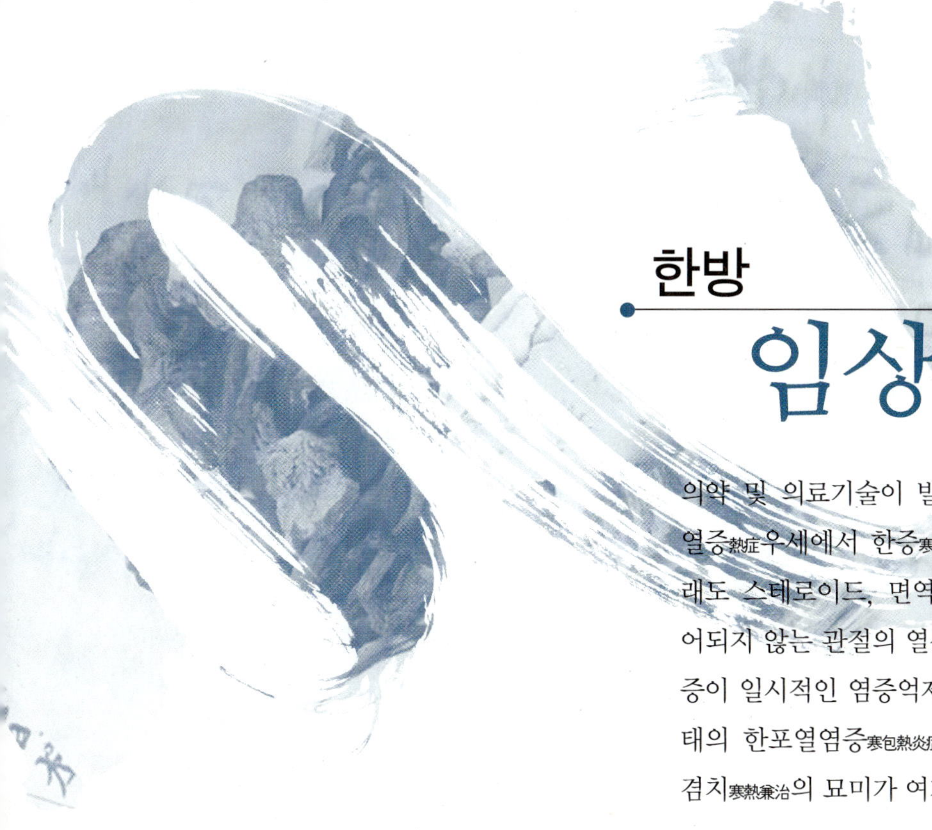

한방

임상이야기

의약 및 의료기술이 발전하면서 각종 관절질환은 열증熱症우세에서 한증寒症우세로 전환되고 있다. 그래도 스테로이드, 면역억제제, MTX 등으로도 제어되지 않는 관절의 열성염증熱性炎症은 존재한다. 염증이 일시적인 염증억제에 의해 그 위세가 꺾인 상태의 한포열염증寒包熱炎症이 존재하는 것이다. 한열겸치寒熱兼治의 묘미가 여기에 있다. ”

01 초기 류마티스관절염(전신)

당시 35세, 여
진료일: 2004년 2월 24일

환자는 약 1주일 전부터 아무런 이유없이 전신관절이 부으면서 통증이 나타났다. 당시 근처의 큰 병원에서 혈액검사 결과 류마티스 양성반응이 나와 약물을 복용하였으나 통증이 없어지지 않고 점점 심해져 출근조차 힘들 정도가 되어 내원하였다.

증상분석

진료시 환자의 관절 특히 무릎관절은 양쪽무릎의 윗부분梁丘, 血海, 鶴頂 주변이 상당히 부어 있었으며 양쪽팔목, 양쪽팔꿈치, 손가락의 모든 관절 등에도 부종와 열감이 있었다. 대소변은 정상적이었고 식욕은 현저하게 저하되어 있었으며, 가끔 오한惡寒이 있으며, 설태백후舌苔白厚, 맥부긴삽脈浮緊澁하였다. 본 환자의 경우는 외감外感에 의해 발생한 백호역절풍白虎歷節風으로 열독熱毒이 관절 및 주변연조직의 염증을 유발하는 것으로 판단하였다. 이에 백호탕가감방白虎湯加青蒿, 地骨皮, 黃芩, 紫草을 복용하도록 하고 침구치료는 환자가 두려워하여 생략했다.

치료경과

2004년 3월 20일 손가락, 팔꿈치, 무릎 등의 통증은 소실되었으나 아직은 완전하지 않으므로 다시 동일한 처방을 사용하였다. 그 후 수개월 동안 내원하지 않았다.

2004년 7월 10일	복약 후 그 동안 증상이 나타나지 않았으나 얼마 전 감기를 심하게 앓은 후 양쪽손가락의 통증이 발생하였다고 하였다. 이에 필자는 그 동안 복약하지 않은 것을 심하게 질책하며 앞으로 꾸준히 복약하도록 하였다.
2004년 7월 26일	지난 번 복약 후 3일째 되는 날부터 통증이 소실되었으며 현재는 왼쪽 무릎의 미약한 통증을 제외하고 다른 부위의 통증이 없다고 하며 복약을 중지하려고 하여 필자는 매우 화를 내면서 앞으로 1개월 이상을 복약하도록 하였다.
2004년 9월 11일	환자가 내원하여 말하기를 이제는 통증이 완전히 없어졌으므로 다시 진찰을 받으러 왔다고 하면서 얼마 전에 혈액검사를 했는데 류마티스인자 음성반응이 나왔다고 기뻐하였다.
2004년 10월 18일	전화상으로 감기에 걸렸는데 감기약이나 택배로 보내달라고 하면서 류마티스는 아직 재발하지 않고 있다고 하였다.
2005년 3월 초	오랜만에 오신 환자는 환자의 아들이 심하게 감기에 걸려서 1개월여 동안 소아과에서 항생제치료를 하고 있으나 더욱 심해질 뿐이라고 하면서 진찰을 하던 도중 다시 증상이 나타난 적이 있냐는 물음에 그것은 이미 오래 전에 다 나았으니 걱정말라고 하였다.

후기

본 증례는 난감한 경우로 처음 2회(약20일분)의 복약 후 통증이 소실되어 환자가 기뻐하며 복약을 중단하고자 하였으며, 본 질환은 그렇게 금방 완치되는 것이 아님을 알고 있기에 수개월의 복약이 더 필요하다고 강조하였으나 스스로 복약을 중지하고 수개월 후에 재발하여 또 치료를 하여 완해시킨 경우로 현재까지 재발하지 않고 있다.

류마티스질환의 원인은 아무도 모른다. 류마티스계열질환의 한방치료는 특정유형을 제외하고는 MTX, 스테로이드 및 강력한 면역억제제로 인한 간신기능의 이상이 출현하기 전까지는 대부분 음허화왕陰虛火旺, 간양상항肝陽上亢, 골증열骨蒸熱, 열독치성熱毒熾盛에 해당된다. 초기부터 무조건 기혈음양을 보충하는 방법을 사용하면 예후가 좋지 않을 수 있으며 현대의 한방치료는 고대와는 달리 서양의학의 부족을 보충해야 하는 경우도 있으므로 치료 전 반드시 환자가 무슨 약을 복용하고 있는지 알아야 하며 한방치료를 한다고 기존에 복약하고 있는 약물을 일시에 중단하는 것은 매우 위험한 일이다.

02 초기 류마티스관절염 (손가락, 발꿈치 등)

당시 41세, 여
진료일: 2006년 3월 23일

환자는 필자와 친분이 두터운 분으로 약 2개월 전부터 몸이 이상한 것을 느꼈으며 당시에는 가끔씩 가슴이 뛰기 시작하였으나 최근에는 증상이 심해져서 야간에 가슴이 매우 많이 뛰는 것을 느꼈으며 게다가 한달 전부터는 등 전체가 빠근하게 아파오기 시작했으며 동시에 양손의 손가락이 아침이 되면 뻑뻑하게 되고 발뒤꿈치가 아파오기 시작하였으나 조금 움직이면 증상이 약해진다고 하였다. 만약 증상이 그대로 머물러 있었으면 문제가 없었으나 날이 갈수록 손과 발의 통증이 심해졌으며 손가락관절마다 약간씩 붓고 만지면 통증이 나타나 정형외과에서 혈액검사를 하니 RF와 염증수치가 상승하여 증상과 혈액검사로 류마티스관절염이 의심된다고 하여 크게 걱정을 하면서 내원하였다.

증상분석

환자는 전형적인 초기 류마티스관절염, 즉 백호역절풍白虎歷節風의 증상을 보이고 있었으며 한방치료에 대한 신뢰가 두터운 터라 검사만 하고 일체의 약물을 복약하지 않은 상태로 내원하였다. 이러한 경우에는 치료가 아주 빠른 경향을 보이므로 필자는 아주 자신있게 빠른 시일내에 모든 증상이 사라질 것이니 걱정하지 말라고 안심시킨 후 증상이 소실되면 다시 혈액검사를 받으라고 하였다.
이에 필자가 초기 류마티스관절염에 잘 사용하는 백호탕합계작지모탕白虎湯合桂芍知母湯을 처방하였다.

치료경과

환자는 복약을 하면서 1주일 정도 경과하니 통증이 소실되었으며 그 후 지속적인 관찰에도 재발하지 않고 있다.

후기

환자의 증상이 매우 빠른 속도로 소실되었다고 하여 검사가 잘 못되었다고 생각할 수도 있지만 혈액검사의 정확도는 신뢰할 수 있다. 그런데 난치병인 류마티스관절염이 왜 이렇게 빨리 나았느냐 하는 문제는 류마티스질환은 원래 바이러스 감염이나 또는 기타의 원인으로 인한 면역계통의 과잉흥분으로 면역계통을 억제하는 치료가 선행되지 않는다면 매우 빠른 속도로 치료될 수 있는 질환인 것이다. 면역을 억제하게 되면 증상은 조금 개선되지만 만성적으로 변하게 되고 합병증이 나타날 수 있다. 만약 이미 면역억제치료(스테로이드, 면역억제제, 항암제 등)를 받고 있다가 한방치료를 시작할 경우에는 초기에는 기존의 치료와 한방치료를 병행하는 것이 엄청난 리바운드현상을 피하면서 류마티스에서 벗어날 수 있는 방법이다. 치료에는 상당한 시간과 노력이 필요하며 염증의 극성기에는 해당부위에 침구치료를 하지 않는 것이 좋다.

03 초기 류마티스관절염(전신)

당시 31세, 여
진료일: 2005년 3월 18일

환자는 약 10여일 전부터 갑자기 전신의 관절이 아프기 시작하여 아침에 일어나면 손가락이 잘 펴지지 않고 무릎과 발가락의 관절도 약간의 부종과 뻑뻑한 느낌이 있으며 야간에도 전신관절의 통증을 느껴 잠을 깨기도 하였으며 안면의 부종도 발생하여 큰 병이 났다고 생각하여 급하게 대학병원의 진료를 받았으며 류마티스관절염이 의심된다는 의사의 소견을 듣고는 경악하여 여기저기 물어본 후 내원하게 되었다.

증상분석

이미 병원에서 처방해준 약을 복용하고 있었으나 통증 및 부종은 여전하였고 체온은 정상이었으며 아직은 류마티스인자(RF)나 그 밖의 염증관련수치 등의 이학적 검사결과는 나오지 않았으나 환자는 이미 걱정이 태산같았다. 환자의 증상을 요약하면 다음과 같다.
① 전신관절통(손가락, 발가락, 무릎 등의 대칭성 부종 및 통증) ② 조기강직(아침에 전신의 관절이 뻣뻣해지는 느낌) ③ 통증이 있는 관절면의 미약한 돌출 및 부종감 등, 이상의 증상을 조합하면 비록 혈액학적인 검사결과는 확인되지 않았으나 류마티스관절염으로 추정할 수 있었다. 환자의 관절증상은 극히 초기의 류마티스관절염으로 판단되었으며, 이에 황연해독탕가미방黃連解毒湯加紫草, 蒲公英을 10일 분 처방하고 풍지風池, 곡지曲池, 삼음교三陰交 등에 침구치료를 병행하였다.

치료경과

2005년 4월 21일 복약 후에 전신의 관절통이 개선되었으나 아직까지는 양쪽의 손가락과 발가락이 아침에 약간 부어있는 것을 느낄 수 있다고 하였다.

2005년 5월 20일 양쪽 손가락, 발가락, 무릎 등이 아침에 뻣뻣함과 부종, 통증이 거의 소실되어 느끼지 못하나 전신의 관절에 약간의 표현하기 어려운 미약한 부드럽지 못한 느낌이 있다고 하였다.

2005년 6월 20일 환자는 5월 20일에 내원한 후 증상이 전혀 없어서 스스로 판단하기를 완치되었다고 생각하여 내과에서 혈액검사를 한 결과 모든 수치가 정상범위에 있었으나 자신이 느끼기에는 약간 몸이 약해졌다는 느낌과 함께 피로를 잘 느끼는 것 같다고 하였다. 이에 육미지황탕가미방六味地黃湯加蒲公英을 장기간 복용하도록 하여 약 3개월간 1일1회 정도 복약한 후 치료를 종료하였으며 현재까지 재발하지 않고 있다.

후기

류마티스관절염은 증상 및 이미 복약한 약물에 따라 한방치료의 방법 및 기간이 완전히 다르다. 만약 스테로이드, MTX 등등을 장기간 복약한 후에도 증상이 개선되지 않고 동시에 약물 부작용이 있는 경우라면 상당기간 동안 한약을 복용해야 하는 경우도 있다. 이 때의 한방치료방식은 만약 간신기능이상이 없으면 청열해독淸熱解毒의 방법을 사용하여 증상이 안정화되기 시작하면 양방주치의의 약물감량이 시작된다. 약물을 감량하여 완전히 끊게 되면 그 때부터는 한방치료도 서서히 중단하기 시작한다. 만약 기존의 양약을 갑자기 중단하게 되면 그 때까지 축적된 염증신호가 한 번에 폭발하게 되어 원래의 염증보다 더욱 강력한 염증이 생기게 된다.

04 출산후 발생한 류마티스관절염

당시 31세, 여
진료일: 2005년 2월 19일

환자는 약 8, 9년 전 첫 아이를 낳은 후 얼마 지나지 않아 알러지 비염, 알러지 천식, 아토피 피부염, 류마티스관절염 등이 순차적으로 발생하여 대학병원에서 지속적으로 치료를 하였으나 모든 증상이 완전히 소실되지 않고 돌아가면서 발생하고 있었으며 최근에는 이러저러한 약물에도 효과가 없어서 수개월에 한 번씩 면역치료를 받고 있으며 관절통이 지속되어 수 많은 약물을 복용하다가 그마저도 속이 쓰려서 복용하지 못하고 있었다. 그런데 이만저만하던 증상이 최근에 시골에 다녀온 후 전신의 모든 관절에 통증이 발생하였으며 이전에도 한방치료를 받아본 적이 있었으나 효과를 보지 못하여 한방에 대해 믿음이 크지는 않았으나 통증이 너무 심하고 수년간의 치료에도 호전되지 않고 증상이 더 심해지는 것 같아 내원하였다.

증상분석

현재의 증상은 전신의 관절이 모두 쑤시고 오른쪽 팔목은 부어서 만지면 따뜻한 것을 느낄 수 있었으며 허리, 무릎, 어깨, 목 등의 모든 관절이 아파서 죽을 것만 같다고 하였다. 추위와 더위를 매우 싫어하였으며 수족은 항상 차갑고 오한이 자주 발생하였고 한 번 오한이 발생하면 전신의 관절이 모두 아파서 움직이기가 힘들 때가 많다고 하였다. 맥은 부긴세삽浮緊細澁하였으며 대소변은 정상적이었으나 오랫동안 약을 복용하여 속이 많이 쓰리다고 하였다. 환자의 증상은 역절풍歷節風에 해당하는 것으로 이미 장기간 동안 수많은 소염제, 스테로이드 등을 복용하였으며 위가 아픈 것은 약물로 인한 부수적인 증상으로 볼 수 있었으며 손발이 차가운 것은 혈관운동성에 문제가 발생한 것으로 약물에 의해 발생한 것일 수도 있고 장기간 병환으로 인한 자율신경이상에 의한 것으로도 생각할 수 있었다. 이에 계지작약지모탕가미방桂枝芍藥知母湯加半夏, 茯苓, 黃芩, 青蒿을 2주분씩 처방하고 1주일에 2회씩 침구치료를 하였다.

치료경과

2005년 3월 10일	최근에는 전신의 관절통이 많이 개선되었으며 오른쪽 팔목에 약간의 통증과 열감만이 있다고 하였다.
2005년 3월 31일	날씨가 흐려지면서 오한이 들더니 다시 통증이 발생했다고 하였다.
2005년 4월 25일	최근에 열이 극심하게 나더니 설사를 하루에 5회 이상씩 하고 밤에 잘 때 미열이 지속된다고 하였다.
2005년 5월 19일	오른쪽 손목의 통증이 절반이상 감소하였으며 전신의 관절통도 절반이하로 감소하였으나 가끔 추위를 느낀다고 하였다.
2005년 6월 13일	최근 감기가 발생하여 천식처럼 소리가 났으나 이전에 감기에 걸릴 때에 비하면 금방 나았다고 하였다.

환자는 2005년 6월 27일 내원 이후 소식이 없다가 9월 26일 내원하여 마지막 치료 후 전신의 통증은 모두 사라졌으며 감기도 걸리지 않았는데 발병한 후에 이렇게 몇 달 동안 아무런 문제 없이 지낸 적이 없어서 다시 혈액검사를 시행하니 류마티스인자가 음성화되었으며 염증수치가 정상범위 이내로 돌아와있었다고 했다. 그 후 1년이 지나서 2006년 3월에 다시 내원하였는데 매년 감기가 걸리면 천식이 발작하여 오랫동안 약을 먹어야 겨우 진정되곤 하였는데 금년 겨울에는 감기에 걸려도 천식으로 가지도 않았고 관절통도 못 느꼈으며 추위도 별로 느끼지 않고 잘 지냈다고 하였다. 발병한 지 약 10년 만에 힘들지 않은 겨울을 지낼 수 있었다고 하였다. 그 후 재발하지 않고 있으며 만약 재발을 할 경우에는 필자의 한의원은 또 다시 매우 시끄러워질 것이 확실하다. 현재까지 증상없이 잘 지내고 있으며 2007년 10월에는 별 문제가 없으나 보약이나 먹어보겠다면서 내원하였다.

후기

일단 류마티스라고 진단을 받게 되면 일반사람들은 좌절하게 된다. 그리고 처음에는 일반적인 진통소염제로 치료를 하다가 통증이 억제되지 않으면 스테로이드, MTX 등의 순서를 밟게 된다. 이러한 약물을 장기간 복약할 경우 각종 합병증(일일이 열거하지는 않는다.)에 시달리게 되고 결국에는 종신토록 병마에 시달리게 될 수도 있다. 물론 몇몇 예외적인 경우를 제외하고는 사망에까지 이르지는 않는다. 그러나 삶의 질은 상당히 좋지 않게 되며 장기적인 류마티스는 사람의 일생을 바꿔놓을 수도 있다. 가장 좋은 치료는 초기에 한방치료를 단독 또는 병행하는 것이 좋다. 각종 진통소염제를 복용하여 통증이 없다고 관절의 변형이 안 되는 것도 아니고 약물을 끊으면 더욱 격렬한 통증이 엄습하게 되어 약물을 끊을 수 없는 지경에 이르게 되는 것이다.
류마티스를 비롯한 각종 면역계통질환에서 발생하는 조열潮熱, 오한惡寒은 한의학만이 가지고 있는 소양열少陽熱의 이론에 부합되며 이때에는 청호靑蒿, 지모知母, 지골피地骨皮, 은시호銀柴胡 등의 청허열약을 증상의 경중에 따라 가감하면 서서히 개선되며 이 이론은 신경열神經熱, 종양열腫瘍熱에도 적용될 수 있다. 서양의학에서도 루프스, 류마티스에 항말라리아제제인 퀴닌계열의 약물을 사용하지만 소양열少陽熱의 치법이 더 효과적이다.

05 전형적인 열성 류마티스관절염

당시 63세, 남
진료일: 2007년 8월 16일

환자는 2007년 3월에 갑자기 잠을 자고 일어났는데 몸을 움직일 수 없을 정도의 통증과 고열이 발생하여 대학병원에 입원하여 치료하였으나 조금만 차도가 있어서 집에서 조금 떨어진 한방병원에 입원하여 치료하였으며 당시에는 약간 호전되어 퇴원하였으나 그 후 점점 상태가 악화되어 현재에 이르게 되어 소개로 내원하였다.

증상분석

환자는 전형적인 열성熱性 류마티스관절염으로 양쪽의 무릎, 어깨, 팔꿈치, 발목, 양손가락의 관절 등이 상당히 부어 있었고 열감熱感이 심하였으며 청진에서도 심장잡음이 느껴질 정도의 중한 상태였으며 진찰실에는 가족들의 부축을 받으면서 들어왔고 숨이 매우 차서 호흡을 몰아 쉬곤하였다. 대학병원에서 복약하고 있는 약은 소론도 15mg을 복용하고 있었으며 입원시에는 더 많은 양을 복약했다고 하였다. 이에 양명증열陽明蒸熱로 진단하고 백호탕가미방白虎湯加石膏加重到45g, 黃芩, 黃柏, 紫草, 金銀花, 茯苓, 澤瀉, 活絡丹을 처방하고 관절의 종열腫熱이 가라앉을 때까지 침구치료는 생략하였다.

치료경과

2007년 8월 30일 환자의 보행이 많이 수월해졌으며 슬관절의 종열감이 상당히 감소하였다.

2007년 9월 18일 슬관절, 손가락관절의 통증이 상당히 감소하였으나 견관절의 통증이 심하였으며 밥맛이 없다고 하여 처방에 산사山査를 가미하였다.

2007년 10월 1일 일반적인 생활에는 지장이 없을 정도가 되었으나 아직까지는 여기저기 쑤신다고 하였다.

2007년 10월 18일 전신의 관절통이 견디고 살만하게 되었다고 하였다.

2007년 11월 30일 병원에서 소론도를 5mg으로 감량하였으며 통증이 없으면 약을 중단하라고 하여 완치에 가깝게 치료되었다.

후기

이 환자는 심장잡음이 들릴 정도로 류마티스관절염이 심하였으며 본원에 내원하기 전에는 반년 동안을 혼자서 걸어본 적이 없었으며 고용량의 스테로이드에는 약간 반응을 하나 감량 후에는 다시 증상이 리바운드하였다. 고향에서는 마을사람들이 가망이 없다고 생각하고 있었다고 2월에 소개로 올라온 환자가 말하였다. 치료에 사용한 약물의 약량藥量은 상당하다. 우선 석고石膏가 1일 90g에서 120g까지 증량되었고 황금黃芩, 황백黃柏은 시작부터 주증酒蒸하여 18g에서 시작하였다. 이러한 고한苦寒약을 대량 사용할 경우에는 간혹 복용 중 탈력감, 현훈, 식욕부진 등의 증상을 호소하는 경우가 많은데 이 때에는 처방이 잘못된 것이 아니라 혈당이 일시적으로 저하되거나 소화액의 분비가 저하된 것으로 흰쌀죽을 먹거나 사탕을 먹으면 증상이 즉시 완화되며 처방에 소도제消道劑 또는 육계를 소량 첨가하면 된다. 그렇다고 처방을 너무 약하게 하면 치료가 잘 되지 않다. 이 점은 강력한 소염제와는 다르다. 강력한 소염제는 혈당과는 관련이 없이 분비선자체를 파괴하거나 분비를 억제하여 약물성 궤양을 만들 수 있으나 한약은 복합약물의 사용으로 염증억제경로가 다원화되어 있으므로 부작용이 적은 것이다.

자주 전화 문의 오는 질문이 병원에서 수술, 항암치료 중 발생하는 복통인데 병원에서는 당연히 한약을 먹지 못하게 하여 필자는 생무씹기를 권한다.

저작근 운동에 따른 침샘자극과 하부소화액 분비를 촉진하게 되어 약물성 위염에는 상당한 효과가 있다. 그래서 해독제라고 하여 한약 복약 중에 금기시하는 지도 모르지만 무의 씨를 한약에 다용하는데 도대체 무슨 이유에서 금기하는 지는 필자도 의문이 든다.

06 오래된 테니스엘보 (상완 외측 주관절염)

당시 46세, 여
진료일: 2003년 10월 24일

환자는 수년 전 양쪽의 팔꿈치 바깥쪽에 통증을 느끼기 시작하여 정형외과에서 수개월 동안 물리치료와 관절에 주사를 수차례 맞았으며 맨 처음 주사를 맞고 물리치료를 할 때에는 통증이 가라앉더니 어느 순간부터는 국소주사를 맞고 물리치료를 받아도 통증이 지속되어 잠을 잘 수가 없었으며 급기야는 팔꿈치 관절이 잘 펴지지 않고 빨래는 물론 설거지도 할 수 없고 후라이팬, 컵을 들 수도 없을 정도가 되어 한의원에서 수개월간 한약물치료와 침구치료를 했어도 차도가 없자 급기야는 치료를 포기하고 붕대를 감고 다니면서 집안일은 거의 못하며 한 번 집안의 일을 하면 팔이 아파서 잠을 잘 수가 없으며 특히 왼쪽팔은 일직선으로 펼 수 조차 없을 지경이 되었다고 하면서 고칠 수 있으면 무슨 수를 쓰던지 고쳐달라고 하였다. 이미 한방, 양방을 막론하고 오랫동안 수많은 치료를 하였으므로 의사에 대한 신뢰는 거의 없어 보였으며, 치료할 수 있으면 해 보라는 식의 아주 곤란한 상황이었다.

증상분석

환자의 왼쪽팔꿈치는 70도 이상으로 펴지는 것이 불가능해 보였고 팔을 펴려고 하니 아프다고 소리를 질렀다. 반면에 오른쪽 팔꿈치는 90도 정도 펴지기는 하였으나 팔꿈치의 바깥쪽 튀어나온 관절부근을 누르니 막 화를 내면서 만지지도 말라고 하였다. 즉 왼쪽팔꿈치는 건 및 인대유착이 있었으며 관절내의 연골도 그리 건강해 보이지는 않았으며, 오른쪽의 경우에도 경미한 유착과 동시에 염증이 진행 중인 것을 알 수 있었다. 이런 경우에 한방 골상과에서는 장기간의 염증으로 인한 신음허편양허腎陰虛偏陽虛로 진단하며 처방으로는 신기환가미방腎氣丸加紫草18g, 骨碎補15g, 續斷15g을 2주분 처방하고 꾸준히 2,3일에 1회 침구치료針 風池, 合谷, 溫針 肘三針를 하였다.

치료경과

2003년 11월 15일	왼쪽 팔꿈치가 펴지게 되었으나 통증은 반도 줄지 않았다고 하였다.
2003년 12월 11일	양쪽의 팔꿈치 통증은 거의 소실되었으나 갑자기 잠을 자고 일어난 후 우른쪽 어깨가 잘 올라가지 않아서 내원하였다.

양쪽 팔꿈치는 12월 11일 마지막으로 치료종료하였으며 2003년에는 수년 만에 처음으로 김장을 담갔다고 하였다.

후기

그 후 현재까지 가끔씩 갱년기의 얼굴붉어짐과 혈압의 이상으로 내원하였으나 팔꿈치는 신경을 쓰지 않아도 될 정도가 되었다. 그러므로 한방치료가 일시적인 진통효과가 아닌 관절주변의 조직재생 및 강화에 도움이 되었음을 알 수 있었다.

주관절염은 국소의 상황에 따라 치료가 결정된다. 초기의 관절홍종이 있을 때는 강력한 청열해독법清熱解毒法을 사용하며 홍종이 없을 경우에는 기혈양허氣血兩虛, 신음허腎陰虛, 신양허腎陽虛의 처방을 사용하고 통증이 심하면 활락효령단活絡效靈丹을 함께 사용한다.

활락효령단活絡效靈丹의 제법: 필자는 의학충중참서록醫學衷中參西錄의 활락효령단活絡效靈丹과 의방집해醫方集解의 활락단活絡丹을 합하여 각종 관절통에 사용하고 있다. 각 구성약물을 탁주로 반죽하여 약 3개월 간 발효시킨 후 녹두대의 환으로 만든다. 발효시 곰팡이의 색이 하얀색이어야 하며 기타 색으로 발효될 경우 중독을 유발할 수 있으며 한국의 기후에서는 여름철이 제환에 가장 적합한 시기이다. 제환 후에는 40도 정도에서 약 3일간 건조하며 사용량은 1회 1-3알 정도를 탕약과 함께 사용하고 있으며 보관은 과다 발효를 방지하기 위해 냉동 또는 냉장보관한다. 중독증상은 신경전달계통의 지연으로 나타날 수 있으며 이를 방지하기 위해서 처음부터 과량을 사용하지는 않는다.

07 오십견五十肩 (유착성 견관절염)

당시 47세, 여
진료일: 2003년 9월 16일

환자는 1개월여 전부터 잠을 잘 수 없을 정도의 왼쪽 어깨 통증으로 정형외과의 물리치료 및 관절강내 주사요법, 신경외과 주사요법 등을 하였으나 효과가 없었으며 한의원에서 2주동안 침구치료 및 봉침요법, 약물요법을 시행하였으나 통증은 여전하다고 하였으며 그래서 이번에는 어느 병원에서 무슨 치료를 받아야 할지 고민하던 중에 지인의 소개로 내원하였다.

증상분석

환자는 왼쪽 손을 위로 올리는 것이 매우 힘들어 최고로 높일 수 있는 각도가 약 70도 이하로 관절의 유착이 심하였으며 왼손으로 등을 긁는 동작은 엄두도 못내는 상황이었으며 야간에도 움직이거나 약간만 왼쪽 어깨가 눌려도 통증이 심하여 자다가 일어나서 울기도 한다고 하였다. 한의학적으로 이러한 경우에는 소장경小腸經 및 국소局所의 한통寒痛으로 이때에는 비교적 강한 침법과 약물로 울체된 경락의 기운을 뚫어야 한다. 이에 견우肩髃, 비노臂臑의 화침火針, 합곡合谷에 온침溫針을 하고 견비환가미방蠲痺丸加黃芩, 桑白皮을 처방하였다.

치료경과

이후 10여 회의 침구치료를 통하여 왼쪽의 어깨의 통증과 손을 들어올리는 동작이 개선되었으며 등을 긁는 동작이 약간 불편하였으나 여증餘症은 지속적인 운동을 통하여 치료가 가능한 것으로 판단하여 동일한 약물을 처방하고 치료를 종료하였다.

후기

오십견五十肩은 냉동견冷凍肩 또는 응결견凝結肩이라고 하며 견관절주위의 만성적인 염증으로 유착이 발생하여 견관절의 동작에 제한이 발생하는 고질적인 질환이다.
한의학적으로 초기에는 습열濕熱에 해당되고 만성기로 넘어가게 되면 한응寒凝이 된다. 물리치료 및 생활에 있어서는 초기에는 가급적 격렬한 운동을 삼가며 병이 진행되어 유착이 심할 경우에는 많은 양의 운동으로 추가적인 유착을 방지해야 하므로 그 시기마다 치료법이 다르다. 오십견의 후유증으로는 손이 떨리거나, 글씨를 쓰기가 힘들거나, 저리거나, 손의 힘이 저하되는 등 신경, 혈관, 근육계의 후유증이 남을 수도 있으므로 적극적인 치료를 해야 한다.

08 오른쪽 무릎 관절염으로 보행이 힘든 환자

당시 49세, 여
진료일: 2006년 11월 2일

환자는 2006년 봄부터 갑자기 오른쪽 무릎이 부어 오르기 시작하여 방사선검사결과 퇴행성관절염으로 진단을 받고 정형외과, 한의원에서 치료를 하였으나 부종과 통증이 없어지지 않아 내원하였다.

증상분석

환자의 오른쪽 무릎은 왼쪽 무릎에 비해 상당히 부어 있었으며 구부리고 펼 때 매우 통증이 심하였고 걸음걸이도 상당히 불편하였으며 계단을 오르내릴 때도 통증이 극심하다고 하였다. 내외측인대와 전후방십자인대의 기능은 정상적이었으나 관절주변부에서 열감을 느낄 수가 있었다. 이러한 중증의 관절염은 수술을 하게 되는 경우가 대부분으로 환자의 경우는 이미 관절강주사, 각종 소염제, 한방 약물 및 침구치료를 시행하고 본원에 내원하였으므로 필자도 치료에 상당한 기간이 필요할 것으로 예상하여 우선 수술을 해서 손상된 연골을 제거하고 다시 한방치료를 받는 것이 좋을 것 같다고 말하였으나 환자는 주변에서 무릎수술하고 못 걷는 사람들이 몇 있어서 수술은 절대 사양하였다. 그래서 대강활탕가감방大姜活湯加黃柏, 牛膝, 續斷, 三七, 活絡丹을 처방하되 6개월 이상 지속적으로 복약하는 것을 환자에게 확답받고 그래도 치료가 되지 않을 경우에는 수술을 하기로 하고 치료를 시작하였다.

치료경과

2006년 12월 2일　오른쪽 무릎의 통증은 여전하였다.

2007년 1월 22일　무릎의 통증과 부종이 상당히 감소하였으나 지난 주에 제사를 지낸 후에 조금 악화되었다고 하였다.

2007년 2워 26일　무릎의 통증과 부종이 크게 감소하였으나 어제 하루 종일 앉아 있은 후에 약간 통증이 심해졌다고 하였다.

2007년 4월 24일　통증이 대부분 소실되어 운동과 가사일에 전혀 지장이 없으나 계단을 빨리 내려가려면 약간의 통증이 있다고 하였다.

2007년 9월 6일　왼손 가락의 끝이 모두 저린 수근관증후군으로 내원하였으며 당시 무릎은 문제가 없으며 길에서 무릎이 아픈 환자들을 보면 소개하고 싶은데 괜한 일을 하는 것이 아닌가 하고 망설인다고 하였다.

후기

무릎의 열성熱性관절염은 초기에는 주변부의 활액막염증으로 시작된다. 이 활액막의 염증을 후유증없이 제거하는 것은 상당한 노력이 필요하다. 본 환자의 경우에는 무릎관절 주위의 활액막 및 관절연골면의 염증이 상당히 심하였다. 자주 사용되는 양약의 각종 소염제는 소화장애, 부종, 체중증가를 초래하기가 쉬운데 이러한 현상은 관절의 무게 부하를 증가시키고 소화흡수를 통한 관절의 영양공급을 감소시킬 수 있다. 현재의 의식주 및 생활은 비록 퇴행성관절염이 있더라도 단기간에 걸을 수 없을 정도로 관절의 퇴화가 급격하게 일어날 수가 없다. 물론 무릎관절이 아프다고 모두 퇴행성관절염은 아니다. 관절연골, 내외측부인대, 십자인대의 사열 및 파열, 관절낭의 천공에 의한 슬와부의 낭종, 관절주변에 존재하는 활액낭의 염증, 관절염좌, 관절결핵, 골암, 관절의 무혈성 염증, 요추 추간판 탈출 등에 의한 신경의 압박 및 장기간의 요추질환으로 인한 신경지배근육의 근력저하에 따른 무릎관절의 불안정 등이 모두 관절염을 유발할 수 있다. 원인에 따른 치료가 가장 중요하며 때로는 수술이 1차적인 치료가 될 수도 있다. 대부분의 무릎수술실패의 경우는 수술실패가 아니라 체질에 따라 수술 후의 2차적인 자가치유과정에서 발생한 과도한 점액분비가 문제가 되는 경우가 제일 많다. 그러므로 수술 후 적어도 약 7일이 경과하여 스테로이드를 처방하지 않는 시기부터는 당귀수산當歸鬚散, 황연해독탕黃連解毒湯, 대강활탕大姜活湯 등의 청열해독淸熱解毒, 이수삼습利水滲濕, 활혈거어活血祛瘀 작용이 있는 처방을 사용하는 것이 후유증을 막을 수 있는 좋은 방법이다. 만약 특이체질의 사람이 이것을 모르고 치료의 황금시간이 지나고 나서 후유증이 발생한 경우에는 일단은 재수술을 하고 새로 생긴 유착을 제거한 후에 한방치료를 하는 것이 치료의 기간을 단축시킬 수 있는 방법이다.

09 무릎이 붓지도 않는 퇴행성관절염

당시 70세, 여
진료일: 2005년 2월 16일

환자는 오래 전부터(최소 5년 이상) 양쪽 무릎이 부어 오르지도 않는데 통증이 심하여 정형외과에서 관절주사를 많이 맞고 약도 많이 먹었으나 통증이 없어지지 않고 집에서 걸어나오기도 힘들어서 한방치료, 벌침을 맞아도 통증이 없어지지 않아서 치료를 포기하고 현재는 집에서 거의 나오지 못하고 조금씩만 걷고 있었는데 주위의 이웃들이 본원을 소개하여 내원하게 되었다.

증상분석

환자의 무릎은 전혀 부어 있지 않았으며 단지 걸을 때마다 통증이 심하여 보행이 매우 힘들어서 멀지 않은 거리라도 택시를 타고 다녔으며 잠을 자다가도 아파서 깨곤 한다고 하였다. 수년간 외과에서 이런저런 약을 먹었으나 전혀 효과가 없었고 수술을 하려고 큰 병원에서 진찰을 받았지만 수술할 정도는 아니라고 하였으며, 관절에 좋다는 글루코사민을 비롯한 상어연골제제 등등을 먹어도 소용이 없었으며 미국에서 보내줬다는 약을 먹어도, 아픈 것을 참아가며 맞은 벌침도, 자주 다니던 한의원에서 수개월 동안 약을 먹어도 효과가 없었다고 하였다. 그러면서 죽어야 낫는 병인 것 같다고 하여 치료를 하는 입장에서는 참으로 난감하였다.

환자의 무릎은 손으로 만지기에도 차갑게 느껴졌으며 관절의 굴신운동은 정상적이었으며 전후방십자인대, 내외측부인대 및 고관절, 허리 등은 전혀 문제가 없었다. 발을 땅에 닿게만 하면 통증이 발생하였다. 기존의 질환으로는 협심증, 당뇨병 등을 가지고 있었으며 매일 내과의 약을 복용하고 있었다. 이에 슬관절의 한통寒痛으로 보아 삼비탕가감방三痺湯加乾薑, 肉桂, 活絡丹을 처방하고 슬안膝眼, 학정鶴頂, 족삼리足三里, 음양릉천陰陽陵泉 등에 침구치료를 하였다.

치료경과

2005년 3월 3일	양쪽 무릎의 통증이 조금은 나아졌지만 아직도 많이 걸을 수 없었다.
2005년 3월 15일	이전에는 무릎이 아파서 걷는 것은 고사하고 잠을 잘 수가 없었으나 최근에는 움직이지 않으면 통증이 전혀 없다고 하였다.
2005년 3월 29일	무릎의 통증이 많이 개선되어 걸어도 심한 통증이 없었다.

후기

환자는 2006년 6월 며칠 전 심하게 넘어지면서 왼쪽 무릎이 부어서 내원하셨는데 이전의 무릎관절염에 관해 물으니 1년 전의 치료로 완전하게 나은 것은 아니지만 진통제를 먹지 않아도 잘 수가 있고 겨울에도 그렇게 아프지 않았으며 밭일도 할 수가 있다고 말하였다.

퇴행성관절염은 상당히 고질적인 질환으로 대부분 40대가 지나면서 많이 발생한다. 초기에는 무심코 지나치지만 시간이 지날수록 관절의 변형 및 지속적인 통증이 발생하여 노년기의 삶의 질에 상당한 영향을 주게 된다. 현재 퇴행성관절염이라고 말하고 있는 대부분의 관절염은 열성熱性관절염이 대부분이며 한성寒性관절염은 비교적 적다. 열성퇴행성관절염의 치료가 완전하지 않으면 한성寒性으로 진행된다.

10 오른쪽 무릎관절염

당시 65세, 여
진료일: 2004년 6월 10일

환자는 이전부터 오른쪽 무릎의 안쪽에 통증이 있어서 가끔 보행시 약간씩 아파서 정형외과 또는 한의원에서 치료를 받으면 또 그 이후에는 통증이 가라앉아서 걸을 만했는데 1주일 전부터 갑자기 통증이 심해지면서 오른쪽 무릎의 슬안혈(무릎정면의 안쪽 움푹 들어간 곳)부위가 부어오르고 걸을 수가 없어서 정형외과에서 관절주사를 맞고 물리치료 및 약물을 복용하였으나 증상이 여전하여 내원하였다.

증상분석

진찰시 환자는 오른쪽 무릎의 부종과 통증으로 보행시 절뚝거리고 있었으며 환부를 만지니 약간의 열감이 있었다. 이외에 얼굴과 손이 약간 부어 있었는데 이것은 이전의 약물복용으로 인한 것으로 보였으며 기타의 질병은 없었다.
이러한 슬관절의 염증은 한의학적으로 학슬풍鶴膝風, 슬안풍膝眼風에 해당되는데 다행히도 환자는 초기에 해당되어 신음腎陰을 보충하고 슬부의 열독熱毒을 제거하는 처방을 복용하고 침구치료를 시행하면 빠른 속도로 회복될 것으로 보여 기타의 검사를 권유하지는 않았다. 환자의 경제사정상 알약活絡丹을 5일분 처방하고 침구치료를 하였으나 아주 약간의 통증경감이 있을 뿐 만족할 만하게 치료가 되지 않아 즉시 첩약黃連解毒湯加牛膝, 杜沖, 續斷, 活絡丹으로 변경하였다.

치료경과 및 후기

복용 후 침구치료를 병행하여 2004년 7월 23일을 마지막으로 하여 치료를 종료하고 현재까지 재발하지 않고 있다.

무릎의 통증은 여러 가지 종류가 있다. 위의 환자의 경우는 연골의 퇴행성변화와 주변 조직의 탄성약화 등으로 발생한 약한 정도의 슬관절의 염증에 해당된다.

초기의 퇴행성관절염은 신음허열腎陰虛熱에 해당되고 시간이 지날수록 신양허腎陽虛로 진행된다. 모든 관절염이 처음부터 일정한 과정을 거치는 것이 아니라 유형이 있으므로 발병 초기에 그 유형에 맞는 치료를 해야 하며 처음부터 소염진통제, 관절주사, 벌침주사 등을 맞는 것은 아주 좋지 않은 방법이다. 퇴행성관절염은 관절내부로의 혈액순환유지가 관건인데 여기에 각종 강력한 소염진통제를 사용하면 당장의 통증은 개선되지만 관절내부의 상황은 악화된다. 치료의 취사선택이 필요하다.

11 노인의 왼쪽 무릎의 관절염

당시 68세, 여
진료일: 2004년 5월 25일

환자는 왼쪽의 무릎관절염으로 고생한 지 이미 수년이 되었으며 슬안膝眼, 독비犢鼻, 혈해血海, 양구梁丘, 위중委中 등 무릎주위는 모두 부어 있었으며 걸을 때 통증이 심하여 절뚝거리고 주야간 모두 통증이 심하여 생활이 매우 불편하다고 하였다. 이미 정형외과 등의 진료는 수없이 받았으며 속칭 연골주사라 부르는 것도 많이 맞았으며, 침치료를 위해 멀리까지도 다녀왔다고 하였다.

증상분석

진료시 환자의 오른쪽 무릎은 무릎전체가 왼쪽 무릎보다 상당히 부어 있었으며 열감熱感이 심하고 보행이 힘들 정도로 부종과 통증이 심하였다. 그런데 신기하게도 그렇게 오랫동안 관절에 염증이 있었는데 관절의 변형은 거의 없었다. 이에 아직은 연골이 완전히 퇴화되어 소실되거나 관절강내의 유착이 심하지 않은 것을 알 수 있었다. 그러므로 아직은 인공관절치환술 등의 수술적인 요법을 시행하지 않아도 한방치료만으로도 치료가 가능할 수 있다고 판단되어 한방약물치료와 침구치료를 동시에 시행하려 하였으나 환자의 경제적 사정상 침구치료만을 하기로 하였다. 이에 2, 3일 간격으로 슬관膝關, 슬안膝眼, 독비犢鼻, 양구梁丘, 혈해血海 등의 혈위에 침구와 사혈요법을 하였다. 그러나 예상했던 것처럼 침구치료 당일에는 통증이 약해지나 그 다음날은 이전과 똑같게 되는 날이 반복되어 소풍활혈탕가감방疏風活血湯加續斷, 牛膝을 처방하였다.

치료경과

2004년 5월 29일	환자는 최근 수일간 매일 침구치료를 받았으나 호전은 전혀 보이지 않았다. 이에 위의 내복약을 처방하였다.
2004년 7월 1일	복약한 후부터 증상의 개선이 순조롭게 진행되어 무릎의 부종이 많이 감소하였다고 말하면서 비록 경제적으로 여유롭지는 않으나 복약을 더 하기를 원하여 동일한 처방을 2주분 처방했다.
2004년 8월 30일	현재는 보행 및 일상생활에 전혀 무리가 없을 정도로 무릎의 통증이나 부종이 없으나 가끔 미약한 통증이 있어서 다시 이전처럼 아플지도 모른다는 생각에 약을 더 복용하는 것이 어떻겠느냐고 말하여서 동일한 처방을 처방하였다.

후기

이후 환자는 오른쪽 무릎은 거의 불편함이 없이 현재까지 잘 지내고 있다.

퇴행성슬관절염은 급만성기 및 관절변형의 유무에 따라 치료법이 다양하다. 한방외과에서는 하나의 슬관절염에 대해서도 슬옹膝癰, 비저痱疽, 상수어上水魚, 슬안풍膝眼風, 학슬풍鶴膝風, 인면창人面瘡, 위중독委中毒 등등으로 나누어 보고 있다. 초기 관절염은 무릎관절 주변 인대의 염증에서 시작되며 지속될 경우 인대 및 근육조직이 퇴화되어 지방으로 변하고 관절이 불안정하게 되며 동시에 무릎관절내의 연골이 퇴화되어 어느 정도에 이르게 되면 무릎관절이 중력에 저항하지 못하고 바깥쪽으로 벌어지게 된다. 이 상태가 지속되어 걸을 수가 없게 되면 인공관절로 치환하게 되는 것이다. 그러므로 무릎관절염은 조기에 병이 어디에까지 발전하였는가를 판단하여 인내심을 가지고 치료해야 한다.

12 발목을 삔 후 7년이나 지속된 발목의 통증

당시 27세, 남
진료일: 2005년 9월 5일

환자는 약 7년 전 길을 걷던 중 발목을 삔 후에 통증이 지속되어 정형외과, 통증클리닉, 한의원 등등에서 온갖 치료를 받았으나 치유되지 않았다. 오른쪽 복숭아뼈 밑부분은 수도 없이 주사를 맞아서 피부색이 탈색되었으며 걸을 때 또는 날씨가 추워지면 통증이 극심해지고 슬리퍼를 신고 다니면 슬리퍼와 닿은 부위가 부어 올라 매일 파스를 붙이고 생활하고 있었다. 환자는 이미 양방, 한방을 막론하고 시도해보지 않은 방법이 없었기 때문에 치료를 포기하고 있었으며 운동은 물론이고 조금 많이 걷는 것조차 부담이 된다고 하였다. 그러나 날이 갈수록 통증이 심해져서 통증이 심한 날은 발바닥까지 통증이 파급되어 정형외과의 약물을 복용하던 중 본원에 내원하였다.

증상분석

우선 침대에 누운 상태에서 환자의 오른쪽 안쪽 복숭아뼈 아래 부분을 누르니 통증이 극심하였고 열감이 있었다. 또한 환자를 쪼그려 앉게 하려고 하였는데 환자는 쪼그려 앉을 수가 없다고 하였다. 다시 발목을 안쪽으로 구부리니 역시 통증을 호소하였다. 즉 환자의 상태는 내측의 경골과 거골의 연접부, 거골과 주상골의 연접부 등에 문제가 있음을 알 수 있었으며 이것은 오래 전에 발생한 아탈구의 부정교합이 원인이 되어 해당 관절면에 만성적인 염증이 발생한 것이고, 통증이 발바닥으로 퍼지는 것을 볼 때 인접한 건초의 염증도 동반되어 신경을 압박하고 있다고 유추할 수 있었으며 방사선검진에서는 가골이 자란 흔적은 없다고 하였다. 이에 치료의 방향을 관절의 교정, 부종 및 염증제거, 손상된 인대의 탄성복원의 3가지 방향으로 치료하기로 했다. 관절교정, 침구치료 및 가미삼묘산가감방加味三妙散加續斷, 牛膝, 三七, 骨碎補, 紅花, 鹿角을 처방하였다.

치료경과

2005년 10월 1일 오른쪽 발목의 통증이 많이 개선되어 이전에는 가만히 있어도 발목의 통증이 발생하였으나 현재는 움직이지 않으면 통증이 없다고 하였다.

2005년 12월 10일 오른쪽 발목의 통증이 거의 소실되어 그 동안 하지 못했던 달리기를 할 수 있어서 기분이 참 좋다고 하였다.

후기

다행히 환자의 증상은 관절면의 완전한 변형 및 불안정유착, 가골의 형성이 없었으며 또한 비교적 나이가 젊어서 치료가 순조롭게 진행되어 약 3개월 간의 치료 후 일상생활에 지장이 없는 정도까지 치료가 되었으나 심하게 운동을 하거나 많이 걸으면 약간의 묵직한 느낌이 발생한다고 하여 계속 치료하기를 권유하였으나 환자의 직업상 치료시간을 내기가 어려워서 치료를 중단하고 가끔 시간이 날 때 침구치료를 하였다. 그래도 7년 동안 고생하던 극심한 통증에서 벗어날 수가 있어 다행이었으며 치료 후에는 인라인스케이트도 탈 수가 있게 되었다. 발목의 염좌는 염좌자체 즉 연부조직의 미약한 손상에서 끝이 나면 좋지만 그렇지 않고 후유증을 남기는 경우가 상당히 많다. 손상된 시점에서 연부조직의 불안정이 발생하여 관절의 결합각도가 바뀌게 된다. 물론 이런 변화에 인체는 적절하게 대처하여 체형을 약간 바꿔서 통증을 줄이는 각도로 적응되기도 하지만 일부에 있어서는 이러한 보정작용으로도 균형을 잡을 수가 없어 통증이 발생하게 되며 이 통증은 대부분 염증에서 비롯되므로 염증의 장기간화는 가골의 형성이나 관절연골의 퇴행성변화 심지어는 골의 괴사까지 유발할 수도 있는 것이다. 그러므로 발목이 삐었다고 무조건 침, 물리치료, 소염제 등의 치료만 하는 것이 아니라 정확한 진단에 의해 치료를 해야 하는데 대다수는 염좌 후에 자연치유된다.

13 아침에 일어나서 걸을 때 발생한 극심한 발뒤꿈치 통증

당시 54세, 여
진료일: 2004년 8월13일

환자는 가끔 소화가 안되거나 일을 많이 하여 어깨가 아프면 진료를 받으러 내원하였는데 이번에는 이전부터 많이 걷거나 오래 서 있으면 왼쪽 발뒤꿈치가 아플 때가 있었으나 조금 쉬면 통증이 없어져서 대수롭지 않게 생각하고 있었는데 1주일 정도 전부터는 아침에 일어나 침대에서 내려와 땅에 발을 대면 왼쪽 발뒤꿈치가 아파서 걸을 수가 없는데 시간이 조금 지나면 또 증상이 없어져서 참으로 신기하다고 생각하여 정형외과의 검진을 받으니 근막염이라고 하여 발바닥에 주사를 맞고 약을 먹어도 매일 아침 똑 같은 통증이 생겨서 고민하던 중 한방치료가 생각이 나서 오게 되었다고 하였다.

증상분석

환자의 발을 진찰하니 왼쪽 발바닥의 뒷꿈치 정중앙을 누를 때 통증이 있었으며 오른쪽 발뒤꿈치와 비교할 때 약간의 열감과 부종이 있었다. 확실히 근막염에 해당되었다. 이것은 한방 골상과 제2노선에 해당하는 신음허腎陰虛 또는 습열하주濕熱下注에 해당하여 가미삼묘산加味三妙散加續斷, 生地黃, 茯苓, 澤瀉을 2주분 처방하고 삼음교三陰交, 복삼僕參 등에 침구치료를 하고 자제외용방牛膝, 續斷, 川烏, 大黃, 黃芩, 五加皮 등을 숙성시킨 외용첩부방을 환부 및 주위에 붙였다.

치료경과

2004년 10월 1일 환자는 이전의 진료 후 내원하지 않다가 며칠 전 자전거를 타다가 넘어져서 오른쪽 발목이 부어서 왔는데 이 때 이전의 발뒤꿈치의 통증에 대해 물으니 치료후 완전히 소실되었다고 하였다.

후기

발바닥에 근막염이 생기게 되면 치료하는 사람은 아주 머리가 아프게 된다. 우선 첫째로 발바닥은 통증에 매우 민감하여 침구치료를 하기가 쉽지 않다. 둘째 외용약물은 발바닥의 두꺼운 각질층을 통과하기가 쉽지 않다. 셋째 발바닥의 통증으로 국소주사를 몇 번 맞거나 이런저런 치료를 하여 시일이 경과된 경우에는 이미 가골假骨이 만들어져 있는 경우가 많다. 넷째 발바닥 아픈 것만으로 한약을 복용하기를 원하는 사람은 별로 없다. 위의 환자가 이처럼 빨리 완치될 수 있었던 이유는 비록 주사를 맞았지만 발병으로부터 시일이 얼마 경과하지 않아서 가골이 만들어지지도 않았고 가골이 형성되기 전의 증상인 딱딱한 혈종 및 석회화도 없었다. 그리고 통증이 너무 심한 나머지 고쳐만 달라고 하면서 한약을 복약하는 것을 주저하지 않았기 때문이다. 만약 발병한 지 오래 되어 가골이 이미 만들어진 경우라면 치료기간은 2, 3배 이상 걸리게 된다. 초음파로 석회화 및 가골을 분쇄하기도 하지만 그 방법도 통증은 굉장하다.

14 왼쪽 복숭아뼈 밑에 물이 차는 환자

당시 49세, 여자
진료일: 2003년 10월 29일

환자는 약 2개월 전에 운동을 하다가 왼쪽 발목을 삔 후 보행시에 약간 이상하다는 느낌이 있었으나 생활에 커다란 지장이 없어서 방치하였다. 그런데 2,3주 전부터 왼쪽 복숭아뼈(족외과부) 밑이 대추만하게 부어 올라서 정형외과에서 주사기로 한 번 배액을 하고 약물을 복약하였으나 다시 부어서 다시 배액을 하고 그 자리에 주사를 맞았으나 그 다음날 다시 물이 차올라 정형외과에서 수술을 권유하였으나 수술을 한다고 해도 또 물이 차오를 수 있다는 담당의사의 말에 한방치료로 전환하였다.

증상분석

환자의 왼쪽 바깥 복숭아뼈 밑에는 약 2cm가량의 물렁한 혹이 있었으며 보행시에 복숭아뼈 부근이 묵직한 느낌 및 통증과 함께 발 전체가 무거운 느낌이 있었다. 환부의 열감은 없었으며 기타 대소변이나 식사 등은 환자의 증상과 아무런 관련이 없었다. 이전에 어렸을 적에 열병을 앓은 후 왼쪽다리를 못 쓰다가 20년간 한방치료를 하여 현재는 생활에 아무런 불편이 없게 되었다고 하였다.

환자의 증상은 관절낭의 부종으로 인해서 낭종이 발생하는 것으로 초기에는 해당부위를 사혈하고 침구치료 및 압박, 휴식 등으로 치료가 될 수 있지만 이렇게 관절액을 빼도 지속적으로 낭종이 발생하는 것은 우선 관절의 교합이 잘 못 되어 있는 것이고, 둘째 인체의 임파액회류력이 감퇴되어 있음을 의미한다. 즉 일시적으로 양기陽氣가 부족한 상태가 지속되는 것이다. 이에 우선 관절의 정골整骨을 시행하고 해당부위를 사혈瀉血한 후 다시 관절강침법을 하고 거기에 온침溫針을 가하였으며 처방으로는 신양허腎陽虛에 대표적으로 사용되는 우귀음가미방右歸飮加蒼朮, 澤瀉, 人蔘을 처방하였다.

치료경과

2003년 12월 11일	복약 후 낭종이 반 정도 위축되었으므로 다시 한 번 치료받기를 원하여 동일한 침구 및 약물치료를 하였다.
2003년 12월 26일	환자는 최근 팔을 많이 사용하여 왼쪽 바깥쪽 팔꿈치 관절이 부어서 내원하였으며 왼쪽 발목은 완치되어 아무리 걸어도 물이 차오르지 않는다고 하였다.

후기

발목은 몸전체의 힘을 조그만 관절로 버텨주는 아주 중요한 관절이다. 다리를 삐었든 넘어지든 교통사고가 나든 어떠한 외부적인 압력에 의해 관절이 충격을 받게 되면 경미한 경우에는 부종만이 발생하지만 주변부인대의 손상, 출혈, 연골사열, 연골파열 등등의 결과를 초래하기도 한다. 또한 경미한 부종이 지속될 경우에는 위의 환자처럼 연성낭종軟性囊腫을 형성하기도 하고 때로는 딱딱한 경성낭종硬性囊腫으로 될 수도 있다. 만약 이미 고정성의 경성낭종硬性囊腫이 되어 신경을 압박하는 경우라면 우선 외과의 수술적인 치료를 통하여 낭종을 제거하고 재발을 방지하기 위하여 후속치료를 하는 것이 좋다. 그러나 가동성의 경성낭종硬性囊腫은 치료가 더욱 쉽다. 우선은 낭종을 네 방향에서 투자하고 연성낭종軟性囊腫과 같은 보신양補腎陽의 처방을 사용하면 낭종의 파괴 및 흡수가 빨라지게 된다.

15 오스굿슐라이터 증후군

당시 9세, 여
진료일: 2005년 10월 10일

환자는 2005년 여름에 갑자기 키가 컸으며 최근 2주 전부터 밤이 되면 오른쪽 다리가 아프다고 하여 정형외과의 검진 및 물리치료를 받았으나 통증이 지속되어 한방치료를 받기 위하여 내원하였다.
환자는 오른쪽 무릎과 아래의 뼈(경골)이 만나는 부위가 약간 부어 있었으며 경골조면을 누르면 심한 통증을 호소하였고 야간에 통증이 극심하였으며 보행시에도 약간의 통증이 있었다. 대소변 및 식사는 규칙적이었다.

증상분석

환자는 이미 정형외과의 방사선검사에서 오스굿슐라이터Osgood-Schlatter 증후군이라고 진단을 받았으며 이러한 성장통의 원인은 급격한 뼈의 성장에 따른 근육성장의 부조화에 의한 것으로 신음부족腎陰不足에 해당되는 것으로 대보음환가미방大補陰丸加牛膝, 續斷, 蒼朮을 처방하였다.

치료경과

2005년 11월 10일	환자의 부친이 말하기를 지난 번의 치료로 통증이 완전히 소실되었다고 하였다.
2006년 2월 17일	최근 3주 전부터 이번에는 왼쪽 무릎이 아프기 시작하여 다시 복약을 하고자 내원하여 동일한 약을 처방하였다.

그 후 환자는 증상이 소실되었으며 키도 많이 크는 것 같다고 하였다.

후기

오스굿슐라이터 증후군은 성장기의 골격성장과 근육의 성장이 적절하게 조화되지 않아서 발생하는 관절계통의 질환이다. 치료는 조기에 치료하는 것이 무릎관절의 변형을 막을 수 있으며 또한 통증으로 인해서 잘못된 보행을 하게 되어 발생할 수 있는 경추, 흉추, 요추, 발목관절의 이상을 예방할 수 있다. 심한 경우에는 대퇴부의 근육 및 건의 과도한 견인으로 무릎 밑의 부착부위인 경골조면이 탈락되거나 무릎관절이 변형되기도 한다.

일반적으로 성장기의 아이들이 무릎이 아프다고 하면 대부분의 가정에서는 방치하게 된다. 실제로 증상이 가벼운 경우 만약 아이의 영양이 충분하다면 자연적으로 치유되는 경우도 적지 않지만 그렇지 않은 경우에는 무릎관절이 비정상적인 상태로 성장할 수도 있다.

16 수영 중 발에 차인 후 발생한 왼쪽 갈비뼈 및 가슴의 통증

당시 57세, 여
진료일: 2007년 7월 30일

환자는 10여 일전 수영장에서 수영을 하고 있는데 앞에서 수영을 하고 있던 사람에게 왼쪽가슴을 발에 차였다. 그 후로 왼쪽 갈비뼈에서 시작된 통증은 점점 왼쪽 가슴과 등으로 퍼져서 약국에서 진통제를 복용해도 효과가 없어서 정형외과의 치료를 받았으나 통증이 감소하지 않아 내원하게 되었다.

증상분석

환자의 좌측 유두 밑 약 2cm되는 부위를 눌렀을 때 환자는 극심한 통증을 호소하였으며 그 통증은 가슴의 깊은 곳까지 느껴진다고 하였고 숨을 쉴 때에는 숨이 턱턱 막히는 것 같다고 하였다. 이 증상은 발로 차인 부위의 늑간근이 늑간신경을 압박하여 발생하는 신경압박증상으로 우선 방사선검사에서 늑골의 골절이 없었으므로 고정요법 등은 필요하지 않았다. 이에 소간해울疏肝解鬱의 소시호탕가감방小柴胡湯加元胡, 茯笭을 복용하도록 하고 내관內關, 태충太衝에 침구치료를 하였다.

치료경과

2007년 8월 21일 환자는 지난 번에 4첩의 약을 복용한 후 통증이 없어져서 다 나은 줄 알고 살았는데 다시 통증이 발생하여 이번에는 완전히 고치려고 다시 내원하였다. 환자는 10일 분의 약을 복약 한 후 완치되었으며 수영을 격렬하게 해도 통증이 나타나지 않고 있다.

후기

일반적으로 늑간근, 횡격막을 다치게 되면 상당기간 고생을 하게 된다. 대부분의 소염진통제는 통증을 잠시 감소시키지만 손상부위가 스스로 회복될 때까지는 그래도 통증이 지속된다. 흉륵만창胸肋滿脹의 표현은 이 증상에도 해당되는 것임을 임상적으로 알 수 있었다.

17 찬 곳에서 잠을 잔 후 입이 벌어지지 않는 환자

당시 36세, 여
진료일: 2003년 12월 16일

환자는 2주전 음주 후 거실에서 이불을 덮지 않고 잔 후 아침에 일어나니 입이 벌어지지 않게 되어 그 날 바로 응급실에서 턱 밑에 주사를 맞고 엉덩이에 주사를 맞아도 입이 벌어지지가 않아 기계로 억지로 입을 벌리려고 하였으나 그것도 여의치가 않았으며 기계로 입을 천천히 벌리니 조금 벌어졌는데 오후가 되니 더욱 벌어지지 않고 아프게 되어 낙심했다고 하였다. 환자는 입에 손가락 하나도 들어가지가 않아서 죽과 우유로 끼니를 해결하였으며 본원에 내원하였을 때도 입을 전혀 벌리지 못했다.

증상분석

환자의 증상은 일시적인 저작근(씹는 동작을 하는데 필요한 근육)의 경련 또는 마비로 시간이 지나면 개선되는 경우가 많으나 자연치유는 수개월가량을 필요로 하기 때문에 식사량의 감소로 인해서 체중이 몇 kg씩 빠지는 경우가 많다. 그러므로 초기에 적극적인 치료를 시행해야 한다. 환자는 음주 후 일시적인 혈액순환증가로 몸이 더운 것을 느껴 거실에서 이불도 덮지 않고 잠을 잘 수 있었지만 술기운이 없어지면서 체온을 유지하기 위해 말초로 가는 혈액량이 줄어들게 되어 허혈성(혈액공급부족)으로 발병한 것으로 한의학에서 말하는 양명경陽明經의 한비寒痺에 해당되어 풍지風池, 협거頰車, 하관下關, 합곡合谷 등에 침구치료를 하고 갈근탕가감방葛根湯加人參干姜을 처방하였다.

치료경과

2003년 12월 19일　치료 후 손가락이 2개 반 가량 들어갈 수 있을 정도로 입이 벌어지기 시작했다.

2003년 12월 29일　손가락이 3개 반 가량 들어갈 수 있게 되었다.

그 후 환자의 증상은 서서히 개선되어 1주일 후에는 생활에 지장이 없게 되었다.

후기

갑자기 입이 벌어지지 않게 되는 원인은 상당히 많다. 치주질환, 턱관절질환, 뇌혈관질환 등등에서 신경성(급격한 정서변화에 의한 근육경련)에 이르기까지 그 원인이 매우 다양할 수 있다. 이 환자의 경우 초기에 근육이완제 및 소염제를 국소 주사하였으나 효과가 없었던 이유는 허혈성질환에는 근육이완제의 효과가 거의 없다. 또한 강제로 턱관절을 벌리게 되면 저작근 및 인대, 턱관절연골의 파열이 발생할 수도 있으며 시술 후에 더욱 강한 근육의 연축현상이 발생하여 상당한 곤란을 가져올 수도 있다. 그러므로 원인에 따른 치료가 중요한 것이다. 국소부위의 염증을 포함한 표증表症이 없을 때는 한비寒痺에 해당되며 각종 보기보양補氣補陽의 처방은 모두 효과가 있으며 풍지風池, 합곡合谷, 관료顴髎, 하관下關 등에 침구치료를 한다.

18 탄발지(탄향지, trigger finger)와 뜸치료

탄발지는 아주 골치가 아픈 관절의 질환으로 어느 손가락이나 다 발생할 수 있으며 대부분은 활동량이 많은 관절에 발생하며 관절의 염좌 후에도 발생한다. 일반적으로 퇴행성 건초질환으로 간주되고 있으며 한 번 발생하면 1, 2년 지나면 자연적으로 치유되기도 한다. 해당 관절 및 건초에 약물을 주입하여 치료하기도 하고 때로는 수술적인 방법으로 건초에 생긴 종괴를 제거하기도 하지만 재발 및 관절염 등을 유발하기도 한다. 탄발지의 증상은 원인이야 어떠하던 갑자기 손가락(손가락에 자주 발생함)이 마치 로보트처럼 똑딱거리면서 구부리기가 힘들고 한 번 구부러지게 되면 다시 펴기가 힘들게 된다. 물론 이렇게 움직이는 동안 다양한 정도의 통증이 있다. 이 때 약물치료로는 육미지황탕六味地黃湯, 우귀음右歸飮, 황기계지오물탕黃芪桂枝五物湯, 십전대보탕十全大補湯 등등을 모두 사용할 수 있다. 물론 약물치료만으로 단기간에 치료되는 경우도 많았지만 내과적인 약물치료 또는 일반적인 침구치료로는 그 치료기간이 상당하게 필요했다. 이렇게 고민을 하고 있었는데 때마침 한 지인이 탄발지를 앓고 있다고 하기에 우선은 정형외과적인 치료를 받아보라고 했다. 그러나 관절부위의 주사도 신통하지 않아서 수술로 건초류를 제거하였는데 수술 후에도 동작시에 통증을 호소하였다. 또한 한 1개월 정도 지난 후에 바지에 손을 넣다가 그만 손가락이 바지에 걸려서 다시 이전의 상태로 되었다. 그런데 그 지인이 필자에게 왜 당신이 고치지 않고 정형외과로 보내서 왜 이 고생을 시키느냐는 힐책을 하는 것이었다. 참 당혹스러운 순간이었다.

이에 어쩔 수 없이 각종 치료법을 궁리하기 시작했다. 기존에 사용하던 봉독蜂毒, 화침火針, 온침溫針, 테이핑, 관절이완, 접골 등등을 모두 사용하였으나 시술 다음날이면 이전과 똑같게 되었다. 사용한 처방으로는 위에 있는 처방에 수많은 가감을 하여 치료하였으나 진전이 별로 없었다. 임상에서 진료를 하다보면 등, 팔, 무릎, 발목, 발가락, 어깨 등등에 뜸 흔적이 있는 노인분들께서 상당히 많이 있다. 그 때까지는 필자도 피부에 직접 뜸을 하지 않더라도 치료가 잘 되었는데 이번만은 어쩔 수가 없었다. 그래서 위의 황기계지오물탕黃芪桂枝五物湯과 함께 문제가 있는 관절의 주변과 건초비대부위에 직접 뜸을 하기로 하였다. 그런데 정말 신기하게도 뜸시술 1주일이 지나자 통증이 전혀 없고 관절의 움직임도 정상으로 되었다. 그 후 탄발지환자들이 있을 때마다 뜸을 하는데 1주일 정도면 관절의 움직임은 정상이 되지만 묵직한 통증은 소실되지 않았다. 그래서 약물치료와 동시에 뜸치료를 하니 효과는 배가 되었다. 화상의 위험이 크지만 뜸치료는 퇴행성질환에 상당한 효과가 있는 것 같다. 필자는 화상의 위험을 최소화하기 위해 직접 만든 대황大黃과 자운고紫雲膏를 활용한다. 그래도 당뇨병 환자는 주의해야 한다.

후에 자료를 찾다가 알게 된 일이지만 탄발지와 뜸시술에 관한 보고는 필자가 10년도 더 전에 읽은 오오쯔까大塚敬節선생의 책에도 나와 있었다.

제6장

부인과질환

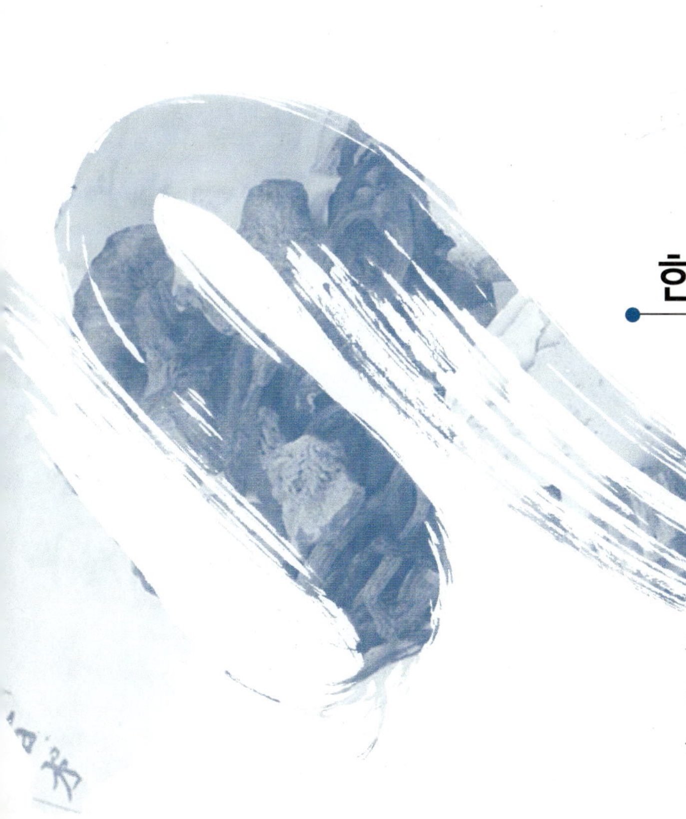

한방 임상이야기

여성들의 사회활동증가 및 육체노동의 감소는 여러 내분비이상을 조래하고 있다. 이러한 내분비 이상은 경기부준經期不準에서 경혈역류經血逆流 등의 여러 질환으로 나타나고 있다. 특히 젊은 연령의 배란부전 질환이 증가하고 있는 것은 스트레스 즉 간기울결肝氣鬱結의 중요성을 보여주고 있다. 때로는 혈해血海의 침구치료 한 번으로 대하가 사라지기도 하지만 여성질환에서 가장 중요한 것은 심신의 안정이다. ”

01 임신 중의 극심한 입덧

당시 29세, 여
진료일: 2004년 10월 27일

환자는 이미 임신 4개월 정도 되었으며 임신을 했다는 느낌이 있은 후부터 이상한 냄새를 맡으면 자주 토하였으나 그래도 밥은 먹을 수 있었다. 그러나 3주전 감기에 걸린 다음부터는 감기의 증상은 모두 없어졌으나 모든 음식이나 냄새 등 이상한 느낌만 있으면 그대로 위액을 토하여 밥을 전혀 먹지 못하다가 도저히 살 수가 없다고 생각한 나머지 한방치료를 받으러 내원하였다.

증상분석

환자의 증상은 임신으로 인한 정신적인 긴장 및 감기를 앓으면서 기혈이 부족하게 되어 자율신경계의 착란현상이 발생한 것으로 한의학적으로는 비기허脾氣虛에 해당된다. 이에 향사육군자탕가감방香砂六君子湯加元肉30g을 1주일 분을 처방하되 복약 후 증상이 없어지면 바로 복약을 중단하도록 하였다.

치료경과

환자는 복약 2일째 되는 날부터 입덧을 하지 않게 되었다.

2005년 4월 27일 건강한 남아를 출산하였으며 2006년 8월 28일 2개월 전 임신을 하여 바로 입덧이 발생하였는데 한의원의 약은 다 똑같을 것이라 생각하여 다른 곳에서 한약을 복약하였으나 입덧이 없어지지 않아서 내원하였다. 이에 다시 동일한 처방을 복약하고는 입덧이 없어졌다. 환자는 2007년 2월 건강한 쌍둥이 남아를 출산하였다.

후기

임신 중에 발생하는 증상은 상당히 많다. 사소하게는 입덧에서부터 임신 중의 간염, 간질, 단백저하로 인한 사지의 부종, 빈혈 등 갖가지 증상이 발생할 수 있다. 그 중에서도 입덧은 임신초기의 산모들에게는 상당한 고통이 될 수 있다. 한 첩의 약으로도 입덧이 없어지는 경우도 있으며 태아에 대한 영향은 대부분 걱정하지 않아도 되나 혹시나 염려스러운 경우에는 침구치료를 통해서도 입덧을 감소시킬 수 있다. 그러나 침구치료는 예민한 상태에 있는 산모에게는 좋지 않을 수 있으므로 하지 않는 것이 좋다. 때로는 한약 냄새에 극도로 민감한 산모도 있는데 이때는 반하半夏, 복령茯苓 두 가지 약물만 사용할 수도 있다. 이 두 약물은 냄새가 거의 없다.

02 장기간의 호르몬요법 중 발생한 갱년기장애

당시 52세, 여
진료일: 2003년 9월 15일

환자는 1996년 자궁근종으로 자궁을 적출한 후 여성호르몬을 복용하고 있으나 약 2, 3년 전부터 안면이 빨갛게 되고 얼굴에 땀이 나기 시작하더니 성격도 신경질적으로 변하게 되어 부인과에서 혈액내의 여성호르몬수치를 측정하였으나 정상수준을 보여서 신경정신과의 약물을 복용하도록 권하여 신경안정제를 1년 여간 복약하였으나 증상은 개선되지 않고 지속적으로 악화되어 금년 초부터는 성격이 완전히 조울증처럼 화를 냈다 울었다 짜증을 냈다가 다시 너무 흥분되었다가 난폭해지고 하는 등 전혀 종잡을 수 없을 정도가 되어 신경정신과에서도 신앙생활을 하고 마음을 차분하게 하는 수밖에 없다고 하였으나 환자는 독실한 기독교 신자로 매주 2, 3회는 교회에 간다고 하였다.

증상분석

환자의 주요 증상은 손떨림, 안면의 열감(어떤 경우에는 10분 간격으로 열이 나기도 함)과 다한증(열이 식으면서 얼굴, 머리 속, 목뒤부터 등까지)이며 기타 대소변과 식욕은 보통이었다. 얼굴에 열이 올랐다가 식으면서 땀이 한 차례나면 전신의 기운이 빠져서 서 있기가 힘들 정도라고 하며 그때는 머리, 어깨, 눈, 귀가 터지는 듯하며 참을 수가 없어서 찬물로 목욕을 하면 잠시 가라앉았다가 또 다시 열이 올라와서 견딜 수가 없었으며, 열이 나면서 입이 마르고 써서 스스로도 입 냄새를 맡을 수 있었으며, 물을 먹어도 몇 분만 지나면 다시 입 냄새가 난다고 하였다. 밤에도 열이 나서 찬물을 수도 없이 마시며 잠을 잘 수가 없어 1주일에 2, 3일 정도는 밤을 샌다고 하였다.
한의학적으로 땀이 난 후에 힘이 빠지는 것은 기허氣虛이고 여기에 조열潮熱을 나타내는 것은 소양열少陽熱이므로 보중익기탕가미방補中益氣湯加, 地骨皮, 黃柏, 紫河車을 처방하고 견과류, 생선내장, 소의 생간 등을 수시로 먹게 하였다.

치료경과

2003년 10월 7일 얼굴의 열감이 감소하였으며 발작하는 횟수가 줄어들었으며 입이 덜 마른다고 하였다.

2003년 10월 30일 입 마름과 안면열감이 감소하였으며 하루에 3,4시간밖에 잘 수 없던 것이 7,8시간 정도는 잘 수 있다고 하였다.

2003년 11월 24일 열감이 거의 사라졌으며 그렇게 떨리던 손이 숟가락질을 할 수 있을 정도로 되었으나 가끔씩 잠을 잘 때에 어깨가 쑤신다고 하였다.

후기

환자는 자궁절제 후 부인과의 권유로 여성호르몬을 다년간 복약하였으나 난소의 자연적인 퇴화와 더불어 호르몬 보충으로도 통제가 불능한 갱년기장애가 발생하였다. 몇 달간의 치료로 증상이 호전되었으며 현재까지 별 다른 증상없이 잘 지내고 있다. 갱년기장애는 선천적인 음혈陰血이 고갈되어 발생하는 것으로 단순히 여성호르몬제 및 각종 비타민을 복용한다고 갱년기장애가 없어지지는 않는다. 갱년기 이전에도 상기가 잘되고 예민했던 사람들에게서 갱년기 증후군이 극심한 경향이 강하다. 유방암 치료 후(수술, 항함화학요법, 방사선치료, 항호르몬요법)에 나타나는 갱년기 증후군도 동일한 기전이나 증상의 강도는 자연폐경보다는 대부분 훨씬 강력하게 나타난다.

03 젊은 여성의 만성 냉대하

당시 20세, 여
진료일: 2004년 9월 13일

환자는 2, 3년 전부터 황색의 썩은 냄새가 나는 냉증으로 부인과 치료를 때때로 받으면서 처방받은 세정제를 매일 지속적으로 사용했다고 하였다. 그러다가 2004년 5월 증상이 악화되어 매일 많은 양의 분비물과 냄새로 인하여 약 2개월 동안 부인과의 치료를 받았으나 분비물의 양만 약간 줄어들었을 뿐 완치되지 않아 다시 부인과에서 세균배양 검사를 한 결과 질내에 정상적으로 존재하는 세균들마저 살균되어 완치가 어렵게 되었다고 하여 고민을 하다가 내원하였다.

증상분석

환자의 증상은 음부의 간지러움과 황색의 냄새나는 분비물 때문에 하루에 2, 3회 이상 내의를 갈아입을 정도였으며, 대소변은 정상이었고 맥脈은 긴삽緊澁하였다. 한의학적인 진단은 기허氣虛와 간담습열肝膽濕熱을 겸하고 있는 병증에 해당되었으며 이에 보중익기탕가감방補中益氣湯加金櫻子, 芡仁, 龍膽草, 蛇床子를 처방하고, 삼음교三陰交, 혈해血海, 곡골曲骨, 지오회地五會, 척택尺澤에 침구치료를 하였다.

치료경과

2004년 9월 23일 복약 3일후부터 음부의 간지럼증은 개선되었으며 대하의 양도 1/3로 줄어들었다고 하였다. 그러나 약이 상당히 쓰다고 하였다.

그 후 다시 동일한 처방을 10일분 복약한 후 증상이 소실되었으며 현재까지 재발하지 않고 정상적인 생활을 하고 있다.

후기

부인들의 냉대하는 정상적인 질점막의 분비물로 건강한 여성이라면 누구나 분비되는 것이다. 그러나 감염이 생기게 되면 치료를 해야 한다. 이미 실험을 통하여 사상자蛇床子와 황금黃芩은 질염에 효과적이라는 것이 확인되어 있다. 동의보감東醫寶鑑에 보면 오색대하五色帶下라는 말이 나오는데 이 말을 보고 어떻게 대하에 다섯 가지 색깔이 있을 수 있냐면서 웃을 수도 있으나 이것은 자궁, 질의 일반적인 염증에서부터 자궁암까지의 모든 여성비뇨생식기계통의 질병으로 인한 분비물의 모양을 구분한 것으로 물론 오행이론五行理論에 끼워 맞춘 부분도 있겠지만 상당기간의 관찰에 의해서 나온 것이다.

일반적인 냉대하는 간담습열肝膽濕熱로 보아 용담사간탕龍膽瀉肝湯, 팔정산八正散류의 습열계통을 사용하는데 소양증이 있을 때는 사상자蛇床子를 가미하곤 한다. 또한 그 증상에 따라 삽입제硫黃, 蛇床子를 사용하기도 하며 음부주위의 염증파급여하에 따라 한방세정제蛇床子, 龍膽草, 硫黃를 활용한다. 그러나 이 증례의 환자처럼 각종 강력 세정제를 통해 질내의 정상세균주까지 멸살된 경우에는 살균과 동시에 정상균총의 활성화, 과다한 분비를 하고 있는 점막의 안정화도 필요하다.

04 산후 손발 끝의 저림과 통증

당시 37세, 여
진료일: 2006년 1월 12일

환자는 결혼을 비교적 늦게 하였으며 아이가 잘 생기지 않아서 2004년 2월 경에 본 원에서 진찰을 받은 적이 있으며 당시에 생리주기가 40일 정도 되던 것이 한방치료 후 28일 정도가 되었으며 난포의 성숙이 늦은 것 같아 고단백섭취를 권고하였으며 그 후 환자는 다행스럽게도 인공적인 배란을 하지 않고도 부부관계를 충실히 하고 영양을 충분히 섭취한 결과 한방치료 때문인지 아니면 신께서 주신 선물인지 2005년 8월 건강한 남아를 출산하였다. 그런데 출산 후부터 손발의 끝이 저려서 시어머님의 소개로 한의원에서 복약을 하였으며 친정어머님의 소개로 또 다시 한방치료를 하였으나 호전되지 않아 본원에 내원하였다.

증상분석

환자의 증상은 양쪽 손발 끝부분의 통증이 심하며 양쪽 손과 발이 남의 살처럼 느낌이 별로 없다고 하였다. 이러한 증상은 산후의 기혈부족氣血不足에서 오는 경우가 대부분이지만 이미 한방치료를 했었으나 증상이 개선되지 않았다는 것은 기본적인 고려사항을 넘어선 다른 유형의 산후풍으로 볼 수 있었다. 즉 산후의 기혈부족氣血不足과 부인장조증婦人臟躁症이 결합된 유형으로 판단하여 감맥대조탕甘麥大棗湯을 처방하고 신문神門, 삼음교三陰交, 소부少府, 풍지風池 등에 침구치료를 하였다.

치료경과

환자는 치료 2주일 후 손발의 증상이 거의 소실되었으나 피곤하거나 약간의 추위를 느끼면 손발 끝이 조금씩 아프다고 하여 동일한 처방을 2주간 더 복용하도록 하고 치료를 종료하였다.

후기

환자는 이후 저림 증상이 재발하지 않고 있다.

출산 후에는 여러 가지 질환이 발생할 수 있는데 이전에는 영양공급부족으로 인한 기혈氣血 또는 음양陰陽의 부족에 의한 질환이 많았다고 보면 현재는 여성의 사회활동증가로 인한 스트레스와 육체단련의 부족으로 육아노동에 대한 내수성저하가 원인이 되는 경우가 많다. 이에 기혈을 보충하는 방법과 간울肝鬱을 풀어주거나 간비불화肝脾不和를 개선시켜주는 방법을 함께 고려해야 한다.

일반인도 손발이 저리는 경우가 많은데 이것은 약 70% 정도는 기허氣虛라고 볼 수 있으며 이 때에는 보중익기탕補中益氣湯, 당귀보혈탕當歸補血湯, 십전대보탕十全大補湯, 인삼양영탕人蔘養營湯, 귀기건중탕歸芪建中湯 등등의 황기黃芪를 포함하고 있는 처방들은 모두 효과가 있으며 부차적인 증상에 따라 한상寒狀을 겸하고 있으면 건강干姜, 육계肉桂, 오수유吳茱萸, 회향茴香 등을 가미하고 간울肝鬱이 동반되면 시호柴胡, 작약芍藥, 반하半夏를 함께 사용하며, HB의 하강이 있으면 녹각鹿角, 녹용鹿茸 등을 가미한다. 그 밖에 손발이 저린 것이 기혈부족氣血不足이 아닌 경우가 있다. 자율신경의 이상으로 인한 손발저림은 특징적으로 화를 내거나 신경을 많이 쓰면 저린다. 자율신경실신처럼 극렬한 증상은 아니지만 손발이 저려서 잠을 자지 못하게 되나 일단 잠이 들면 문제가 없고 눈뜨면 다시 시작된다. 이것은 간울肝鬱로 보아야 하며 만약 번조煩躁가 심하면 시호제柴胡劑는 약력이 충분하지 않을 수 있으며 사심탕瀉心湯을 합방하거나 용골牡蠣, 백자인柏子仁 등의 안신약安神藥, 모려牡蠣, 조구등釣鉤藤, 백강잠白僵蠶 등의 평간약平肝藥 등을 가미한다.

05 산후의 전신통 및 관절통

당시 28세, 여
진료일: 2005년 8월 6일

환자는 2005년 5월 건강한 여아를 출산하였으나 임신 3개월부터 입덧이 심하여 그 후 약 7개월 동안 음식을 잘 먹지 못하였으며 출산 과정 중에 회음의 절개부위에 농양이 발생하여 부인과에서 약물치료를 2개월 간 한 후에 젖이 완전히 말라서 모유수유를 할 수 없었다고 하였다. 또한 태반이 자궁에 잔류하여 소파수술을 하였으며 약 2개월간 외래치료를 했다고 하였다. 그 후에는 임신기간 동안에 잘 먹지를 못해서인지 아니면 회음절개 및 소파수술 때문인지 전신이 아프고 양쪽의 어깨, 양쪽의 손가락, 팔목 등의 통증이 심하였으며 밥을 먹어도 다 흡수가 되지 않고 대변이 묽게 나온다고 하였다. 그래서 이전부터 한방치료를 받고 싶었으나 주위의 어르신들께서 말씀하시기를 한약은 출산 100일이 지나서 복용하는 것이 좋다고 하여 지금까지 참으면서 지냈다고 하였다.

증상분석

환자의 손가락, 손목은 약간 부어있었으나 만지면 따뜻하지 않았으며 전체적으로 창백한 모습을 나타내고 있었다. 이에 산후의 기혈부족이 원인이 된 산후풍으로 판단하여 보허탕가미방補虛湯加蒲公英, 半夏, 蒼朮, 茯苓, 澤瀉을 처방하였다.

치료경과

2006년 5월 13일 환자는 최근 신경을 많이 쓴 후 오른쪽 위의 눈꺼풀이 떨려서 진료를 받고자 내원하였는데 이전의 증상에 대해 여쭈니 복약 후 모든 증상이 소실되어 건강하게 잘 살았다고 하였다.

후기

위의 증례를 통해 본 임신기 및 주산기의 한방요법

임신 및 출산은 여자에게 있어서 고통이자 행복이다. 그러나 이러한 과정은 인체에 지대한 영향을 미치게 되어 여러 가지 질병이 발생할 수 있다. 위 환자는 1. 입덧 2. 회음절개 열상부위의 감염 3. 그에 따른 수유의 문제 4. 잔류태반의 문제 5. 산후 기혈부족으로 인한 산후풍 등의 다섯 가지 질병이 나타났다.

만약 1번의 문제에서 그 실마리를 풀었다면 그 이후의 문제는 없었을지도 모른다.

1. 입덧

극심한 입덧은 산모뿐 아니라 태아에게도 문제를 야기할 수 있다.

일반적으로 소간해울疏肝解鬱 및 화담강역化痰降逆의 소반하가복령탕小半夏加茯苓湯을 사용하면 특수한 상황이 아니라면 1개월 이내에 정상적으로 식사를 할 수 있게 된다.

2. 회음절개부위의 감염

전통적으로 산후에는 목욕을 자주 하지 않는 것이 좋다고 하고 있으며 회음절개부를 따뜻한 물수건으로 닦아내는 경우가 있는데 이러한 경우에 오로 및 땀의 산패에 의해 균의 증식으로 인한 감염이 발생할 수 있다. 또한 감염발생시 한방치료를 동시에 시행하면 치료기간을 단축시킬 수 있다. 근거없는 전통보다는 위생적인 것이 더 나은 경우도 많다.

3. 감염치료 후 모유수유 문제

유방 및 회음부의 감염에는 소염제 및 항생제를 사용하고 있다. 그러나 이러한 약물을 사용한 후에는 일시적으로 유선의 발육이 정지하게 되어 모유수유를 할 수 없을 수도 있다. 하지만 원래 다른 사람보다 건강했던 사람은 치료 후에도 모유수유가 가능하다. 또한 만약 치료 후 유즙이 분비가 안될 경우 빠른 시일 내에 한방치료를 하게 되면 정상적인 수유가 가능할 수도 있다.

4. 잔류태반의 문제

산후의 자궁수축력이 저하되어 있는 산모는 간혹 태반이 자궁에 잔류할 수도 있다. 이 때에는 복통, 발열, 자한 등의 특징적인 염증의 증상이 나타난다. 이 때 잘못 판단하게 되면 산모가 위험할 수도 있다. 이전에 미국의 한 교포가 아기를 낳고 시름시름 아파서 연락을 했다. 그래서 다시 부인과의 정밀검진을 권유하였는데 부인과에서는 아무런 문제가 없고 잘 먹으면 증상이 없어진다고 하였다. 그래서 필자는 잔류태반을 의심하고 급행으로 미국에 택배를 보낸 적이 있다. 결과는 복약 3일 되는 날 상당한 양의 출혈이 발생하여 부인과로 가니 자궁 내에 있던 태반이 배출되었다고 하면서 미국의사들이 무슨 약을 먹었기에 배출되었느냐고 물어서 한국의 한약이라고 하니 잔류태반이 자연적으로 배출되는 경우는 거의 없는데 매우 신기하게 생각했다고 하였다. 이때 처방한 약이 소시호탕小柴胡湯이다.

5. 산후풍

산후에 관절이 아프거나 온몸이 저리거나 기운이 없거나 추위를 많이 느끼거나 하는 등의 증후군을 속칭 산후풍이라고 부르고 있다. 산후풍의 내용은 산후우울증에서 산후 간질, 산후 류마티스, 산후 허혈성 관절질환, 출산시의 과다한 출혈에 의한 시안증후군 등등 여러 가지 다양한 증상군을 포괄하고 있으므로 자세히 기술할 수는 없으며 다른 편의 문장에서 자세하게 기술하도록 하겠다. 위의 환자와 같은 단순한 산후의 허혈성 관절질환은 기혈의 순환만 회복시켜주면 아주 치료하기 쉬운 문제이다.

위의 증례에서 볼 수 있듯이 하나의 단추가 잘못 끼워지면 지속적으로 문제가 발생하게 되는 것이다. 그러므로 엄마가 될 준비를 하는 산모들은 미리 주치 한의사를 정해 두고 문제가 있을 때 마다 상담하여 불의사태를 미연에 방지하는 것이 상책이다.
개인적인 견해로는 불필요한 산후조리는 할 필요가 없으며 그래도 아무런 문제도 없는데 한방요법으로 산후조리를 하고자 하는 분들은 산후의 기혈보충 및 어혈배출을 위하여 출산 2일째부터 복용하기를 권장하고 있으며 만약 산모나 태아에 특정한 문제가 있다면 산전이건 산후건 시기를 가리지 않고 치료하는 것을 원칙으로 하고 있다.

06 출산 후의 무릎통증

당시 31세, 여
진료일: 2005년 8월 20일

환자는 2005년 3월 건강한 여아를 출산하였으며 부모님의 보살핌으로 산후보약도 잘 복용했으나 최근 2개월 전부터 양쪽의 무릎이 붓지도 않는데 아파오기 시작하여 최근에는 낮이나 밤이나 무릎의 안쪽에서 콕콕 찌르는 통증이 발생한다고 하였다. 통증은 오른쪽 무릎이 더욱 심하였으며 밤에 통증이 더 심하다고 하였다. 그래서 아이를 보느라 힘들어서 통증이 발생한 것으로 생각하여 2개월 동안 참고 지냈으나 통증이 감소하지 않아 내원하였다.

증상분석

환자의 무릎은 부어 오르지도 않았으며 뜨겁지도 않았으며 다리를 펴거나 굽혀도 통증이 발생하지 않았으며 단순히 시간을 가리지 않고 무릎의 안쪽이 시큰거릴 뿐이었다. 이에 산후의 음혈부족陰血不足으로 인한 관절내의 혈액순환장애로 보아 육미지황탕가미방六味地黃湯加 牛膝, 續斷을 2주분 처방하였으며 산후의 정신적 민감성을 고려하여 침구치료는 생략하였다.

치료경과

2005년 9월 24일　복약 후 무릎이 시리고 콕콕거리며 아픈 증상이 거의 소실되었으나 이전의 통증이 다시 발생할 지도 모르겠다면서 다시 복약하기를 원하였다. 그 후 현재까지 재발하지 않고 있다.

후기

산후에 발생하는 무릎통증은 여러 가지 원인이 있겠지만 우선은 출산 및 모유, 식욕부진에 의한 기혈부족형氣血不足型이 가장 많으며 때로는 기혈부족氣血不足한데 외감사기外感邪氣에 의해 면역계통이 손상을 받아 류마티스, SLE, 베쳇, 쉐그렌 등의 면역질환 등이 발생할 수도 있다. 그러므로 산후에는 충분한 영양과 휴식 및 보온에 유의해야 한다. 그리고 만약 산모가 질병을 갖고 있는 경우라면 산전에 치료를 충실히 해야 하며 산후에 발생한 경우라면 양방, 한방을 막론하고 때로는 양, 한방 동시치료를 하여 후유증 및 합병증을 예방해야 한다.

일반적인 산후관절통에는 기혈쌍보氣血雙補의 십전대보탕十全大補湯계열, 신음허腎陰虛, 신양허腎陽虛의 육미환六味丸, 신기환腎氣丸 류의 처방을 사용한다. 그러나 진정한 관절염으로 이행되었을 경우에는 계작지모탕桂芍知母湯, 황연해독탕黃連解毒湯, 대강활탕大姜活湯, 오적산五積散, 백호탕白虎湯, 사역탕四逆湯, 활락단活絡丹 등을 증상과 기존에 복약하고 있는 양약에 따라 합방合方내지는 첨방添方해야 한다.

07 전치태반과 절박유산

당시 36세, 여, 임신 약 6개월
진료일: 2004년 5월 27일

환자는 이미 4살 된 딸아이가 있었으며 금년 4월부터 비염 및 축농증으로 본원에 내원하였는데 이 때 이미 임신상태이므로 환자가 약물복용을 겁내서 침구치료를 하였다. 그런데 환자는 임신 후 임신 3개월 되던 때에 아랫배에 통증이 발생하여 전치태반으로 유산 징조가 있다고 해서 수 일 동안 전혀 움직이지 않고 누워서 있었더니 통증이 가라앉았다고 하였다. 그런데 약 1주일 전 갑자기 이전의 통증보다는 강한 통증이 아랫배에 생겨서 배를 움켜잡고 산부인과에 가니 또 다시 유산의 기미가 있다고 하여 1주일간을 침대에 누워있기만 했는데도 통증이 가라앉지 않고 하혈이 있어서 병원에 다시 문의하니 그래도 절대안정을 하는 수밖에 없다고 해서 본원에 내원하였다.

증상분석

환자의 증상 즉 소복통, 하혈을 기허氣虛에 의한 절박유산의 증후로 판단하여 치료목표를 중기中氣를 보강하고 하수되어 탈락되려는 태반을 거상시키고 온궁지혈溫宮止血의 목적으로 안태음가감방 安胎飮加艾葉, 黃芪, 人蔘을 4일분 처방하였다.

치료경과

2004년 6월 7일 지난 번 4일분의 약을 복약한 후 하복통이 소실되었으며 추가적인 출혈은 없었으나 어제 약간 무거운 물건을 든 후 지난번보다는

	미약하지만 다시 복통이 발생하여 깜짝 놀라서 같은 처방을 복약하기를 원하였다. 이에 동일한 약을 4일분 더 처방하였다.
2004년 7월 14일	며칠 전부터 전신오한 및 수족의 부종이 발생하여 걱정이 되어 전화로 문의하기를 또다시 유산의 징후가 아닌지 크게 걱정하였으나 약간의 감기기운일 수 있으니 물을 많이 먹고 잠을 충분히 자도록 권하였다.
2004년 9월 10일	출산예정일이 18일인데 8일전부터 진통이 발생하여 무슨 일이 있지 않나 걱정을 하여 다시 이전의 약을 2일분 처방하였다.
2004년 9월 18일	대량의 자궁분비물이 나오기 시작하여 산부인과에서 복부산으로 정상체중의 건강한 여아를 출산하였다.

후기

한의학적으로 태동불안 및 하혈은 태루胎漏에 속한다. 태루胎漏는 임신전반기와 후반기에 따라 그 원인이 다르다. 임신전반기에는 월경의 양상激經, 유산의 징후, 자궁외임신의 출혈, 포상기태 등이 흔하며, 임신후반기에는 전치태반, 태반조기박리, 정맥류파열 등으로 출혈이 발생하는 경우가 있다. 또한 자궁암, 자궁경부미란, 용종, 자궁근종 등에서도 임신기간 중에 부정출혈이 있을 수 있다.

08 생리가 끝난 후 허리를 전혀 쓰지 못하던 환자

당시 31세, 여
진료일: 2002년 7월 13일

환자는 가끔 허리가 아파서 본원에 가끔 내원하여 침구치료를 받던 환자인데 1개월 전 생리가 끝난 후 갑자기 허리가 너무 아파서 침상에서 움직일 수가 없게 되었다. 그래서 종합병원에 입원하여 요추 MRI검사를 했으나 추간판의 이상은 없었으며 또 부인과적인 문제를 확인하기 위하여 각종 호르몬검사 및 초음파 검사를 했으나 전혀 문제가 없었다. 그 밖에 각종 검사 및 각종 소염, 진통, 근이완, 통증주사 및 외과치료를 하였으나 통증이 전혀 감소되지 않고 병원에서는 계속 입원시키기에 화가 난 환자가족은 환자를 퇴원시켰으며 퇴원한 후 집에서 누워지내고 있다가 전화로 왕진을 부탁하였다.

증상분석

환자는 침대에 누워서 전혀 일어날 수가 없었으며 몸을 돌릴 수도 없었고 식사도 가족의 도움으로 조금씩 할 수 있었으며 화장실을 갈 때에도 부축을 받아야 겨우 갔으며 누워서도 강한 통증을 호소하였으며, 주간과 야간을 가리지 않고 통증이 심하였다. 체격은 살집이 상당하였으며 기타의 과거병력이나 상병은 없었다. 이에 처음 머리에 떠오른 것은 상항론傷寒論 부인중풍婦人中風의 소시호탕小柴胡湯이었으나 환자는 조열상潮熱狀이 없었다. 다시 삼고한 끝에 환자의 증상이 디스크질환 없이 요통 및 양하지의 방산통이 약하게 있었으며 생리가 끝난 직후에 통증이 극심하고 누워있어도 통증이 감약되지 않는 것으로 보아 중기허中氣虛로 판단하여 보중익기탕補中益氣湯을 1주일 분 처방하고 족삼리足三里, 삼음교三陰交, 혈해血海를 강자극하였다.

치료경과

환자는 치료 3일 후부터 증상이 호전되기 시작하여 약간의 보행을 할 수 있게 되었으며 2주 후에는 통증이 소실되어 정상생활을 할 수 있게 되었다.

후기

이 환자의 증상은 한의학적으로는 중기허中氣虛로 볼 수 있었으며 굳이 서양의학적인 병명을 붙이자면 자궁하수로 표현할 수 있다. 자궁하수로 인한 증상은 여러 가지 증상이 나타날 수 있다. 압박하는 부위에 따라 복통, 복만감, 하복의 중압감(밑이 내려앉는 듯한 느낌), 요통(때로는 추간판탈출증과 동일한 증상을 보임) 등등을 보일 수 있으며 자궁 및 질 분비물, 치질, 변비 등을 겸할 수도 있다. 임상에서 자주 있는 일은 아니지만 간혹 여성의 요통 중에 요추질환과 무관한 요통이 있을 경우 참고할 만한 증례이다. 자궁수축부전 및 자궁점막탈락의 부전, 비정상 자궁출혈이 아닌 자궁 자체의 하수가 생리가 끝난 후 비전형적인 요통을 유발하는 경우도 있다. 한의학에서 생리 전 요통은 혈열血熱, 생리 중의 요통은 기체혈어氣滯血瘀, 생리 후의 요통은 기혈양허氣血兩虛라고 하는데 이에 완전히 부합하는 경우였다.

09 아무 원인도 없이 오른쪽 다리가 아파서 걷지 못하던 환자

당시 21세, 여
진료일: 2006년 11월 30일

환자는 어여쁜 대학생으로 아무 원인 없이 1개월 전에 요통과 함께 오른쪽 다리가 저리고 아파서 다리를 펴고 걷지 못하게 되었다. 증상은 날이 갈수록 심하게 되어 요추부 MRI검사, 초음파 등 각종 검사를 하였으나 원인을 찾아내지 못하고 현재는 누워있을 수도 없이 통증이 심하게 되어 본원에 내원하였다.

증상분석

환자는 요추디스크탈출과 동일한 증상으로 요통과 오른쪽 다리 전체가 저리고 당겨서 걷지도 못하고 똑바로 눕지도 못하였으며 고통이 매우 심하였다. 복부의 가스저류상황을 진단하고자 누워서 복진을 하려고 하였으나 허리를 펼 수가 없었다. 최근에 통증이 더욱 심해지면서 나타난 증상은 대변을 못 보게 되었다고 하였다. 맥脈은 부긴삽삭浮緊澁數으로 신체의 어딘가에는 염증이 있는 것이 느껴졌으나 이학적인 검사로 나오지는 않았다고 하였다. 환자의 변비, 우하복부의 통증 등으로 하복부 어혈瘀血에 의한 통증으로 보아 도인승기탕가감방桃仁承氣湯加續斷, 牛膝, 杜沖을 3일분 처방하고 경과를 지켜보기로 하였다.

치료경과

2006년 12월 2일　　요통이 대폭 감소하고 다리가 당기는 것이 약간 호전되었다.

2006년 12월 11일 혼자서 걸을 수가 있게 되었으며 오른쪽 다리가 당기는 것이 거의 없어졌으나 누워 있으면 오른쪽다리가 약간 당긴다고 하였다.

환자는 그 후 4회의 침구치료 후 완치되었다.

후기

환자의 증상은 요추의 구조적인 변화 없이 발생한 좌골신경압박소견으로 각종 검사에서 아무런 이상도 나오지 않았으며 장내의 가스도 확인되지 않았다. 또한 증상이 심해지면서 발생하는 변비는 모든 종류의 요추신경 압박질환에서 가능한 것이므로 진단의 특이성을 가질 수가 없다. 필자는 모든 정황을 고려할 때 소복어혈小腹瘀血로 진단하였으며 해부학적으로 설명하면 더글라스와douglas's fossa라고 불리는 직장과 자궁의 중간에 있는 조그만 공간의 염증 때문에 나타나는 통증이다. 더글라스와에 염증이 생길 수 있는 원인은 골반강을 채우고 있는 각 장기의 상황에 따라 상당히 많다. 우선은 배변을 통한 압박의 감소 및 염증의 감소를 통해 극심한 통증을 해결하였으며 그 후 누워 있을 때 오른쪽 다리가 당긴다는 것은 신경의 압박이 해소되어도 충격파는 남기 때문에 보중익기탕補中益氣湯으로 신경순환을 증가시켜 완치할 수 있었다. 고문헌을 보면 이 증상이 상당히 많이 있었으며 이것은 당시의 생활이 거친 음식과 고된 노동으로 내장의 하수 및 율동부전이 많이 있었음을 의미하지만 최근에는 영양이 충분하고 유동식을 많이 함에 따라 자주 나타나지는 않으나 다이어트, 스트레스, 배변습관, 운동부족, 기타 질환 등으로 나타나기도 한다.

10 수개월간 지속되는 월경

당시 17세, 여
진료일: 2005년 6월 9일

환자는 초등학교 5학년에 초경이 있었으며 2년 전부터 월경주기가 20일에서 40일 정도로 불규칙하고 월경주기가 1개월에 1회 정도로 정상이 될 경우에는 생리통이 극심하여 진통제를 하루에 5알까지 복용하기도 하였는데, 약 3, 4개월 전부터 매일 계속 생리가 있어서 부인과의 주사를 맞았으며 주사 후 1주일간은 출혈이 없었으나 다시 생리가 나와서 또 부인과의 주사를 맞았으나 이번에는 2일동안만 지혈이 될 뿐이어서 한방치료를 받고자 내원하였다. 환자는 현재 생리량은 많지 않았으며 손발이 매우 차갑고, 추워하였으며 가끔 머리를 칼로 찌르는 것 같은 두통이 발생한다고 하였다. 맥脈은 삭數하였으며 그 밖에 대소변, 수면, 음수, 발열 등등은 정상적이었고 체격은 165cm/53kg으로 정상적인 모습이었다.

증상분석

환자의 지속적인 출혈은 월경주기의 불규칙, 장기간 지속되는 점, 월경의 양이 많지 않은 점 등을 볼 때 혈열血熱로 인한 경혈망행經血妄行으로 판단하여 부청주여과傅青主女科의 청경탕가마방淸經湯加三七, 艾葉을 10일분 처방하고 삼음교三陰交, 조해照海, 중봉中封 등에 침구치료를 하였다.

치료경과

2005년 6월 30일 환자는 보호자인 모친과 함께 내원하였으며 이제는 더 이상 출혈이 없으니 약을 먹지 않아도 되냐고 문의하여 비록 일시적으로 지혈이 되었으나 3개월 가량 정상월경이 있은 후에 치료를 중단하는 것이 좋다고 했다.

환자의 보호자가 본원에 자주 내원하였으므로 그 후의 경과를 자세하게 알 수 있었으며 복약 후에는 월경이 정상적으로 시작되고 끝나며 월경량이 많아지거나 적어지지 않고 적당하게 유지된다고 하였다.

후기

초경 후에 나타나는 월경주기 및 월경량의 불규칙은 호르몬분비의 미완성으로 자주 발생하며 치료의 대상이 아니다. 그러나 출혈량이 극도로 많거나 갑자기 발생하여 지혈이 되지 않는 경우에는 치료를 필요로 한다. 특히 중고생의 자궁대출혈은 대부분 스트레스로 발생하는데 스트레스에 의해 난포호르몬 및 황체호르몬의 분비교대가 잘 이루어지지 않아서 그렇다. 이러한 증상은 억간산抑肝散 등의 시호제柴胡劑에 선학초仙鶴草, 측백엽側柏葉, 애엽艾葉, 포황蒲黃, 황금黃芩, 아교阿膠 등을 가미하면 무난히 치료된다. 만약 대출혈의 경우에는 단기간 양약의 힘을 빌어 지혈을 유도할 수도 있으며 한약은 동시에 복약해야 한다. 자궁의 근종 및 경혈역류가 있을 경우에는 다른 방법을 사용해야 한다.

11 오래 지속되는 생리와 생리통

당시 16세, 여
진료일: 2005년 8월 29일

환자는 초등학교 4학년 때 초경을 시작하였으며 초경 시에 1개월간 생리가 있었으나 그 이후 생리가 없다가 다시 5학년 때 다시 1개월 동안 생리를 한 후 그 후 3개월간 계속 소량의 생리혈이 나왔다고 하였다. 그 후에는 별 문제가 없었는데 갑자기 3개월 전에 생리를 시작한 후부터 멈추지 않게 되었으며 그 동안 부인과에서 약물을 복용하였으나 출혈이 멈추지 않고 생리의 양도 많다고 하였다. 이 밖에 매번 생리 때마다 생리통(요통, 복통)이 극심하였다. 환자는 대소변의 이상, 수면, 학습, 운동 등 특이사항은 없었으며 부인과검사에서도 이상은 없었으며, 장기간 지속된 생리에도 빈혈도 없다고 하였다. 맥은 긴삽緊澁數하였으며 설첨홍舌尖紅하였다.

증상분석

환자의 증상은 어열瘀熱로 인한 붕루崩漏로 진단하였다. 이에 지백사물탕가감방知栢四物湯加側柏葉, 續斷, 蒲黃, 五靈脂 各6g을 처방하고 침구치료는 생략하였다.

후기

환자는 50일간 복약하였으며 복약 중에 월경출혈은 중지되었으며 그 다음 생리가 정상적으로 나왔으며 생리도 5일 만에 종료되어 치료를 중단하고 다시 증상이 나타나면 치료하기로 하였다.

수개월 후 환자의 모친께서 자궁근종을 치료하고자 왔기에 물어보니 환자는 생리가 정상적이라고 하였으며 그 후 다른 증상이 없이 학교에 잘 다니고 있다고 하였다.

일반적으로 중년여성에서 장기간 지속되는 생리는 여러 원인에서 발생이 가능하며 심각한 문제의 일부분일 수도 있다. 그러나 본 환자의 경우는 자궁, 난소 및 그 부속기관에 아무런 이상이 없는데도 발생한 기능성 부정자궁출혈로 혈열血熱에 해당된다. 그러나 지속적인 출혈은 혈허血虛 및 기혈양허氣血兩虛로 변화되며 이때에는 치료의 방향이 변하게 되어 교애사물탕膠艾四物湯, 십전대보탕十全大補湯, 팔진탕八珍湯 등을 사용할 수도 있다. 각종 호르몬제제주사 및 피임약도 효과가 있으나 본 환자의 경우에는 효과가 없었다. 말초 호르몬의 불균형으로 출혈이 생겼으나 문제는 호르몬불균형의 근본문제가 해결되지 않으면 증상이 반복 발생하게 된다. 치료는 만약 빈혈이 없다면 청혈지혈清血止血이 위주가 되나 빈혈이 있을 경우에는 보기보혈지혈補氣補血止血위주로 처방을 구성하며 지혈이 된 후 약 3회의 월경이 정상적으로 나온다면 치료를 서서히 종료한다. 만약 지혈이 원활하지 않고 대출혈이라면 일시적이지만 양방치료도 동시에 하는 경우도 있다.

12 난소낭종과 생리전 요통

당시 44세, 여
진료일: 2005년 10월 17일

환자는 약 2년 전 부인과검진에서 우측난소에 약 2cm정도가 되는 낭종이 있다고 하였으나 크기 및 증상이 전혀 없어서 그런대로 지내고 있었다. 그런데 10년 전 출산 후부터 아침에 일어나면 약간씩 허리에 통증이 있었는데 최근에는 아침에 왼쪽 다리가 저려온다고 하였다. 이에 금년 7월 본원에서 침구치료를 1회 받고 난 후 왼쪽 다리가 저리는 것은 약간 감소하였으나 아침에 일어나면 허리가 아픈 증상은 여전하여 난소낭종을 말씀하시면서 그것 때문에 허리가 아픈 것은 아니냐고 하여 낭종이 어지간히 크지 않으면 허리의 통증을 발생시키지는 않는다고 하였으나 환자는 이미 정형외과에서 각종 검사를 다 했어도 요통의 원인을 찾을 수가 없었으니 한 번 난소의 혹을 약을 먹어서 없애보면 어떻겠느냐고 하셔서 필자는 물론 한의학적으로 어혈瘀血이 하복부에 정체되면 요통을 발생시킬 수도 있지만 운동을 하지 않아서 허리가 아플 가능성이 있으니 운동을 꾸준히 하라고 하였다. 그러나 환자는 3개월 후에 다시 내원하여 운동을 열심히 해도 허리 아픈 것이 심하고 부인과에서 검사하니 낭종 때문에 허리가 아플 수도 있다고 하여 걱정이 되어 한약으로 없애고 싶다고 하였다.

증상분석

환자는 허리를 굽히고 펼 때의 통증은 전혀 없었으며 생리가 나오려고 하면 허리를 움직일 수 없을 정도의 통증이 있었으며 생리주기는 일정하였고 양도 그만그만하다고 하였으며 기타의 증상이라고 할 만한 것은 없었다. 이에 하복부의 어혈瘀血과 담음痰飮을 제거하기 위해 계지복령환합도담탕桂枝茯苓丸合導痰湯을 2주분 처방하고 매주 1, 2회 삼음교三陰交, 혈해血海 등에 침구치료를 하였다.

치료경과

2005년 11월 3일 그 동안 환자는 복약도중 2회의 침구치료를 하였으며 이번에 생리가 나올 때 수많은 어혈덩이가 나왔다고 했다. 물론 치료도중 이러한 일은 비일비재하지만 생리혈이 많이 나온다고 해서 병이 한번에 낫거나 하지 않으므로 너무 기뻐하지 말고 꾸준히 복약한 후에 부인과에 가서 초음파검사를 받으시라고 하였다.

2005년 12월 29일 한 동안 오지 않던 환자는 최근 신경을 많이 써서 오른쪽 눈꺼풀이 떨린다고 하면서 내원하여 그 동안의 상황을 물어보니 1개월 전에 초음파검사를 하니 우측난소의 낭종은 완전히 없어져서 초음파검사에서 찾을 수가 없었으며 요통도 완전히 나았다고 하였다.

후기

여성 중에는 난소낭종이 있는 경우가 많은데 대부분은 치료를 하지 않아도 없어지는 경우도 있고 자라지 않고 평생을 그대로인 경우도 많은데 때로는 이와 같이 증상이 있는 경우도 있고 엄청나게 커져서 수술로 제거하는 경우도 있다. 또한 초음파에서는 낭종으로 보여도 태어나면서 잘못 분화된 기형종인 경우도 있다. 이렇게 같은 난소의 혹이지만 모양과 예후가 다르므로 치료를 해야 한다는 의견과 치료를 하지 않아도 된다는 의견이 있을 수 있다. 원칙적으로는 증상이 있으면 치료하지만 때로는 낭종으로 가장한 악성종양도 있고 증상이 있는데 초음파, CT로 잘 찾아지지 않는 악성종양도 있으므로 치료에 주의해야 한다.

13 중년 여성의 난소낭종

당시 51세, 여
진료일: 2004년 2월 19일

환자는 최근 수개월간 월경량이 많아서 부인과에서 초음파검사를 하니 좌측난소에 2.5cm크기의 낭종이 생겼고(6개월 전의 검사에서는 없었음), 0.5cm이하의 자궁근종이 2개가 발견되었다. 기타 신체적인 이상은 없었다.

증상분석

환자는 중년의 부인으로 최근 수년간 경미한 요통을 제외하고는 별 지장없이 일상생활을 하고 있었으며 최근에 월경의 양이 많아져서 고민한 끝에 부인과에 가서 진단을 받고서는 주위의 친구들처럼 난소와 자궁을 적출해야 하는 것이 아닌가 매우 고민한 끝에 내원하였다고 하였다. 그러면서 자궁을 제거하게 되면 자신의 인생이 모두 끝나는 것이 아닌가 매우 걱정을 하면서 한방치료를 하면 나을 수 있겠냐고 수차례 질문을 했다. 난소낭종이 갑자기 생긴 경우에는 체내의 수습水濕의 순환에 이상이 발생하여 물이 차는 낭종으로 되며 이것은 발견이 얼마되지 않았으므로 1개월 정도 복약 후에 다시 한 번 초음파검사를 해보는 것이 좋다고 말하고 필자가 자주 사용하는 계지복령환합도담탕桂枝茯笭丸合導痰湯을 처방하였다.

치료경과

환자는 그 후 다시 10일분의 약을 가져가고는 연락이 없다가 2004년 8월 4일 검사결과를 알려주었다. 환자는 마지막으로 약을 복용한 후에도 혹시나 남아 있으면 수술을 해야하는 것이 아닌가 하여 두려움에 부인과검진을 받지 않고 있다가 겨우 용기를 내어 초음파검사를 하니 좌측의 2.5cm 되는 낭종이 없어졌고 또한 자궁에 있던 근종마저 1개는 소실되었다고 하였다.

후기

난소낭종은 일반적으로 낭종 안에 무엇이 들어있는가에 따라 치료의 방향 및 예후가 결정된다. 만약에 일반적인 물이 차 있는 낭종이 아니라 기형종이라면 치료는 내과적인 약물로는 한계가 있을 수 있다. 그러나 낭종 안의 내용물을 초음파로 확인하기는 매우 어렵고 또한 기형종의 경우에는 성장기 또는 출생 직후부터 평생을 함께 하고 있는 경우가 많으므로 젊은 여성들이 아무 증상이 없다가 부인과 검사시에 발견되는 경우가 많다. 이때에 환자들은 심한 좌절감과 또한 이러한 기형종이 있으면 이에 관계된 종양표지자수치도 상승하게 되므로 악성종양에 대한 공포감에 사로잡히게 된다. 그러므로 여성들의 경우에는 성장기부터 단골 부인과를 정해 놓고 주기적으로 검진하는 것이 필요하다.

대부분의 기혼녀에 갑자기 발생하는 낭종은 악성이기 보다는 장액성 낭종이 많으므로 초기에 한방의 담음痰飮과 어혈瘀血의 개념으로 치료를 하면 좋은 결과를 얻을 수 있다. 그러나 오랜 시간이 지난 낭종은 그 벽이 두꺼워지고 내부의 변성이 발생하여 치료에 비교적 많은 시간이 필요할 수 있으며 치료에 반응하지 않는 경우도 있다.

14 자궁근종으로 인한 월경과다와 빈혈

당시 38세, 여
진료일: 2004년 6월 14일

환자는 이전부터 월경량이 많았는데 너무 어지러워서 부인과의 검사를 받아보니 5cm 이상의 근종 1개와 수개의 근종이 있다는 것을 알게 되었다. 이미 아이는 셋이 있었지만 나이가 젊고 수술하기가 무서워서 이러지도 저러지도 못하고 있다가 시간이 지날수록 월경량이 증가하고 근종도 커지는 것 같아 내원하였다.

증상분석

환자의 하복부는 압박시 약간의 통증과 촉진시 하복부가 냉하였으며 생리시기가 되면 대량의 출혈이 발생하여 잘 멈추지 않고 심하게 어지럽고 오후가 되면 열이 난다고 하였다. 맥脈은 세삽삭細澁數하였고 혈압은 100/60, 대소변은 정상이었다. 초진시 가져온 혈액검사는 다음과 같다. HB 9.5(기준치12.6-16.0g/dL), ferritin 3.27(기준치30.1±22.8ng/ml), Iron 4(기준치94±19μg/dL), 기타 이상은 없었으며 빈혈약을 복용하고 있었다. 이에 어열瘀熱로 인한 혈붕血崩으로 보고 2개월간 복약을 한 후 초음파측정을 하기로 하였다. 치료는 1주일에 1회 침구치료를 하고 지백사물탕가방知柏四物湯加側柏葉, 桃仁, 紅花, 乳香, 沒藥, 三七, 茯苓, 澤瀉을 처방하였다.

치료경과

2004년 9월 24일　　환자는 약 4주간 복약한 후 내원하지 않다가 다시 내원하였는데 복약 후 월경량이 많이 줄어서 다 나은 줄 알고 그럭저럭 지냈으나 최근 약간 월경량이 많아지는 것 같아서 다시 복약을 하려고 내원하였다고 하였다. 물론 처음 약속했던 부인과 재검진은 하지 않았다. 그래서 다시 복약하고 검사를 하기로 하고 다시 4주 동안 약물을 복용하였다.

후기

그 후 2004년 10월 27일까지 침구치료와 약물치료를 병행하였으며 다시 1년간 아무런 연락이 없다가 2005년 11월 8일 자녀 상담시 말하기를 얼마 전에 부인과 검사를 한 결과 작은 근종들은 소실되었으며 5cm이상 되던 근종도 거의 줄어들어 초음파상에서 콩알보다 작게 보인다고 하여 환자는 큰 자궁근종이 있었다고 주장하였으나 진료한 의사는 이전의 검진이 잘 못 되었을 수도 있다고 하였다.

한방치료에 비교적 잘 반응하는 자궁근종은 크기 6cm이하, 자궁점막층 가까이에 위치하는 증상이 있는 경우, 신경증을 동반하지 않은 경우가 잘 치료되며 증상이 없는 근육층에 위치한 자궁근종은 치료에 반응이 느리다. 모든 종괴의 치료와 마찬가지로 자궁근종도 치료 초기 2~6개월 정도에는 초음파에서 달무리처럼 보이는 것이 마치 근종이 커지는 것처럼 보이나 그 후에는 빠른 속도로 위축된다.

15 자궁외임신 수술 후의 생리통

당시 38세, 여
진료일: 2006년 1월 5일

환자는 2004년 11월 자궁외임신으로 부인과에서 우측의 나팔관을 제거했다. 그 후 이전에는 없던 극심한 생리통이 발생하였는데 생리시작 며칠 전부터 시작하여 생리가 끝날 때까지 지속되며 통증이 너무 심하여 진통제의 약기운이 떨어지면 그대로 허리, 배가 너무 아프다고 하였다. 그래서 수술한 병원에 문의하니 신경성이라고 하였으며 또한 부인과로 유명하다는 한의원 3곳에서 복약을 하였으나 체중만 증가할 뿐 생리통은 여전하거나 때로는 더 심해져서 포기하고 통증이 발생하면 바로 진통제를 복용하고 있다고 하였다. 또한 수술 후에는 생리양이 많이 줄어서 생리시작 후 2, 3일 정도 비칠 듯 말 듯 약간 묻어나는 정도라고 하였다. 생리주기는 20-25일 정도이며 그 밖에 오른쪽 정강이 밑의 피부가 지속적으로 간지러워서 피부과에서 연고를 처방 받아 간지러울 때마다 바르고 있는데 일시적으로 간지러움이 약간 가라앉기도 하지만 없어지지 않고 가려운 부위가 넓어지고 있다고 했다.

증상분석

환자의 수술 후에 발생한 생리통은 나팔관을 제거하는 수술로 잘라낸 부위에 월경기가 되면 상처주변의 자궁내막이 부풀어 오르면서 발생하는 통증 및 자궁의 경련으로 판단하였으며 내막유착의 가능성도 배제할 수 없었다. 이에 자궁내부의 어혈을 제거할 수 있는 귀출파징탕가감방歸朮破癥湯加蒲黃, 五靈脂, 三七을 처방하고 삼음교三陰交, 혈해血海, 합곡合谷 등에 침구치료를 하고 경과를 지켜보기로 하였다. 그 밖에 오른쪽 다리의 피부가 간지러운 것은 한사寒邪에 피부가 상한 것으로 일명 화폐상습진이라고 불리는 것으로 치료에 상당한 시간이 걸릴 수도 있기에 보온에 유의하고 의이인薏苡仁을 가미하여 보조적으로 치료하였다.

치료경과

2006년 2월 10일 환자가 내원하여 말하기를 우선 이번의 생리에서는 생리량이 많아졌으며 생리는 4일간 지속되었고 생리통은 진통제를 복용하지 않아도 견딜 수가 있을 정도의 불쾌감만이 있었고 덤으로 오른쪽 다리의 간지러움까지 없어졌다고 하면서 지속적으로 복용하기를 원하였다. 환자는 그 후 2개월 간 더 복용하였으며 그 후 생리통은 현재까지 발생하지 않고 있다.

후기

생리통은 비정상적인 자궁 및 부속기관 그리고 주변조직의 경련의 표현이다. 그러나 생리통을 유발하는 원인은 자궁근종, 자궁내막증, 자궁선근증, 자궁암 등등의 자궁질환과 함께 골반염, 변비, 수면부족, 정신적인 긴장, 척추질환, 소화기질환, 대장질환, 방광질환 등등의 유관 반사도 관련이 있으므로 정확한 진단이 필요하다. 무조건 배가 차다거나 몸이 약해서 생기는 증상이 아니다.

16 자궁의 폴립으로 인한 자궁출혈

당시 40세, 여
진료일: 2004년 6월 14일

환자는 3, 4 개월 전부터 월경량이 증가되어 2개월 전 부인과검사결과 자궁 내에 약 1.5cm의 폴립이 자라 있다고 하여 경과를 관찰하면서 과다출혈을 방지하기 위하여 호르몬제제를 복용하였다. 그 약을 복용한 그 달은 월경량이 줄었으나 그 다음달 이전의 월경이 한꺼번에 몰려오듯이 짙은 검은색의 월경혈이 약 15일간 지속되고 어지러워서 다시 그 부인과의 진찰을 받아보니 폴립이 약간 커진 것 같으니 이번 월경이 끝나는 대로 레이저수술을 하라는 권유를 받고는 집에 돌아와서 월경이 끝나기를 기다리고 있었는데 다시 월경이 시작되니 이전의 약물을 복약해도 월경이 그치지 않고 계속되어서 내원하였다.

증상분석

지속적인 월경출혈을 제외하고는 환자의 연령과 평소의 균형잡힌 식사덕분에 극심한 빈혈상은 보이지 않고 있었으며 일상적인 사회생활도 무리없이 하고 있었다. 대소변 및 식사, 수면도 정상이었으며 맥脈은 긴삽삭緊澁數이었다.
이에 어혈瘀血을 없애주는 계지복령환桂枝茯苓丸에 사생환四生丸, 生地, 薄荷, 側柏葉, 艾葉을 합하여 10일분을 처방하고 폴립의 크기가 그리 크지 않으므로 복약 1개월 후 다시 부인과진단을 받고 내원하도록 하였다.

치료경과

복약 3, 4일 후에 자궁출혈은 소실되었으며 복약 후 1개월쯤 지나서 부인과에서 검사를 하였는데 폴립이 없어졌다고 하였다.

후기

자궁의 폴립은 평상시에는 무증상이다가 그 크기가 커지면서 생리량이 많아지고 기간도 길어지며 부인과에서는 레이저수술로 제거하기도 하는데 문제는 자주 재발하는 경향이 있으므로 그때마다 수술을 하기도 곤란한 질환이며 폴립이 한꺼번에 많이 생기게 되면 문제가 커지기도 한다. 그러므로 폴립이 생겼을 때 무조건 수술을 하는 것보다는 한방치료를 통해 이미 생긴 폴립을 축소 또는 위축시킨 다음에 지속적인 관찰을 하는 것이 더 좋은 방법이라고 생각할 수 있으며 한방치료에 반응하지 않는 증상이 없는 폴립은 필요하면 레이저로 제거하면 된다. 폴립은 자궁점막의 이상에 의한 하나의 결과물에 불과하므로 자궁내부의 전염증성 환경이 바뀌지 않으면 재발할 수밖에 없다.

17 자궁절제 후의 복통과 피곤함

당시 38세, 여
진료일: 2005년 4월 11일

환자는 이전부터 자궁근종으로 생리량이 많고 가끔 극심한 생리통, 어리럼증 등으로 고생을 하다가 부인과 의사의 권유로 2개월 전 자궁을 절제하게 되었다. 수술 후 어지러운 증상과 생리통은 사라졌으나 수술한 부위가 자꾸만 단단해지고 피곤이 극심하여 매일 누워만 있다고 하였다. 조금만 걸어도 아랫배에 통증이 발생하여 수술이 잘못된 것이 아닌가 하여 초음파검사를 했으나 이상은 발견되지 않았으며 병원에서는 아무런 문제가 없으니 걱정하지 말고 마사지를 많이 하라고 하여 지속적으로 마사지를 해도 증상은 변하지 않았다. 이에 한방치료를 받고자 내원하였다.

증상분석

환자는 자궁수술 후 서 있거나 가사일을 조금만 해도 아랫배가 똘똘 뭉쳐서 행동하기가 힘들다고 하였는데 이 증상은 자궁절제수술시 발생한 지방선 및 미세신경의 손상으로 인해 발생하는 체액 및 장기의 하수증상으로 수술이 잘못 되었거나 수술부위에 피가 찬 증상이 아니다. 치료의 목표는 수술 시 발생한 신경손상을 회복시키고 상처의 흔적을 최소화하여 수술전과 같은 100%의 상태로 되돌리는 것이 이상적이지만 최대한 일상생활에 지장을 받지 않을 정도까지 치료하는 것이다. 이에 보중익기탕가감방補中益氣湯加黃芪加重 36g, 人蔘, 乾薑, 肉桂을 처방하였다.

치료경과

2005년 5월 2일　환자는 상태가 좋으니 복약을 더 하고 싶다고 하여 동일한 처방을 2주일 정도 더 사용하고 경과를 지켜보기로 하였다.

이후 환자는 내원하지 않았으며 약 1년이 경과한 2006년 6월 내원하셔서 말하기를 1년 전에 한약을 먹은 후 수술 전 보다 훨씬 건강해진 것 같다고 하였다.

후기

최근 자궁근종, 자궁선근증, 자궁암 등으로 자궁이 없는 여자들이 상당히 많아지고 있다. 물론 위험한 경우에는 별 수 없는 선택이지만 수술 후에는 여러 가지 증상이 출현할 수 있다. 무조건 어혈瘀血이라는 개념을 대입하여 수술 후 조리를 하는 것은 잘못된 관념이다. 자궁의 적출 후 빈번하는 후유증은 내장장기의 하수현상, 장간막염증 및 농양, 유착, 발한, 수면이상, 피부혈관신경이상 등의 자율신경증상 등이다. 그러나 수술 후에 운동을 열심히 한 경우에는 비교적 드물게 발생한다.

18 조기폐경으로 진단받은 무월경

당시 36세, 여
진료일: 2004년 10월 26일

환자는 최근 집안의 문제로 신경을 많이 쓴 후 3개월간 월경이 없어서 부인과에서 검진을 받으니 FSH가 상승되어 있고 E2가 하강되어 있어서 여성호르몬의 부족에 의한 폐경이라는 진단을 받았다. 부인과에서는 호르몬제복용을 권유하였으나 이미 6년 전에 출산을 하였으며 또한 임신시 한쪽 신장을 절제하여 또 다시 약을 먹는 다던지 치료를 받는 것을 거부하였다. 그렇게 지내다가 심신이 피곤하니 보약이나 먹으려고 본원에 내원하였다. 환자와 상담을 하면서 필자도 이전에 치료에 실패한 경험이 생각나서 치료를 사양하고자 하였으나 환자는 그냥 보양식으로 복용할 터이니 치료에 대한 걱정은 하지 말라고 하여 부담없이 처방하게 되었다. 그 대신 약을 복용하면서 1주일에 한 번씩 침구치료를 하면서 치료하게 되었다.

증상분석

진단은 환자의 경우 무월경 외에 전신적인 상황은 모두 정상이었으며 얼굴이 창백하고 맥脈이 미세약微細弱한 것을 제외하고는 여하의 증상이 없었으므로 참으로 난감하였으나 혈고경폐血枯經閉로 진단하여 육미지황탕가감방六味地黃湯加減方兎絲子, 充蔚子, 女貞子을 사용하고 삼음교三陰交, 혈해血海, 귀래歸來 등에 침구치료를 하였다.

치료경과

2004년 11월 16일 생리가 시작되었으나 그 양이 매우 적다고 하였다.

2004년 12월 15일 생리가 시작되어 2일간 있은 후 다시 3일후에 소량의 생리가 있었다고 하였다.

2005년 1월 21일 최근 월경이 3일간 있었으며 생리량이 이전보다 증가했다고 하였다.

2005년 2월 14일 최근 월경이 있었으며 이전에는 생리혈에 찌꺼기와 덩어리가 많았으나 이번 월경에서는 월경색이 선홍색으로 찌꺼기가 없었다고 하였다.

환자는 그 후 약 1년간 내원하지 않아서 필자는 치료가 되지 않은 줄로 알고 까맣게 잊고 있었는데 2006년 겨울 어느 날 진료 시 말을 하여 치료 후 약 1년 동안 정상적으로 생리가 나오고 있다고 하면서 그러나 양은 그렇게 많지 않고 주기는 정상이 되었다고 하였다.

후기

위 환자의 경우 혈액학적인 소견만으로 진정한 조기폐경인지 아니면 일시적인 내분비 이상인지는 누구도 쉽게 말할 수 없다.

필자의 2002년 조기 폐경 치료 실패 증례는 다음과 같다. 환자는 당시 36세로 이미 딸이 있었으나 집안에서 아들을 원하여 33세 때 부인과 진찰을 받았는데 이미 좌측 난소가 위축되어 없어졌으며 우측 난소도 위축되어 초음파상에서 잘 보이지 않아 거의 소실된 것과 마찬가지였다. 그 후 분당의 모 병원에서 장기간 동안 호르몬요법을 하였으나 완치되지 않아 한방치료를 원하여 내원하였다. 1년간 약물치료를 하였으나 결과는 생리 때가 되면 아주 소량의 월경이 있을 뿐 정상적인 배란과 임신까지는 성공하지 못하였다.

폐경은 중년의 여성들이 가임기가 끝나면서 발생하는 노화의 증상으로 최근에는 여러 식생활 및 사회적인 스트레스의 가중, 다이어트 등등의 여러 원인에 의하여 젊은 여성들에게서도 발생한다. 그러나 원인이야 어떠하든 일단 호르몬체계에 문제가 발생하고 기질적으로 난소의 크기에 변화가 온다면 무조건으로 한방치료를 권유한다. 왜냐하면 호르몬이 부족하다고 지속적으로 호르몬제제를 투여하면, 결과는 난소의 기능부전 및 퇴화의 가속화를 유발할 수 있다는 것은 누구나 알 수 있는 사실이기 때문이다. 물론 중년 이후의 폐경은 자연스러운 것이므로 호르몬요법으로 생리를 연장하는 것보다는 갱년기 한방치료를 통하여 극심한 갱년기증후군을 완화시켜 자연스럽게 폐경이 되는 것이 가장 이상적이라고 할 수 있다.

폐경閉經을 한의학에서는 경폐經閉라고 하여 혈체血滯, 기울氣鬱, 혈고血枯 등의 유형으로 나누어 각각의 유형과 체질 및 증상에 따라 치료한다. 대부분의 폐경기 증후군은 기허氣虛에 해당되며 보중익기탕補中益氣湯, 귀기건중탕歸芪建中湯 등에 지모知母, 지골피地骨皮, 자하거엑스를 함께 사용하면 안정화되며 때로는 간양극성肝陽極盛의 진간식풍탕鎭肝熄風湯-醫學衷中參西錄, 간비불화肝脾不和의 억간산抑肝散 등을 사용하는 경우도 있다. 침구치료로는 풍지風池, 대추大椎, 견외수肩外俞, 내관內關, 삼음교三陰交 등을 사용하거나 중완中脘, 곡골曲骨, 기해氣海 등에 구치료灸治療를 하는 것도 효과적이다. 아주 극성한 갱년기 상열조열上熱潮熱 및 번조煩燥에는 대추大椎, 백회百會, 천주天柱 등을 사혈瀉血할 수도 있지만 대부분은 1차 치료노선에서 증상이 호전되며 침구치료만으로는 증상제어에 한계가 있다.

제7장

소아과질환

한방

임상이야기

아이들은 순양지체純陽之體라고 하여 보음법補陰法이 주가 되는데 딱히 틀린 말은 아닌 것 같다. 또한 보토補土도 설득력이 있다. 또한 선천부족의 보양補陽도 맞는 말이다. 하지만 때로는 어떠한 금기도 치료도 없는 자유분방함이 치료가 될 수도 있다.

”

01 소아의 구안와사

당시 12세, 남
진료일: 2003년 12월 1일

환자는 2일전 아침에 일어난 후 오른쪽 얼굴 및 입술이 움직이지 않으며, 오른쪽 눈이 감기지 않고 눈물이 계속 흘러나오게 되었다. 이에 신경과에서 진료를 받았으며 2일이 지나니 오른쪽 얼굴이 더욱 처지는 것 같다고 하였다. 발병 전 환자는 컴퓨터오락을 하지 말라는 엄마의 꾸중을 듣고 화가 난 채로 잠이 들었고 그 다음날 발병하였다.

증상분석

환자의 증상은 오른쪽 얼굴전체가 마비되어 눈이 닫히지 않고 입으로 물이 흘러내렸으며 웃으면 얼굴이 왼쪽으로 비틀어졌다. 원인은 급격한 정서변화로 말초의 순환이 억제된 간기울결肝氣鬱結로 인한 혈허풍조血虛風燥라고 보았으며 이에 풍사風邪를 몰아내는 이기거풍산가미방理氣祛風散加黃芪, 人蔘을 처방하고 환측에 침구치료를 병행하였다.

치료경과

2002년 12월 8일	우측 눈꺼풀이 닫히게 되었다.
2003년 12월 15일	우측 눈에서 찬바람을 맞으면 흘러내리던 눈물이 멈추었다.
2003년 12월 26일	웃을 때마다 돌아가던 입이 정상으로 회복되었다.
2004년 1월 12일	환자의 우측 안면에 있던 마비감이 이미 정상으로 회복되어 치료를 종료하였다.

후기

환자는 고집이 센 아이로 엄마가 컴퓨터오락을 중지시키려하자 화가 난 상태로 잠을 잔 후 다음날 바로 우측의 안면에 마비가 진행되었으며, 내원시에 우측의 눈, 코, 입이 정상적인 기능을 상실하여, 바람을 맞으면 눈물이 나오고 있었으며 진찰 당시에도 눈을 깜빡거리지 못했다. 또한 물을 먹으면 물이 밖으로 흘러내리고 코를 벌름거리지도 못했다. 환자는 초기에는 치료에 잘 응하지 않았으며 침을 맞을 때마다 엄마 및 시술자를 힘들게 하였으나 증상이 빠른 속도로 좋아지는 것을 보고 꾸준히 치료받은 결과 치료되었다. 대부분의 소아의 구안와사는 수두-대상포진 바이러스의 감염에 의한 것으로 알려져 있으나 이렇게 감염이 아닌 정서적인 문제에 의해서 부분적인 혈액순환장애로 인해 신경이 마비되는 경우도 있다. 또는 정서상의 문제로 혈액순환장애가 발생하였고 이에 다시 바이러스의 감염이 되었다고도 생각할 수 있다.

구안와사에 대하여

구안와사란 한의학적 병명으로 입과 눈이 한쪽으로 돌아가서 치우치게 되는 질병을 말한다. 해부학적으로 보면 귀 앞에서 나와서 안면의 근육전체를 책임지는 안면신경이 마비가 된 질병으로 통상적으로 안면마비라고 한다. 안면마비는 일반적인 경우에는 4-6 주정도면 자연적으로 완전히 치유된다.

그러나 다음과 같은 경우에는 자연치유를 바라기가 어렵다.

1. 발열, 두통, 기침 등의 바이러스감염에 의한 증상들과 함께 발생하는 경우: 이러한 경우에는 바이러스가 신경을 침범하여 신경을 손상시키므로 발병 후 바로 한방치료를 하지 않는 이상 심각한 후유증을 동반하며 전체 안면마비의 약 3-5%정도가 이에 해당한다. 치료를 할 경우라도 수개월의 침구 및 약물치료를 해야 한다.
2. 환자가 여성인 경우: 만약 여자에게 구안와사가 발생하면 또한 치료의 기간의 길어지며 반드시 치료를 하여야만 회복될 수 있다. 물론 남녀모두 얼굴이라는 부위는 소중히 하지만 특히 여성의 경우에는 일단 구안와사가 발생하면 심할 경우에는 하루종일 거울을 보면서 울기도 한다. 그러므로 상당기간의 치료가 필요하며 보호자의 배려가 필요하다.

3. 나이가 어린 경우: 나이가 어린 경우에는 신경의 회복은 빠를 지도 모르나 신경을 형성해가는 나이에 손상을 받는다면 장차 성인이 되고 사회활동을 할 때 대부분이 또 다시 동일한 질병이 발생할 수 있는 위험성이 높기 때문이다. 그러므로 증상이 소실되더라도 치료의 종결을 너무 서두르는 것은 좋지 않다.
4. 기타 다른 질환을 동반하고 있거나 안면마비가 재발한 경우: 종양으로 인해서 안면마비가 발생하는 경우도 있고 국소적인 출혈에 의해서도 발생 가능하다. 원인을 찾아서 치료하는 것이 중요하다.
5. 중풍(뇌졸중)에 의한 중추성 안면마비: 회복에 상당한 기간이 필요하다.
6. 종양수술 후의 안면마비: 신경초종 절제술 후에 생기는 안면마비는 일반적으로 수술 6개월 후에 회복이 된다고 하지만 대부분은 회복이 되지 않는다. 이에 대해서 한방치료도 간혹 속수무책인 경우가 많다. 그러나 치료 후 부분적이나마 회복되는 경우도 있다.

02 소아의 선천성 사경

당시 2세, 여
진료일: 2006년 8월 14일

환자는 필자 후배의 여식으로 생후 2개월 되던 즈음 아이가 자꾸 왼쪽으로만 고개를 돌리고 있어서 소아과에 문의하니 선천성 사경이 의심되어 대학병원에서 검진을 받았으며 소아 선천성 사경으로 확인되어 물리치료를 하였다. 그러나 시간이 지나도 개선되지 않고 계속 목이 왼쪽으로 기울어진다고 했다. 병원에서는 치료가 잘 되지 않을 경우에는 조만간 수술을 하는 것이 좋다고 하였는데 필자가 어느 날 후배와 전화를 하던 도중 한방으로도 치료를 할 수 있느냐는 물음에 필자의 아이(신장의 문제)를 말하며 한약이 도움이 될 수도 있을 것 같다고 하여 치료를 하게 되었다.

증상분석

환자는 다른 신체적인 이상이나 정신적인 이상은 없었으며 앉아 있거나 서 있으면 목이 왼쪽으로 기울어져 있는 것을 확인할 수 있었으며 목 주변의 근육을 살펴보니 왼쪽의 흉쇄유돌근의 경직도가 증가되어 있었다. 이에 좌귀음가미방左歸飮加味方을 복용하도록 하고 단 치료기간은 매 3개월 단위로 그 경과를 판정하기로 하였다.

치료경과

2006년 9월 16일 아이의 모친이 말하기를 아이가 놀고 있을 때 뒤에서 보면 목이 왼쪽으로 돌아가는데 복약 후에는 그런 모습이 거의 없어진 것 같다고 하였다.

2006년 10월 13일 아이 모친의 말씀으로 이제는 목이 완전히 정상이 되어 언제 보아도 목이 똑바로 서 있다고 하면서 매우 기뻐하였다. 이에 비록 아이의 증상이 개선되었으나 재발을 방지하기 위하여 1개월 간 더 복약하고 경과를 관찰하기로 하였다.

후기

그 후 후배의 아이는 이상없이 잘 크고 있으나 장기간 관찰이 필요할 것 같다.
유소아의 선천성 사경의 원인은 그 원인을 찾기 어려우나 한의학적으로는 선천의 신정腎精이 부족하여 발생한 것으로 생각하고 있으며 침구치료도 도움이 될 수는 있으나 유아의 경우에는 치료하기가 매우 곤란하여 약물로만 치료하는 것이 좋다. 치료시기에 대해서는 논란의 여지가 있지만 발견즉시 치료를 하는 것이 좋다. 위의 경우는 비교적 가벼운 경우이며 심할 경우에는 근육이 위축되어 있는 경우도 있다. 아무리 영유아라고 하더라도 필요하다면 생후 1일부터 한약을 복약할 수도 있다.

03 고열감기 후의 오른쪽 다리 근력저하

당시 5세, 남
진료일: 2005년 2월 12일

환자는 수 일전 고열과 기침감기를 심하게 앓은 후 고열과 기침이 사라진 후부터 오른쪽 다리가 차가워 지면서 걸을 때 오른쪽 다리의 힘이 빠지는지 다리를 끄는 것 같은 증상이 발생하였으며 다리의 힘이 없는 증상은 아침에 더 심하다고 하였다. 소아과에서 상담하니 오른쪽 다리는 정상적이라고 하면서 더 이상의 언급은 하지 않았으나 모친은 다리를 끄는 것 같다고 하였다.

증상분석

발열 및 기침, 재채기, 가래 등의 외감外感의 증상은 없었으며 단지 오른쪽 다리가 왼쪽에 비해 차가웠으며 걸을 때 오른쪽 다리가 조금 끌리는 듯하여 보기에 불안해 보였으나 정상적인 보행은 가능하였으며 감기 걸린 후에는 잘 넘어진다고 하였다. 이에 감기의 후유증으로 인한 경락어조經絡瘀阻의 미약한 위증痿症으로 진단하여 신기환腎氣丸을 1주일분 처방하고 경과를 관찰하기로 하였다.

치료경과

2005년 2월 21일 증상은 변하지 않았으며 걸을 때 오른쪽 다리를 끈다고 하였으며 밖에서 논 후에는 오른쪽 다리를 아파하였으며 아이가 잘 넘어진다고 했다.

2005년 3월 4일 오른쪽 다리를 끄는 것과 통증은 거의 개선되어 잘 말하지 않는다고 하였으며 걸을 때 잘 넘어지는 것은 이전보다는 많이 좋아졌으나 아직도 가끔 넘어진다고 하였다. 이에 동일한 약을 처방하고 지속적으로 경과를 보기로 하였다.

후기

이후 환자는 오랫동안 소식이 없다가 필자가 적어놓은 메모가 생각나서 전화를 하여 그동안의 경과를 물어보니 치료 후 아이는 오른쪽 다리를 끄는 것과 통증, 잘 넘어지는 것은 완전히 없어졌으나 지금도 아주 가끔 심하게 놀거나 피곤하면 오른쪽 다리가 약간 아프나 잘 논다고 하였다.

본 증례는 바이러스에 의해 신경이 침범되어 마비까지는 아니지만 신경손상에 의한 근력약화가 발생한 것으로 외감外感 후에 발생한 위증痿症이라고 한다. 위증痿症은 부분적 또는 전신적인 근력약화에서부터 마비에 이르기까지 매우 다양한 형태로 나타난다. 즉 손상된 신경의 위치와 정도에 따라 복잡한 증상이 나타난다. 발병원인은 외상이나 바이러스 감염에 의하므로 발병 즉시 치료를 하면 치유될 수 있으나 일반적으로 한방진료를 받는 시점은 이미 신경의 손상이 발생한 후 수 많은 치료를 하고도 한참의 시간이 지난 후가 되므로 치료의 속도가 빠르지는 않다.

04 태아의 신장비대

당시 태아, 남
진료일: 2005년 4월 25일

환자는 필자의 첫 아들로 임신 7개월 말 경에(4월 25일) 태아의 초음파를 통해 신장의 이상이 확인되었다. 커다란 이상은 아니고 한쪽신장이 다른 쪽에 비해 약 2배 정도 (0.7mm/0.3mm) 확대되어 출생 후 신장의 이상이 나타날지도 모른다고 주치의가 말하였다. 그리고 정밀초음파의뢰서를 써 주면서 큰 병원으로 가보라고 하였다.
이 말을 들은 아내는 정신이 거의 반쯤 나간 상태에서 울면서 전화를 하였으며 전화도중에도 이미 다른 산부인과에 가서 똑같은 말을 들었는데 어떻게 하냐면서 울었다. 우선은 산모에게 걱정이 없을 거라고 한 후 전화를 끊고 고민에 빠지기 시작했다.
아내가 평소에 지병이 있었던 것도 아니고 필자가 유전적으로 결함이 있는 것도 아니고 태아의 양수검사에서 지금까지 이상이 있는 것도 아니어서 정말로 마른 하늘에 날벼락처럼 정신이 몽롱해졌다. 비록 한의원에서 신장의 이상이 있는 아이들을 가끔 보지만 일반적으로 신우신염, 사구체신염 정도의 질환들만 접해왔던 터라 어디에서부터 손을 대야 할지 전혀 감을 잡을 수가 없었다. 그래서 이런 저런 의학논문들과 한의학서적으로 찾아보았으나 아무런 단서도 찾을 수 없었다. 물론 신장은 두 개가 있어서 한쪽의 기능이 없어져도 생활에 지장이 없을 수가 없으나 소중한 첫아이가 이런 상황이 되고 보니 기쁨에 들떠 예비아빠를 준비하고 있던 상황은 지옥과 같은 날들이 되었다. 집에 가면 산모는 울상이 되어있고 주변사람들은 걱정하고 있고 병원에 가면 관찰만 하자고 하고 그래도 애아버지는 한의사라고 하는데 손도 못쓰고 있으니 이러한 상황이 며칠이 지나면서 도저히 참을 수가 없게 되었다.

증상분석

산모는 부종이나 어떠한 증상도 없었으므로 산모의 부종으로 인한 신낭종의 가능성을 배제하고 나니 결론은 선천부족에 의한 신장의 발달부전으로 판단되었다. 그래서 인정하기는 싫지만 별 수 없이 신기환腎氣丸을 산모에게 복용하도록 하였다. 이 처방은 선천부족으로 인한 각종 질환에 필자가 다용하는 처방으로 아이들의 성장지연질환에 종종 사용하곤 하였는데 여기에 사용하게 될 줄은 몰랐다.

가까스로 아내를 설득하여 한약을 복용하기로 하였는데 문제는 주변사람들의 걱정이었다. 우선 한약은 태아에 좋지 않다, 한약을 많이 먹은 애는 바보가 된다, 한약은 중금속 덩어리다, 이러한 이상한 소리를 듣는 아내도 머뭇거리기 시작했다. 이에 도저히 참을 수가 없어 내 아이가 신장에 문제가 있는데 다른 사람이 무슨 상관이냐고 하며 문제가 있어도 내 아들이니 참견하지 말라고 한 후에 복약을 시작하였다. 이전에 한 산모가 체중이 급격하게 불면서 태아의 신장이 비대된 경우가 있었는데 그 때에도 한약복약을 권유하였으나 집안사람들의 반대로 복약을 하지 않은 채로 출산하여 몇 년 후에 한쪽 신장을 제거했다는 소식을 들은 적이 있어서 마음속으로 무척이나 걱정을 하였다.

치료경과

이번 경우에는 태아의 신장에 이상이 있어도 산모는 모든 것이 건강하였으므로 치료의 과정은 1개월 1회 종합병원에서 정밀초음파를 실시하여 개선여부를 보기로 했다.

2005년 5월 12일	정밀초음파결과 0.8mm/0.5mm로 약간의 호전이 보였다. 그래서 그 때까지도 약먹기를 게을리하는 아내를 다그치니 그제서야 꼭 시간을 지켜서 먹겠다고 하였다.
2005년 6월 9일	검사결과 0.9mm/0.6mm로 약간의 개선이 있었다.
2005년 6월 25일	검사결과 0.9mm/0.8-0.9mm가 되고 신장의 부종이나 기능이상이 보이지 않아서 종합병원에서는 출산준비를 하던 병원으로 돌려 보냈다. 이때 아내는 울면서 기뻐하였고 필자도 안도의 한숨을 쉬면서 집으로 돌아왔다. 검사결과가 정상이었으나 부모로

서 자식에게 부족한 몸을 주는 것 같아서 매우 심려가 되기도 하여 출산까지 복약을 지속하기로 하였다.

2005년 8월 15일 정상적인 자연분만을 하였으며 걱정하던 신장의 기능이상은 전혀 보이지 않았다. 이후 생후 1년이 지나 돌이 되어 정밀초음파검사를 하였는데 좌우의 신장실질의 조직크기에 차이가 있었다. 필자의 초기예측이 적중하였음을 확인할 수 있었으며 더 이상의 신장부종은 없었다. 그러므로 이전의 신장이 확대된 것은 신장의 기능부전에 의한 소변배출의 장애 때문에 발생한 것으로 태아 신수종이라고 할 수 있다. 만약 당시에 치료를 하지 않았다면 어쩌면 한쪽의 신장 기능부전으로 신장을 제거했을지도 모른다. 향후에 1-2년에 1회 정도 검진을 할 생각이다.

후기

태반의 발달은 수정 후 3개월 내에 완전하게 되고 그 이후에는 외부의 약물에 의해 영향을 받지 않는다고 교과서에서 배웠으며 또한 기관의 성장을 한약으로 산모에게 복용하게 하여 도와줄 수 있다는 생각은 전혀 하지 않고 있었는데 막상 눈앞에서 일이 벌어지고 나니 불가능해 보여도 할 수밖에 없었다. 정확히는 말할 수 없으나 모체로부터 공급되는 영양의 질이 향상된 것이 아닌가 추론할 수는 있겠다. 하지만 태아를 튼튼하게 한다고 임신 중에 이것저것 마구 복용하는 것은 좋지 않다.

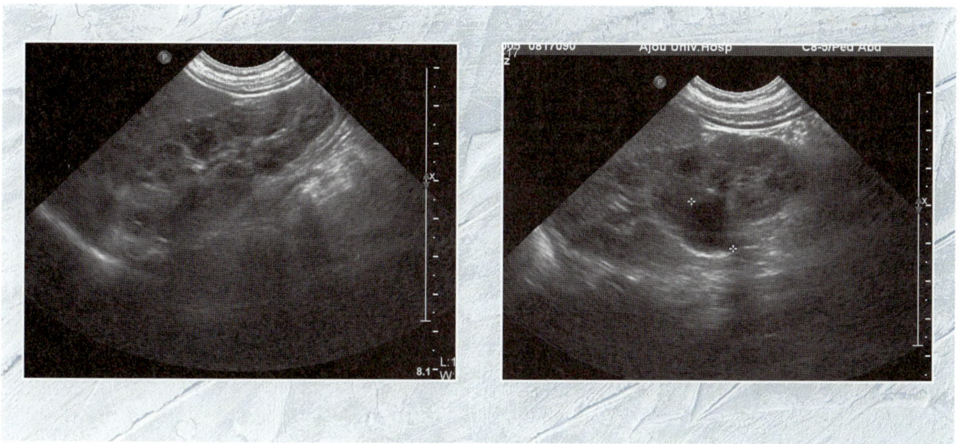

05 소아의 수년 된 냉대하

당시 9세, 여
진료일: 2005년 10월 6일

환자는 부모님과 함께 내원하였는데 모친의 말씀으로는 2, 3년 전 갑자기 황색의 대하와 음부소양이 발생하여 대학병원에서 검진을 받고서는 대장균감염으로 추정되어 약물을 복약하고 세정을 하였으나 효과가 없어서 한방치료로 전환하여 한의원을 바꿔가면서 수회 복약하였으나 개선되지 않아 치료를 포기하고 현재는 집에서 깨끗한 물로 세정을 할 뿐이라고 했다. 환자가 매우 조용하고 차분한 성격의 아이였으므로 부모님도 많이 걱정하지는 않았으나 여자아이가 계속 이러한 상황이면 향후 좋지 않을 것이라고 생각하던 차에 본원에 내원하였다.

증상분석

환자는 지속적으로 나오는 황색의 대하와 음부의 가려움, 약간 비릿한 냄새 때문에 계속 내의를 갈아입고 싶다고 하였다. 맥脈은 긴삽緊澁하였으며 기타 대소변 및 수면 등일 일반적인 상황은 정상이었으며 기타 공중목욕탕, 수음手淫이나 성에 관계된 일은 전혀 없었다. 이에 용담사간탕가미방龍膽瀉肝湯加蛇床子을 처방하였다.

치료경과

환자는 1개월 동안 복약 하였으며 그 후 3개월이 지나서 다시 부모와 함께 감기로 내원하였을 때 그간의 사정을 물어보니 복약 후 대하와 냄새가 소실되어 걱정을 하지 않고 있다고 했다. 그 후 경과를 관찰하였으며 재발하지 않고 있으나 어떤 때는 약간의 대하가 나오곤 한다고 하였다.

후기

냉대하는 여성들 특유의 질환으로 충임맥衝任脈이 손상되어 풍사風邪가 포중胞中으로 들어와 혈맥이 손상되어 습열습한濕熱濕寒의 형태로 되어 발생하게 된다. 대하에는 백대하白帶下, 적대하赤帶下, 청대하青帶下, 황대하黃帶下, 흑대하黑帶下, 오색대하五色帶下, 백탁白濁, 백음白淫의 8가지로 나누고 있다. 환자의 경우는 황대하黃帶下에 해당되며 동반된 증상에 따라 실증實證과 허증虛症으로 나누어서 치료한다. 실증實證은 본 증례와 마찬가지로 치료가 매우 빠르지만 장기간 항균치료를 하거나 또는 세정제를 많이 사용한 경우, 대하가 물처럼 많이 흐르는 경우에는 치료에 시간이 많이 소요된다.

06 음성 tic과 짜증, 산만한 아이

당시 14세, 여
진료일: 2005년 9월 26일

환자는 당시 중학교 2학년으로 증상은 오래 전부터 매우 산만하여 학업에 집중을 못하며, 손가락을 쉴새 없이 놀리고, 짜증을 많이 내며, 손발이 4계절 내내 차가우며, 목에 무엇이 끼인 것과 같으며, 잠을 자지 않는 시간에는 지속적으로 코를 킁킁거리는 소리를 내며, 가끔 머리가 깨질 듯이 아파서 진통제를 몇 알이나 먹어도 통증이 가라앉지 않고 며칠씩이나 지속되며 배가 자주 아파서 응급실에도 몇 번이나 다녀온 적이 있다고 하였다. 본원에 내원하게 된 것은 이 아이가 사춘기가 와서인지는 몰라도 짜증을 너무 많이 내고 콧소리를 너무 많이 하여 아이의 모친이 생각하기에 비염이 아닌가 하여 이비인후과의 치료를 많이 하였으나 호전이 되지 않아 내원하였다.

증상분석

환자가 보이는 증상 즉 화를 많이 내는 증상, 코를 킁킁거리는 증상, 손가락을 쉴 새 없이 놀리는 증상, 극심한 두통, 자주 발생하는 복통, 수족냉증 등을 조합하면 서양의학적으로는 ADHD(집중력장애 증후군, 과다행동증후군)로 볼 수 있었으며 출생시 체중이 2.3kg정도였다. 이에 신음부족腎陰不足으로 진단하여 지백지황탕知柏地黃湯을 처방하였다.

치료경과

2005년 10월 10일　환자는 복용을 하는 동안 코를 킁킁거리던 것이 사라졌으며 최근에는 집중이 잘 되어 이번 시험에서 성적이 올라갔다고 하였다. 그러나 손발이 차가운 것은 여전하다고 했다.

2005년 11월 3일 환자는 집중력도 많이 개선되어 책상에 오래 앉아 있으면서도 이런저런 잡생각을 하는 것이 많이 없어졌으며 손가락을 놀리는 것도 눈에 띄게 개선되었으며 손발이 차가운 것도 최근에 날씨가 추워졌는데도 거의 느끼지 못한다고 하였다.

후기

그 후 환자는 내원하지 않았으며 2006년 4월 21일 환자의 모친이 요통으로 내원하였을 때 환자의 상황에 대해 물어보니 집중하는 것도 많이 좋아졌고 손발이 차가운 것도 사라져서 금년 겨울에는 손발 차갑다는 소리를 들어보지 못했으며 감기도 걸리지 않고 최근에는 짜증을 내는 일이 거의 없다고 하였다. 학업성적도 상위권은 아니지만 이전보다 좋아졌다고 했다.

서양의학 명칭으로 Tic(틱장애)과 ADHD(주의력결핍과다행동증후군)는 완전히 다른 질병이다. 그러나 ADHD환자들 중에는 경도의 이상한 습관 및 버릇을 가지고 있는 경우가 많아서 혼동되기 쉽다. Tic, 뚜렛증후군, 예어穢語증후군 등은 대부분 열증熱症이며, ADHD는 신음허腎陰虛, 신양허腎陽虛, 간기울결肝氣鬱結이 많다.

07 뚜렛증후군Tourette's syndrome이 의심되는 학생

당시 14세, 남
진료일: 2002년 3월 8일

본 질환에 대해서 현재까지 그 발병기전이 정확하게 알려져 있거나 또는 뚜렷한 치료약이 있지 않으며 환자 및 보호자도 단순히 틱장애로 알고 있는 경우가 많다. 뚜렛증후군(TS)는 단순한 부분적인 틱증상(눈, 코, 입, 손가락, 음성 등) 이외에 전신적인 틱증상(머리를 흔들거나 몸을 움찔거리거나 배를 꿈틀거리거나 손이나 발을 이상하게 움직이거나 하는 등의 다양한 증상)이 타나나고 이 밖에도 공격적인 성향, 나이에 걸맞지 않는 욕설 등을 하기도 하며 정도가 다른 강박장애도 나타날 수가 있다.

본문에 제시된 임상례는 틱증상과 가끔씩 나타나는 폭력적이고 제어할 수 없는 TS발작, 주의력결핍, 약한 정도의 강박증상 등이 혼재되어 나타난 환자로 본원의 치료를 통해 완치되어 정상인과 다름없는 생활을 할 수 있게 된 환자이다. 모든 TS환자가 동일한 증상을 보이지 않듯이 치료의 결과 또한 언제나 완치가 되는 것은 아니지만 정도의 차이가 있을 뿐 증상은 개선되며 치료 후 복약을 중지한다고 해서 복약 전의 상태로 돌아가지는 않는다.

환자는 6세 전후부터 행동이 매우 산만하고 공격적인 행동 및 이상한 얼굴표정을 보여 여러 대학병원에서 틱장애, 소아정신행동장애증후군, ADHD 등등의 병명으로 진단되어 현재까지 수많은 약물을 복용하였으나(모친은 한 주먹씩 먹는다고 하였다.) 증상은 조금도 호전되지 않았으며, 병원치료를 받는 도중에도 전국 각지의 유명하다는 한의원에서 각각 장기간 약물을 복용하였으나 전혀 차도를 보이지 않았다고 했다.

증상분석

현재 환자는 소변을 가리지 못하고(1일2회 야뇨), 평상시에도 양쪽의 손이 눈에 보일 정도로 떨고 있었으며, 집중을 해서 무슨 일을 하면 눈을 깜빡거리거나 볼을 씰룩거리고 배를 꿈틀거리고 목을 움찔거리거나 이상한 표정을 하며, 집에 귀가하면 가슴이 답답하고 열불난다고 집안의 모든 창문을 열어 놓은 채로 잠을 자며, 때로는 화가 난다고 집안의 꽃병 등을 집어던지고 책장에 꽂힌 책들을 모두 바닥에 쓸어버리거나 창문 밖으로 던져버리기도 하였으며, 잘 놀라고, 잠자다가 헛소리도 많이 하고 두통이 심할 때에는 머리를 벽에 박기도 하며, 한 가지 일에 집착하여 TV를 보거나 만화책을 보거나 컴퓨터오락을 하기 시작하면 잠도 자지 않으며, 밥을 먹다가도 아무 원인없이 벌컥 화를 내기도 하였으며, 학교에서는 수업시간에는 잠을 자거나 딴 짓을 하거나 하여 수업은 학생과 별도로 진행되었으며 당연히 성적은 최하위권에 있었고 종종 급우들과도 이유없이 싸워서 얼굴에 상처가 많이 있었으며 수업시간에도 급우가 단순히 마음에 들지 않는다고 때리기도 하였다. 본원에서 진찰을 받을 때에도 진료실에는 들어오지 않고 대기실 바닥에 누워서 한 손에는 만화책을 다른 손으로는 TV리모컨을 들고 몸을 계속 부산하게 움직이고 있었다. 부모님이 진료실로 들어오게 하려고 하였으나 고집을 부리고 소리를 질러서 할 수 없이 대기실에서 진료를 하였다. 진찰시에도 예, 아니오로 짧게 대답하였고 진료자체에 대한 불신도 깊었으며(이미 10여 년 동안 진료를 받았음), 자신의 병에 대한 생각도 없이 자신만의 활동에 빠져 있었다.

환자의 상태는 얼굴은 보통의 안색이었으며, 입과 손가락을 계속 쉬지 않고 놀리고 있었으며 음식은 가끔 잘 먹는다고 하였으며(뜨거운 음식을 싫어함), 대변은 1,2일 1회의 정상적인 배변을 하고 있었으며 가슴에서 열이 나고 답답하다고 하였다. 가족력으로는 친척 중에 자폐증을 앓고 있는 아이가 있었다.

한의학적으로는 담열痰熱로 인하여 양월陽越의 상태가 된 것으로 치료에 시간에 많이 필요할 것으로 생각하였다. 처방은 장석순의 진간식풍탕鎭肝熄風湯과 온담탕溫膽湯을 합방하였다.

치료경과

2002년 3월 26일 환자는 최근 1주일 동안에 1회의 야뇨만이 있었으며 아직은 가끔 공격적인 행동을 보인다고 하였다. 아직은 눈에 보일만한 진보는 없었다. 처방은 동일한 처방을 복약하도록 하였다.

2002년 4월 18일 보호자분께서 말씀하시기를 환자가 약 먹기를 별로 좋아하지 않아서 지금에야 다 먹어서 겨우 끌고 왔다고 했다. 최근 야뇨 횟수는 크게 줄어서 3주에 2회 정도의 야뇨만이 있었다고 하였으며 밤에 잠도 자지 않고 음악을 틀고 떠들다가 자던 환자가 낮에도 가끔 하품을 한다고 하였다. 이에 양월陽越의 상태가 점차 잠양潛陽의 단계에 도달하는 것으로 판단하였다.

2002년 5월 10일 이번에는 환자는 오지 않고 보호자분께서 오셔서 말씀하시기를 애가 많이 착해졌으며 학교에서도 자지 않고 수업도 곧잘 듣고 있으며 최근에는 밤에 오줌도 싸지 않고 잘 자며 덥다는 소리도 거의 하지 않고 밥도 잘 먹는다고 하면서 매우 감사하다는 말을 하고서는 동일한 약을 처방해주기를 바랬다.

2002년 8월 20일 그동안 연락이 없어서 궁금하던 차에 환자와 보호자가 함께 내원하였는데 환자는 정말 깜짝 놀랄정도로 완전히 다른 사람처럼 인사를 하며 진료실로 들어왔다. 그래서 보호자에게 그 동안의 사정을 물으니 지난 5월 이후로 완전히 다른 사람이 된 것처럼 학업에 열중하고 있으며 성적도 많이 올랐고 집에 친구를 데려올 정도로 급우들과 친화력이 생겼다고 하였으며 손과 얼굴, 발 등의 부산함은 거의 찾아볼 수 없다고 하였다. 그러나 의사는 환자의 장래까지도 봐야 하기 때문에 앞으로 성장이 끝날 때까지 1년에 1, 2회 정도의 보양치료補陰 위주를 꾸준히 받기를 권유하였다.

2005년 2월 그 동안 한의원을 옮기고 연락이 끊어졌었으나 모친께서 본원의 주소를 여기저기 수소문하여 친구를 소개해주고자 오셔서 말씀하시기를 환자는 이제는 별다른 걱정없이 잘 크고 있고 친구도 많고 선생님께 칭찬도 받는 착한 고등학생이 되었다고 말씀하셨다. 그러나 공부는 치료 후 중학교에서는 잘 했는데 고등학교에 진학하고는 중상위 정도밖에 하지 않는다고 하였다.

후기

본 증례의 환자는 오랜 기간 여러 대학병원의 치료와 복약에도 불구하고 증상이 전혀 개선되거나 호전되지 않았으며 수많은 심리치료와 학습치료 등에도 반응하지 않았다. 처음 진료를 할 당시에도 환자의 모친은 수많은 안정제와 항경련제, 집중력강화제 등을 복용하고 있다면서 필자에게 약 20알 정도의 약물을 보여주면서 이것이 1회 분량이고 하루에 3회 정도 복용하고 있다고 하였다. 일반적으로 이 정도의 약물분량이면 치료는 아니더라고 증상의 호전이 있는데 환자의 모친에 따르면 전혀 증상이 바뀌지 않고 날이 갈수록 약만 늘어간다고 하였다.

1. 양약과의 동시사용: 만약에 약물을 끊을 경우에는 엄청난 리바운드현상이 나타날 것으로 예상하고 약물을 끊지 마시라고 당부하였으나 모친의 불같은 성격에 한약복약과 동시에 모든 종류의 약물을 끊었다. 나중에 알게 된 일이지만 약물을 끊자마자 환자는 전신의 경련이 지속되었으며 자면서 마구 떠들었고 평상시에도 심했던 폭언 및 욕설이 더욱 심해졌었으며 야뇨증도 심해져서 하루에 3,4회 정도로 심해졌었다고 하였다. 그러나 이런 증상이 한약을 복용하면서 급격히 제어되었다. 그러나 필자의 생각은 비록 치료에 시간이 더 걸릴지라도 기존의 약물을 하루아침에 중단하는 것은 위험하다고 생각한다.
2. 증상: 안면의 경련 및 눈깜빡임(운동tic), 똑같은 책을 여러 번 읽고 그 책은 반드시 그 자리에 있어야 하며 없어지면 난리가 난다고 하였다(경도의 강박증). 그리고 수업 및 식사시에도 자주 폭발하여 공격적이고 난폭한 행동을 하였다(공공장소에서도 자제할 수 없는 tic폭발). 또한 가끔 집에 돌아오면 덥다고 하면서 자기 방안을 아수라장으로 만들곤 하였다(공공생활에서 억제되어 있던 tic의 폭발). 쉴 틈 없이 활동을 하며 집중력이 상당히 저하되어 있었다(ADHD).
3. 한의학적 분석: 이러한 모든 증상을 조합하면 간증癎症에 해당되며 간양상항肝陽上亢의 전형적인 증상으로 판단되었다.

본 질환은 초기에 비염으로 오진하거나(코를 킁킁거리거나 짧고 높은 신음소리를 연발하므로 코가 막혀서 생기는 것으로 생각하기 쉽다), 그냥 산만하다고 지나치는 경우가 많다. 물론 증상이 경미한 경우에는 약간 산만하고 집중력이 저하된 것을 제외하면 부모님의 따뜻한 보호아래 연령이 높아지면서 정상인과 다름없이 성장하기도 한다. 그러나 이러한 조건이 만족되지 못한 경우에는 증상이 악화된다.

대부분 한방치료를 시작하고자 내원하는 사람들은 대부분 하나의 증상이 없어지면서 다른 증상이 나타나고 이런저런 학습치료, 정신과치료 등등 각종 치료를 모두 거치고 그래도 호전이 되지 않으면 한방치료로 전환하는 자연적인 경과를 거치게 된다. 그래서 한방치료를 받고자 내원하시는 경우에는 질병 본래의 모습은 찾아 볼 수가 없는 경우가 대부분이다.

현재까지의 연구결과로 보면 TS는 뇌 심층부의 활동이 이상항진되어 발생되는 일종의 신경경련현상으로 파악되고 있으며 이것과 신경계통발달과의 연관성은 발견되지 않고 있다. TS와 학습능력과의 관계는 경도의 환자에서는 영향을 받지 않으며 성장한 후에 발병한 경우에는 거의 영향을 받지 않다. 그러나 중등도 또는 심각한 TS환자는 정서 및 정신장애를 동반할 수도 있으며 성장 후에도 직업, 병역, 혼인에 영향을 줄 수도 있다.

또한 TS는 유전적인 성향을 가진다고 보고되고 있으나 모든 경우가 부모 또는 친족의 유병성과 완전한 일치를 보이지는 않다.

한방의 관점에서 보면 TS는 대부분 실열증實熱症에 해당되며 한방서적에서는 직접적으로 지칭하지는 않았지만 동의보감의 경풍驚風에 보면 경풍팔후驚風八候 등으로 신경학적 증후를 표현하였다. 이러한 기록을 바탕으로 TS의 유형을 세분하여 보면 담열痰熱, 양항陽亢, 양월陽越, 신음허열腎陰虛熱 등으로 구분될 수 있으며 이 분류 내에서도 여러 가지 작은 유형이 존재하며 한방치료를 진행하면 증상이 호전되는데 그 이유는 뇌 내의 신경전달계통의 안정화 및 고등 및 원시 신경계간의 협조능력이 개선되어 호전되는 것으로 생각된다. 이처럼 여러 가지 유형의 TS가 존재하므로 하나의 처방으로 TS를 치료하는 경우는 없으며 치료 중에도 그 단계마다 처방의 내용을 끊임없이 바꾸게 된다. 치료과정은 약 3-6개월가량 또는 그 이상기간 동안은 집중적으로 치료하며 증상이 개선되는 시점에서 이미 복용하고 있던 약물이 있으면 점차적으로 감량을 시작한다. 그 후에 한약을 감량하기 시작하며 증상이 완전히 안정화되는 시점에서는 보양치료保養治療로 전환하여 재발을 방지하며 뇌의 건강한 발육에 중점을 둔 치료를 한다.

한방치료 전에 이미 학습교정 및 심리치료를 하고 있는 경우에는 지속적으로 치료를 하여도 무방하다.

평상시의 음식은 환자를 흥분시킬 수 있는 방향성의 음식(매운 음식, 향기가 강한 음식)이나 급격하게 분해되는 과도한 열량을 포함한 음식(각종 설탕이 많이 들어 있는 음식, 인스턴트식품) 등은 삼가며 뇌에 충분한 영양을 공급할 수 있는 각종 견과류, 어패류, 난류(계란, 거위알, 메추리알, 어란 등) 등은 물론 환자가 싫어하는 음식이지만 환자의 치료에 도움이 된다. 물론 한방치료의 경우에도 100%치료를 보장하는 것은 어불성설이다. 개인적인 견해로는 아주 극렬한 운동을 하거나 환경이 완전히 바뀌게 되면 증상은 급격하게 호전되는데 이것은 과잉분비되는 도파민의 대사가 안정화되기 때문인 것 같다.

08 고질적인 야뇨와 산만함

당시 10세, 남
진료일: 2004년 1월 8일

본 환자의 야뇨증은 아주 고질적인 것으로 태어나면서부터 현재까지 계속 기저귀를 차고 있었으며 밥도 잘 먹지 않아 살집이 거의 없었으며 행동이 매우 산만하였다. 지금까지 야뇨증으로 한방, 양방, 민간요법 등을 막론하고 해보지 않은 치료가 없으며 현재도 서울의 80대 할아버지 한의사분께서 보내주는 약을 복용하고 있다고 하였다. 그럼에도 야뇨증은 전혀 호전되지 않았으며 식욕도 전혀 없고 매우 산만하다고 하였다.

환자는 기저귀를 차고 있으므로 하루 저녁에 몇 번이나 야뇨가 발생하는지 알 수가 없었으며 신경질을 잘 내며 매우 산만하였다. 진료실에서도 매우 짜증스러워 하는 것을 볼 수 있었다.

증상분석

야뇨증은 기혈부족氣血不足, 신양허腎陽虛, 간신음허肝腎陰虛 등등의 원인을 들 수 있으며 그 중에서도 기혈부족氣血不足으로 인한 경우가 가장 많다. 그러나 이러한 고질적이고 수많은 치료에도 반응을 보인 적이 없는 야뇨증은 다른 각도에서 접근해야 좋은 결론을 얻을 수 있다. 이에 신양허腎陽虛로 진단하고 동의보감의 축천환가감방縮泉丸加減方을 처방하였다.

그러나 환자는 1년이 넘은 후에 다시 내원하였다.

치료경과

2005년 4월 26일 작년에 본원에서 10일분을 복약하였으나 전혀 효과가 없었는데 그래도 이 한의원이 믿을 만하시다고 하면서 이번에는 꾸준히 복약하여 뿌리를 뽑아보겠다고 하여 다시 진찰을 하니 야뇨증 이외에 신경이 매우 예민하고 산만하며 밥도 잘 먹지 않아서 또래의 아이들보다 체중도 적었다. 결정적으로 이 아이는 추위를 타지 않았으므로 초진시의 진단에서 신음허腎陰虛로 변경하여 지백지황탕가미방知栢地黃湯加龍骨, 牡蠣을 처방하였다.

2005년 5월 14일 환자는 약을 잘 복용하였으나 야뇨와 그 이외의 증상들이 이전과 동일하여 필자는 내심 실망하였으나 보호자는 이미 이 한의원에서 고쳐보기로 하였으니 한 번 끝을 보겠다는 마음을 보여서 동일한 처방을 하였다.

2005년 6월 2일 환자는 내원하기 2, 3일전에는 야뇨가 없어서 이제는 치료가 되는 것으로 보아 기뻐하였으나 어제 다시 야뇨증이 발생하여 조금은 실망을 했다고 하였다.

2005년 6월 30일 환자는 최근 3일간 연속으로 야뇨증이 보이지 않다가 2일간 연속으로 다시 야뇨가 있었다고 하면서 이와는 별도로 오래 전부터 아침마다 배가 아프다고 하였다.

2005년 9월 6일 한동안 환자와 보호자가 오시지 않아 치료에 실패한 것으로 생각하고 있었는데 이 날 내원해서는 이제는 기저귀를 차지 않으며 1주일에 한 번 정도밖에 오줌을 싸지 않는다고 하면서 이전에 치료기간이 너무 짧았던 것 같으니 동일한 약을 다시 지속적으로 복약하기를 원하였다.

2005년 9월 22일 복약 후 야뇨증은 완전히 소실되었으며 식욕도 증가하여 체중이 많이 늘었다고 하면서 매우 기뻐하였다.

2005년 10월 20일 야뇨증은 전혀 걱정하지 않으며 산만한 것도 사라져서 보호자가 매우 기뻐하였다. 그래도 혹시나 하는 마음에 더 복약하기를 원하여 동일한 처방을 복용하는데 하루에 1, 2회 생각날 때 복용하도록 하였다.

2005년 12월 13일 최근 몇 달 동안 야뇨증이 없었으며 이번에 내원한 것은 3주전 축구를 한 후 양쪽의 아킬레스건에 통증이 발생하여 정형외과치료를 받아도 나아지지 않아서 내원했다고 하였다.

이후 환자는 체중이 증가하였고 야뇨는 완치되었으며 산만한 증상도 크게 개선되었다.

후기

그 후 추적검사를 하였으나 야뇨증은 재발하지 않고 있으며 가끔 과식을 하거나 물을 대량으로 먹고 바로 자는 경우에만 약간 지리는 정도로 소변이 나오나 그런 일은 어쩌다가 한 번 발생하는 것으로 신경을 쓰지 않는다고 하였다.

야뇨증은 대부분 치료를 하지 않아도 성장을 하면서 없어지는 증상이지만 이 환자처럼 치료를 해야만 없어지는 경우도 있다. 이 때의 한방치료는 양방의 요법과는 다르다. 우선은 약물의 기전에서 큰 차이가 있다. 한방치료는 선천적으로 부족한 부분을 보충하여 배뇨조절신경의 성숙에 중점을 두고 치료한다. 양약과의 동시사용에 대해서는 필자는 반대하지는 않는다. 그러나 양약을 복용하다가 한방치료로 바꾸면서 갑자기 양약을 모두 면 증상이 일시적으로 악화될 수 있다.

09 고질적인 야뇨증

당시 10세, 남
진료일: 2004년 6월 21일

환자는 아주 오래전부터 1, 2일 1회 정도로 밤에 오줌을 쌌으며 점차로 나이가 들면서 간격이 길어지다가 수개월 전부터 갑자기 짜증이 심해지고 밤에 자면서 중얼거리는 잠꼬대를 하는 날이 많아지더니 매일 밤마다 이불에 실례를 하게 되었다. 이전에 야뇨증으로 내과의 치료를 받은 적도 있으며 한의원의 한방약을 먹기도 하였으나 치료 후에도 야뇨증은 없어지지 않았다.

증상분석

환자는 진료실에 들어와서도 엄마에게 짜증을 부리는 모습이 역력했으며, 집에서 할머니에게도 짜증을 많이 부리며 밥도 먹기 싫어하고 컴퓨터오락에만 집중을 하며 만약 컴퓨터 오락을 못하게 하면 집안이 난리가 날 정도로 짜증을 낸다고 하였다. 야뇨는 최근 1개월간 매일 있었으며 야뇨의 소변량 또한 매일 증가되는 것 같다고 하였다. 집안이 사업을 하는 관계로 부모님은 모두 바쁘셔서 한의원에 치료받으러 올 시간이 없어서 차일피일 진찰을 미루다가 더 이상은 이불빨래를 당해낼 수가 없어서 내원하였다. 야뇨증 이외에 다른 특이할 만한 증상이나 과거의 질병은 없었으며 복진 시 오른쪽 천추혈天樞穴과 대포혈大包穴의 압통이 있었으며 대변은 1일1회 정도이며 안면은 약간 흰 편으로 귀공자스러운 얼굴을 하고 있었다. 이상의 진찰결과를 종합하여 간肝의 기운이 울결鬱決되어 야뇨증이 발생한 것으로 보아 태충太衝, 태백太白, 삼음교三陰交에 자침하고 시호가용골모려탕柴胡加龍骨牡蠣湯을 1주일 분 처방하였다.

치료경과

2005년 3월 19일 오랜 만에 환자의 어머님이 요통으로 내원하여 진료하던 중 환자의 얘기가 나오게 되어 말씀하신 즉 환자는 복약 2일째부터 야뇨증이 사라져서 약을 다 먹지 않고 버릴까 하다가 그래도 몸에 좋을 거라고 생각하여 1주일분을 다 복약한 후 이미 야뇨증이 완전히 사라졌으므로 신경을 쓰지 않고 있다고 하였다.

후기

보통 야뇨증은 최소 1개월 이상 복약을 하여야 개선되는 경향이 있는데 본 증례처럼 2일의 복약으로 완전히 사라지는 경우는 극히 드문 일로 필자도 감탄할 정도의 효과라고 할 수 있었다.

야뇨증의 치료는 우선은 구조적으로 신장, 방광, 생식기 등의 해부학적, 구조적인 문제가 있는 경우에는 반드시 감별되어 치료해야 한다. 예를 들어 요붕증으로 인한 야뇨증, 방광, 생식기괄약근의 이완으로 인한 요실금, 방광의 기형으로 인한 유뇨, 방광염으로 인한 유뇨, 교통사고, 소아마비, 척수질환 등이 있다. 야뇨증은 배뇨중추의 성숙에 따라 대부분 나이가 들면서 호전되는 경향이 있으므로 그렇게 중한 질병은 아니지만 어느 정도 성숙하여도 없어지지 않는 것은 사회성과 자신감, 학업에의 집중도 등등에 영향을 미치므로 치료가 필요하다.

10 야제증夜啼症과 야뇨증夜尿症 그리고 아토피

당시 8세, 여
진료일: 2004년 7월 9일

환자는 9세의 여자아이로 출생후 지금까지 야뇨증이 있었으며 매일 밤마다 1-2회 정도 이불에 실례를 한다고 하였다. 그러나 더욱 심한 것은 잠을 자다가 헛소리를 하고 악을 쓰면서 울어대는 야제증夜啼症이었다. 이 증상은 태어나면서부터 지금까지 있었으며 여기저기 유명하다는 병의원, 대학병원, 한의원 등에서 수년간 진료를 받고 수 많은 약물을 복용하고 그것으로 부족하여 민간에서 유행하는 무수한 동식물을 복용해봤으나 도무지 효과가 없었다고 했다. 지속된 치료에도 효과가 없어 최근 1년 동안은 치료를 포기하고 야간에 아이가 마구 울고 소리치면 엄마가 품고 1시간 정도 달래서 하루하루 넘기고 있었으며 야뇨증 때문에 자기 전에 화장실에 다녀오고 밤에도 3,4회 정도 깨워서 화장실에 가지만 그래도 1주일에 3,4일은 실례를 한다고 했다. 이번에도 옆집 아이가 한약을 먹고 야뇨증이 나았다고 하여 아빠 몰래 한의원에 온 것이라고 하였다.

증상분석

환자를 진찰하니 야뇨증, 야제증夜啼症 이외에도 아토피 피부염이 있었는데 얼굴, 목, 팔꿈치, 무릎 안쪽의 접히는 부분이 붉고 검게 되어 있었으며 인설이 떨어지고 있었고 팔다리의 접히는 부분에서 약간의 진물이 흐르고 있었으며 잠을 자면서 많이 긁는다고 했다. 아토피피부염는 약 2년 전부터 조금씩 심해졌으며 감기를 앓아도 악화가 되진 않는 것으로 보아 신음부족형腎陰不足型의 아토피로 판단되었다. 이에 지백지황탕가미방知柏地黃湯加龍骨, 牡蠣을 처방했다.

치료경과 및 후기

2004년 8월 10일 피부의 열감 및 인설, 진물, 간지러움 등은 거의 소실되었으나 야뇨증은 여전하였다.

2004년 9월 6일 이전의 아토피는 피부의 뜨거운 느낌도 많이 개선되었고 안면과 사지의 증상들은 대부분 소실되었으며, 야제증도 개선되어 소리를 지르지는 않는다고 하였다.

2004년 10월 6일 이제는 잠자면서 전혀 소리를 지르지 않으나 1주일에 2,3회 실례는 했다.

2004년 10월 21일 잠꼬대도 완전히 소실되었으나 2,3일에 한 번은 실례를 하였다.

2005년 11월 10일 이전의 야제증과 야뇨증, 아토피는 모두 완전히 없어져서 1년 동안 재발하지 않았다고 하였다.

이 환자의 경우에는 야제, 야뇨, 아토피의 세 가지가 동시에 있어서 치료에 시간이 많이 걸릴 것이라고 보았는데 순차적으로 아토피피부염이 개선된 후 야제증, 야뇨증이 개선되었다. 물론 치료 도중에 환자 및 보호자의 불평은 매우 심하였다.

11 생후 13개월이 넘은 아이의 폭식, 경기, 양쪽 다리의 무력

당시 13개월, 남
진료일: 2005년 6월 10일

환자는 건강한 남아로 출산 후 10개월까지는 아이의 모친이 돌봐왔으나 모친이 정신이상 증세를 보여 1개월 전부터 할머니가 아이를 보면서 증상을 알게 되었다. 그 증상은 매우 특이하여 돌을 갓 지낸 아이가 어른들보다 밥을 많이 먹는 폭식증과 잠을 자면서 일정한 간격을 두고 놀라는 모습을 보이며 낮에 놀다가도 조그마한 소리와 몸짓, 풍경에도 놀란다고 하였다. 또한 아직도 기어 다니고 있었는데 다리의 힘이 전혀 없어 보행은 전혀 흉내도 내지 못하고 발달이 느린 정상아에게서 볼 수 있는 물건을 잡고 허리를 들고 일어나는 모습이 전혀 보이지 않았다. 대소변은 정상적인 형태였으며 아이들이 놀랐을 때 나타나는 흑색변 또는 녹색변 등은 없었으며 손이 파랗게 질리거나 손발이 차가운 증상은 없었다. 환자의 모친은 이전부터 정신질환의 병력이 있었으나 결혼 당시 이를 숨기고 결혼했으며 아이의 부친은 그 사실을 전혀 모르고 있다가 2개월 전에 퇴근 후 집에 들어가 보니 아이의 엄마가 망치로 문을 부서져라 두들기고 있어서 처음으로 알게 되었다고 하였다. 아이의 모친은 정신질환을 가지고 있더라도 아이만은 정상일 줄로 알고 있었는데 첫 돌이 지나도록 아이가 걸으려고 노력하지도 않고 밥을 너무 많이 먹는 것을 이상스럽게 생각한 아이의 아버지가 주변사람의 소개로 본원에 내원하게 되었다.

증상분석

환자의 폭식증, 양쪽다리에 힘이 전혀 없는 점, 환자 모친의 병력 등을 고려할 때 이 아이의 증상은 모친의 병세로 충분한 영양공급이 못되고 방치되어서 발생한 것으로 보였으며 조그마한 소리, 환경의 변화에도 민감하게 반응하는 것은 신경계의 착란현상으로 판단되었다. 이것은 오지증의 아주 경미한 상황으로 비기脾氣를 도와주면 개선될 것으로 보고 화제국방和劑局方의 인삼양영환人蔘養營丸을 10일분씩 복용하도록 하면서 경과를 지켜 보기로 하였다.

치료경과

2005년 6월 20일 다리에 힘이 없어서 혼자서 걸을 수가 없으나 다른 사람이 앞에서 손을 잡아주면 걸으려고는 하였다.

2005년 6월 30일 아직도 다리에 힘이 없으며 앞에서 손을 잡고 걷기연습을 시켜도 발가락을 땅에 붙이는 까치발을 하였다. 폭식증은 거의 없어졌다.

2005년 7월 12일 다리에 힘이 생기기 시작하여 스스로 보행을 하게 되었으나 걷는 모습이 불안하였다. 자다가 놀라는 현상도 없어졌다.

2005년 8월 19일 양쪽 다리에 힘이 생겨서 스스로 보행을 하고 걸음걸이도 보다 안정된 자세로 걷는다고 하였다. 이에 환자의 성장발육이 정상으로 회복되는 것을 확인하고는 복약을 중지하였다.

후기

환자는 한의학에서 말하는 오지증五遲症 중의 하나로 그 후 아이는 정상적으로 잘 자라고 있으며 다른 아이들과 비슷하게 크고 있다고 하였으나 언어습득을 느리게 시작하였다. 현재는 유치원에 다니면서 다른 아이들과 함께 잘 놀고 있다고 한다.

이 환자를 치료해야 하느냐 마느냐는 전적으로 의사의 결정사항이다. 필자가 치료를 결심한 것은 폭식증 때문이었다. 걸음마는 조금 늦게 할 수도 있다. 그런데 이런 유아의 폭식증은 그 동안 못 먹어서 그런 것 보다는 대뇌 고위중추의 성장부전 때문에 원시적인 시스템이 작동하는 것으로 방치할 경우 대뇌발육부전이 가시화될 수도 있다. 이 아이가 모친의 성향을 따를 수도 있느냐 하는 질문에는 누구도 확답을 할 수 없다.

12 소아의 심한 코골이

당시 8세, 남
진료일: 2003년 12월 30일

환자는 2002년 여름부터 코를 골기 시작하여 현재는 밤에 잠을 자면서 코를 골면 아파트의 아래, 위층 주민들이 아이의 아빠가 코를 고는 것으로 생각하고 그 집 아저씨 코 좀 골지 말라면서 경비실에 연락을 할 정도라고 하였다. 이런 날들이 지속되자 환자의 부모는 이비인후과에서 진찰을 받고 코골이 수술을 하려고 수술대기 중에 한방요법으로 가능하지 않을까 생각하여 내원하였다.

증상분석

환자는 살집이 좀 있는 아이로 환자의 목 안쪽 양쪽의 임파선이 약간 부어있었으며, 목젖 또한 약간 빨간색을 나타내고 있는 것으로 보아 비염이 있는 것을 의심할 수 있었으며 코 안을 보니 비갑개가 비후되어 있는 것이 보였다. 비록 내시경을 통해서 안쪽까지 본 것은 아니지만 목소리에 변화가 없는 것을 보아서는 오래된 비염으로 연구개가 밑으로 쳐지는 것으로 판단하여 보중익기탕가감방補中益氣湯加麻黃, 附子, 細辛을 처방하였다.

치료경과

2004년 1월 13일　복약 후 코골이가 크게 감소하여 집안 식구들이 잠을 잘 수 있게 되었으며, 게다가 체중이 2kg감소하였다. 이에 동일한 처방을 더 복용하도록 하고 치료를 중단하였다. 그 후 감기가 몇 차례 지나갔으나 현재까지 재발하지 않고 있다.

코골이에 대하여

코골이는 대부분 오래된 비염이나 흡입제의 장기간 사용, 피로, 음주 등의 원인에 의해 연구개가 하수되면서 수면 중에 호흡을 따라 흔들리기 때문에 발생한다. 물론 하수된 연구개가 너무 많이 늘어져 있다면 수술을 통해서 제거하는 것도 도움이 될 수 있으나 문제는 수개월 후 재발할 수도 있다.

한의학적으로 외감外感의 여열미진餘熱未盡, 신음허腎陰虛, 담음痰飮. 기허氣虛, 중기하함中氣下陷, 기혈양허氣血兩虛 등으로 그 원인을 나눌 수 있으며 간혹 양월陽越의 유형이 있기도 하다. 온담탕溫膽湯, 갈근탕葛根湯을 사용하기도 하나 대부분은 외감겸양허外感兼陽虛의 소청룡탕小靑龍湯, 우귀음합마부세신탕右歸飮合麻附細辛湯, 십전대보탕합마부세신탕十全大補湯合麻附細辛湯 등을 사용하며 이런 의미의 처방은 모두 유효하다. 물론 기저질환이 있다면 먼저 치료하고 코골이의 개선유무를 판단해야 한다.

제8장

종양질환

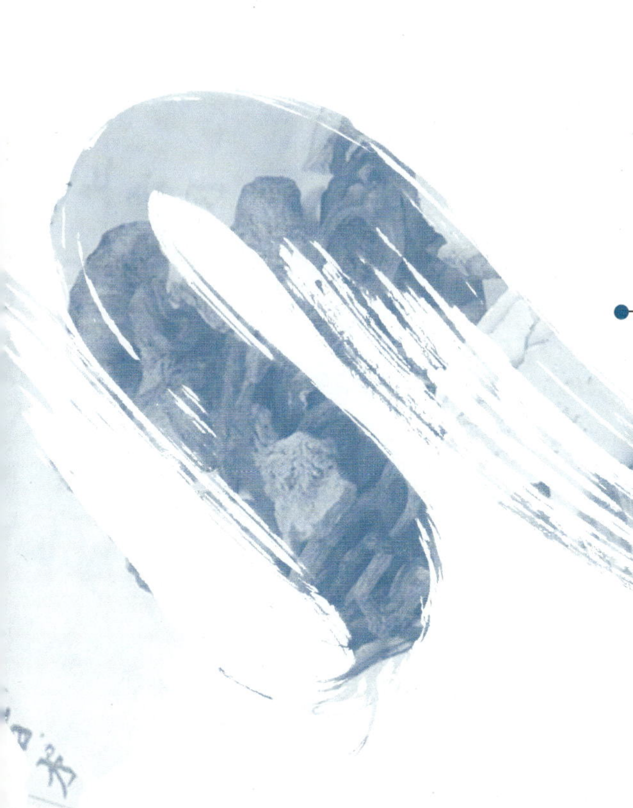

한방

임상이야기

한방항암치료는 상당히 복잡하다. 종양 자체는 극열증極熱症이 지배적이다. 그러나 현대의 의료환경에서는 그 접근방법을 변환해야 한다. 수술 후, 방사선치료기, 항암화학요법기, 집중 치료 후 항암치료기 등등 여러 상황에 따라 변화무쌍한 처방을 구사해야 한다. 그러나 치료의 대법은 일단 한양방 동시치료기에는 보기보혈補氣補血, 보음보양補陰補陽 등에 증상에 따른 가감을 해야 한다. 예를 들어 PLT이 하강하면 건강乾薑, 육계肉桂를 가중加重하고, WBC가 하강하면 인삼人蔘을 가중加重하고, AST, ALT가 상승하면 황금黃芩, 포공영蒲公英을 가미加味한다. 이 연구는 지금도 진행 중이다. ”

01 악성 뇌종양

당시 31세, 남
진료일: 2005년 5월 30일

필자의 후배인 환자는 벤처회사에 근무하면서 잘 살던 중 2003년 갑자기 두통 및 어지럼증이 발생하여 회사근처의 종합병원에서 MRI검진결과 우측에 약 5cm이상의 뇌종양이 발생한 것을 확인하였으며 당시 주치의는 수술을 바로 하는 것이 좋으며 수술을 해도 3년 이상의 생명연장은 불가능하다고 했다. 그런데 환자는 그런 일은 말도 안 되는 소리라고 생각하고 바로 모교의 의과대학으로 가서 상담을 했다. 당시 주치의는 아무런 말 없이 약물을 복약하라고 했으며 이에 환자는 약만 먹으면 되겠거니 하면서 각종 항암제를 지속적으로 복약하였다.

환자는 최근 이유없이 두통이 심해지고 구토가 나서 다니고 있던 종합병원에 입원하였으나 병원 측에서는 아무런 조치를 취하지 않고 주치의도 못 본 채로 2일이나 입원하고 있다고 하면서 필자가 박사과정으로 다니고 있는 대학에 뇌종양수술의 권위자가 있는 것으로 알고 있으니 빨리 그 쪽으로 보내달라고 하였다. 그래서 부랴부랴 필자의 지도교수님께 연락을 하고 환자를 옮겨왔다. 그 날 환자는 이미 뇌부종으로 분수처럼 구토를 하고 있었으며 가족들은 어쩔 줄을 모르고 있었다.

그 후 환자는 황급히 수술을 하였으며 10 cm가 넘는 종양을 적출하였으며 수술 당시 뇌부종이 매우 심하여 개두시 뇌가 밖으로 밀려 나왔고 암조직이 한 곳에 있는 것이 아니라 주변으로 확대되어 있었으며 주치의의 말씀으로는 수술적인 방법으로 제거할 수 있는 종양은 모두 적출하였으나 제거하지 못한 부분도 많다고 하였다. 더구나 조직검사 결과로는 1년도 생명을 유지할 수 없는 말기의 악성뇌종양Glioma blastoma multiforme이라고 했다. 그래도 해 볼 만한 것은 방사선치료, 항암치료, 면역요법 정도라고 하였다. 또한 뇌 안으로 항암제를 투여하는 방법이 있다고 하였는데 그 것도 생존기간을 몇 개월 정도 연장할 수 있을 뿐이라고 했다. 필자는 절망이란 것이 이런 것이구나라고 생각했다.

그러나 4년을 함께 보낸 절친한 후배를 그냥 보낼 수는 없었다. 필자가 한의사이니 별볼일 없는 실력이지만 가는 날까지 한약이나 실컷 먹게 해 주겠다고 환자에게 말하고는 고민하기 시작했다. 물론 환자는 자신이 1년도 살 수 없다는 사실은 모르고 있었다. 일단 필자는 뇌종양이 어떻게 사망에 이르게 되는지, 뇌종양수술 후에 무슨 일이 발생할 수 있는지, 방사선치료는 효과가 있는지, 화학요법이 효과가 있는지, 어떤 약물을 사용하는지, 재발을 하면 다시 수술을 해야 하는지, 정말 창피하게도 도대체가 치료의 방향이나 대책이 아무것도 없었다. 당시 집사람이 첫아이를 임신하고 있었는데 임신한 아내는 뒤로 하고 밤을 새워 가면서 한방, 양방 가리지 않고 모든 책과 논문을 찾았다.

증상분석

수술 후 환자는 기적처럼 정상인이 되어 있었다. 비록 수술 후 회복실에서 무의식 중에 입에 담기도 힘든 엄청난 욕설을 했지만 그래도 완전히 정상인처럼 보였다. 그 후 환자는 방사선, 화학요법을 받았으며 필자는 청열해독淸熱解毒, 활혈거어活血祛瘀, 항종류抗腫瘤의 처방을 사용하여 도인승기탕桃仁承氣湯, 계지복령환桂枝茯苓丸, 황연해독탕黃連解毒湯 등을 합하여 처방하였으나 각종 치료로 인한 여러 부작용(뇌부종, 수술부위의 염증, 면역력저하로 인한 감기, 모낭염, WBC, PLT 저하 등등) 및 양방위주의 치료에 따른 한방치료의 기피 등으로 복약은 잘 하지 않았다.

치료경과

2005년 9월경	MRI에서 1cm정도의 뇌종양이 발견되어 추가적으로 면역요법을 하였다. 환자는 면역요법에도 불구하고 종양이 계속 커져서 12월 다시 방사선치료를 시작하였다.
2006년 1월	두통, 고열 후에 갑자기 다량의 코피가 있었으나 뇌의 이상은 없었다. 이상하게도 코피가 나온 후에 방사선치료 시작 후 지속되던 두통은 소실되었다.
2006년 3월	왼쪽 눈이 잘 보이지 않아서 운전 중 접촉사고가 2회나 발생하였으며 길을 걸을 때도 왼쪽 팔이 자꾸만 길거리의 자전거, 차 등에

부딪히곤 했고 MRI에서 뇌종양의 확대에 따른 뇌부종이 확인되어 추가적으로 스테로이드를 복용하고 있었다. 이에 필자는 상황이 급한 것으로 판단하여 이제까지 한약을 잘 복용하지 않고 있는 것에 대해 매우 화를 내며(왜냐하면 복통, 감모, 항암제복용, 화학요법 부작용의 WBC저하 등등) 환자를 독려하였다. 모친께는 환자가 가는 날까지 한약을 복용시키라고 했다.

2006년 5월 10일 이제는 좌반신의 마비가 발생하여 입원하게 되었으며 이 때 필자는 2차 수술을 강력하게 권유하였으나 환자가 수술을 원하지 않고 그냥 가고 싶다고 했으며 병원 측에서도 희망이 없다고 말하여 수술을 하지 않고 뇌압강하게, 스테로이드만 투여한 채로 퇴원을 하고 집으로 돌아갔다. 환자, 보호자 모두 포기한 것이었다. 이 때 필자는 환자에게 심하게 화를 내면서 수술하지 않으려면 연락도 하지 말라고 하고 매우 심하게 나무랐으나 환자는 필자와 눈도 마주치지 않고 "형은 그만 가"라고 했다. 그러나 병실을 나오면서 보호자에게는 그래도 한약은 잘 먹이라고 하였다. 피눈물이 나는 하루였다.

2006년 6월 하순 환자의 증상은 점점 악화되어 결국 극심한 폭포수 같은 구토를 하고서는 다시 입원을 하였으며 7월 5일 2차 수술을 했다.

2차 수술결과 신기하게도 이번에는 1차 수술 때처럼 종양이 주변조직으로 확장되지 않았으며 조직검사결과 종양덩어리 안에는 활성화된 조직이 약간 있었으나 대부분의 뇌종양이 모두 괴사되었다고 했다. 하지만 환자의 증상은 그리 좋지 않았다. 약 2개월 이상 뇌조직이 압박을 받았기 때문에 좌측의 안면, 시력, 상지와 하지의 운동 등이 마비되어 뇌졸중과 동일한 증상이 되어있었다. 종양은 괴사되었지만 마음을 놓을 수 없었다. 정말로 안타까운 것은 방사선, 수술요법도 뇌세포에는 이미 치명적인데 압박을 받은 기간이 길어서 이미 괴사된 조직의 회복가능성이 그리 많지 않다는 것이었다. 또한 한약을 사용하는 것도 항종류抗腫瘤의 계열과 직접적인 뇌세포활성을 동시에 시행하기에는 위험성이 컸다. 그래서 아직은 종양의 억제가 더욱 중요하였기에 기존의 치료법을 지속하였으며 병원의 치료는 무엇이건 계속 받게 하였다. 환자만 살 수 있다면 1%의 가능성도 무시하면 안되는 상황이었다.

2006년 9월	환자는 7월 수술 후 종양의 결과는 좋았지만 운동을 거의 하지 않다가 왼쪽 대퇴정맥 협착이 생겨 혈관내시경으로 수술을 했다.
2007년 7월	다시 하지정맥색전제거수술을 했다.
2007년 7월	MRI소견으로는 종양 및 수술로 인한 음영이 대부분 흡수되었다고 하였다.
2007년 11월	MRI에서는 종양의 원발부위에 약간의 음영이 있다고 하여 두개강내의 종양세포검사를 하려고 하였으나 전문가의 부재 및 혈전용해제의 복용으로 수술이 위험하므로 주치의가 미국에서 돌아올 때까지 검사를 유보하였다.
2008년 3월 3일	MRI에서는 작년 11월에 보인 음영은 자연적인 괴사로 보인다고 하면서 재발이 아닌 것으로 진단되었다. 좌반신의 사지말단에서 찌릿찌릿하는 통증이 시작된 후 동작이 개선되기 시작했다.
2008년 7월 3일	MRI에서 3월보다 음영이 많이 감소하였으며 환자는 놀바덱스로 인한 체중의 증가(130kg 이상)로 치료 중단을 고민하였다.

그 후 환자의 경과는 일단 종양은 완전히 제어되었으나 2006년 5월 발생한 왼쪽 팔다리의 마비는 아직도 그대로 이다. 생명을 건졌다는 위안감은 가질 수 있을 수 있으나 역시 그 때 바로 수술을 하지 않은 것이 천추의 한으로 남았다. 1차 목표가 성공했으니 2차 목표인 환자가 함께 술을 마실 수 있을 때까지 환자와 필자는 희망을 버리지 않고 지금도 침구치료도 하고 한약도 복약하고 있다. 너무도 안타깝고 후회되고 가슴 아픈 이야기를 이렇게 글로 남긴다.

환자가 현재까지 연명하고 있는 이유가 전적으로 한약때문이라고 말하기에는 부족하다. 그러나 항암치료 및 방사선요법의 부작용을 줄이고 치료의 효율을 높였으며 동시에 항암효과를 보였던 것은 틀림없다. 또한 뇌수술을 집도한 주치의의 집도능력도 간과할 수 없다. 이렇게 여러 방향에서 공격을 해도 재발했던 악성종양이기에 필자는 아직도 환자나 환자의 모친에게서 전화만 오면 가슴이 두근거린다.

이 글을 악성 말기 뇌종양환자들이나 가족들이 볼 수 있을지는 모르지만 악성뇌종양의 한방치료 시에는 다음사항을 참고하면 된다.

1. 1차수술의 시기가 중요한다: 수술은 발견 즉시 하는 것이 좋으며 한방치료는 수술직후부터 적극적으로 환자의 인정을 봐주지 말고 해야 한다.

2. 1차수술 후에는 반드시 잘 먹어야 한다. 충분한 단백질(고단백)이 공급되지 않으면 방사선, 화학요법으로 인한 면역저하를 방지할 수 없어 각종 치료 side effect 및 면역의 종양공격능력이 저하되게 된다.
3. 뇌종양은 치료 중 상당히 치열한 싸움으로 대량의 혈전이 발생하게 된다. 혈전의 중력부하에 의한 국소적인 축적을 막기 위해서는 강력한 운동이 필요하다.
4. 1차수술로 종양의 전부를 제거할 수는 없으며 수술 후에 방사선, 화학, 면역, 한방치료를 하여 종양이 공격을 받고 괴사가 되면 MRI에서는 종양이 확대된 것으로 진단되며 이 때 2차, 3차수술이 불가피할 수 있다. 2차수술의 시기는 신경증상이 있으면 즉시 하는 것이 좋다.
5. 악성 뇌종양의 한방치료는 말기 및 WBC, PLT 등의 하강시를 제외하고는 절대적으로 기혈음양氣血陰陽을 보충하는 방식으로 하면 안된다. 초기에는 청열해독淸熱解毒, 활혈화어活血化瘀위주로 되며 종양의 소실 및 위축을 확인한 후에는 청열해독淸熱解毒 및 보양補陽의 방법을 함께 사용할 수가 있다.
6. 악성 뇌종양은 치료기간이 정해져 있지 않으며 현재까지는 생존연장이 치료목표이고 신경 및 기타 후유증은 차후의 일이다.
7. 수술이 불가능한 부위일 경우에는 화학요법과 동시에 한방치료를 해서 종양의 용해 또는 괴사를 유발시켜야 한다.

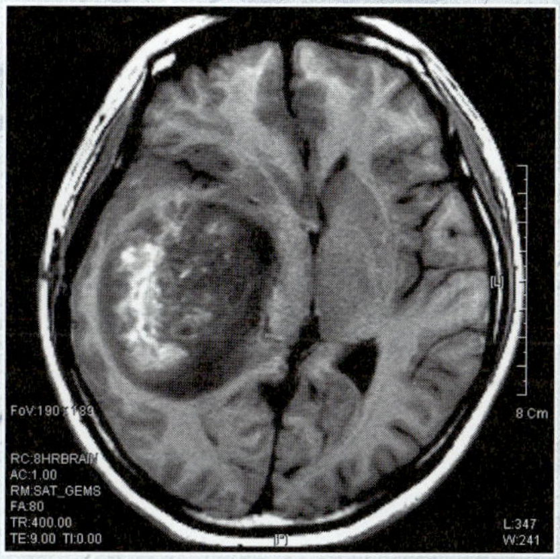

2005년 5월 15일

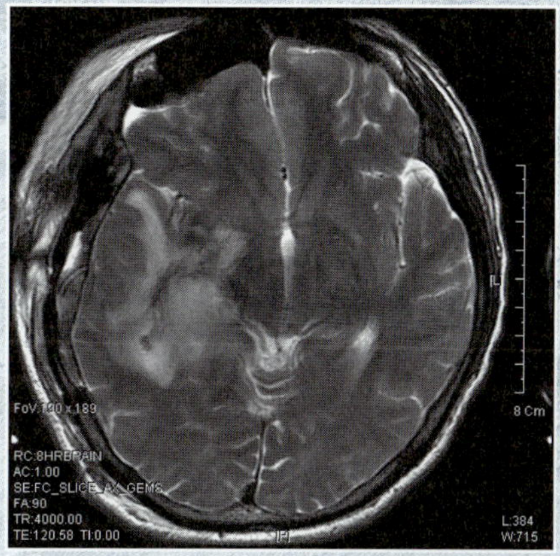

2005년 5월 20일 수술후

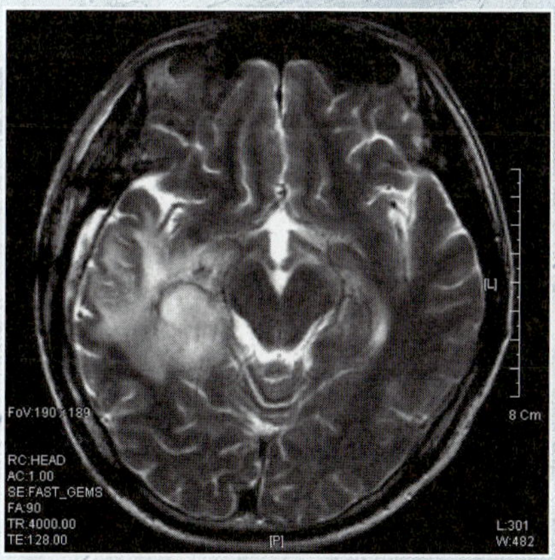

2005년 7월 18일

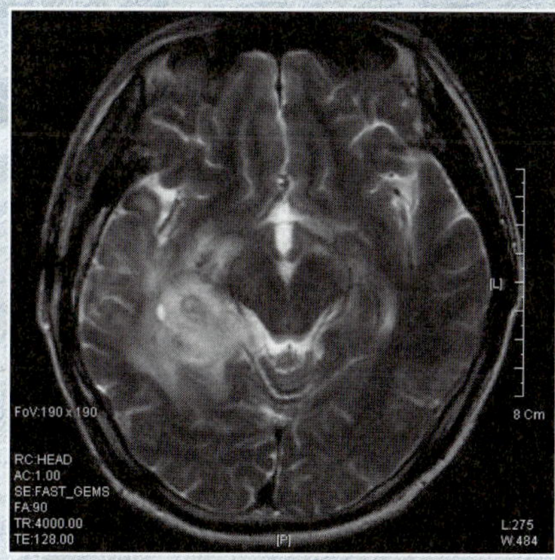

2005년 9월 8일

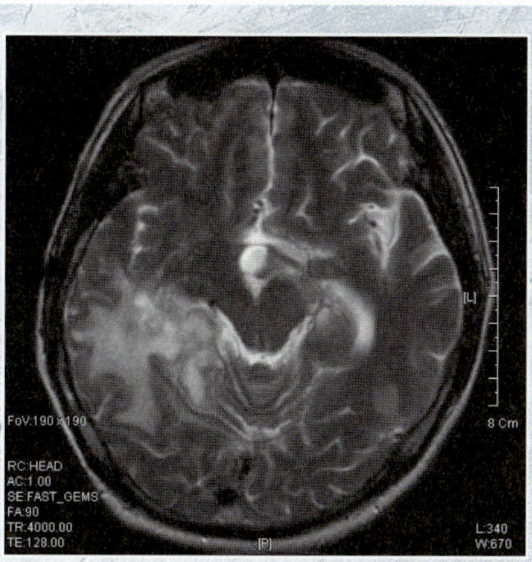

2006년 1월 23일

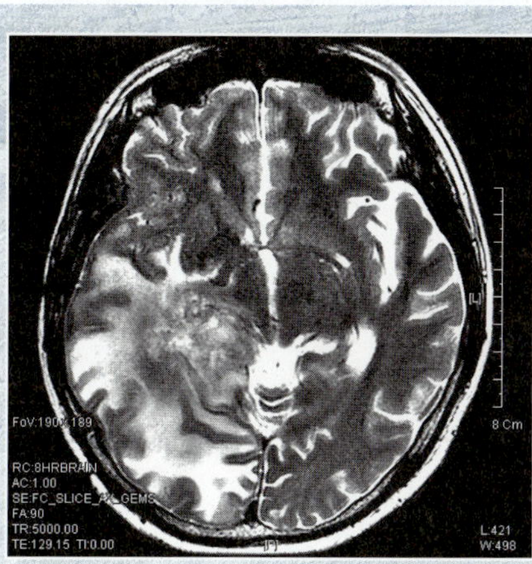

2006년 3월 28일

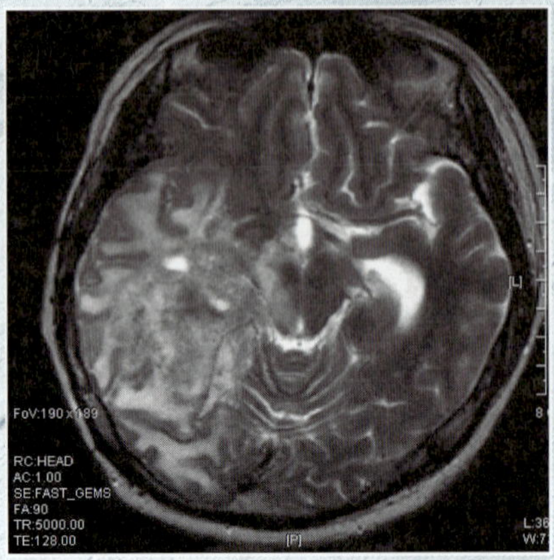

2006년 6월 27일

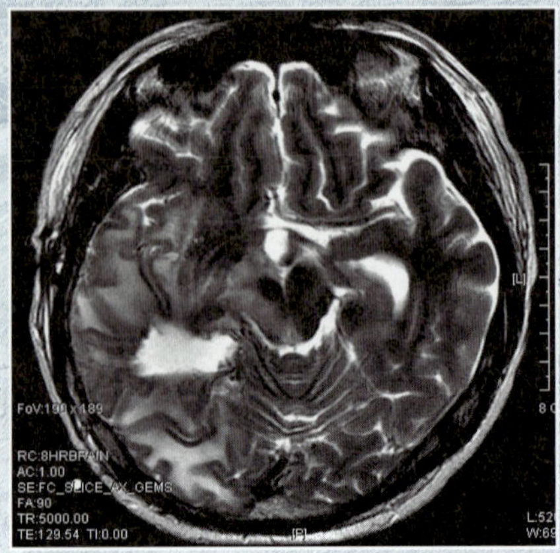

2006년 7월 6일

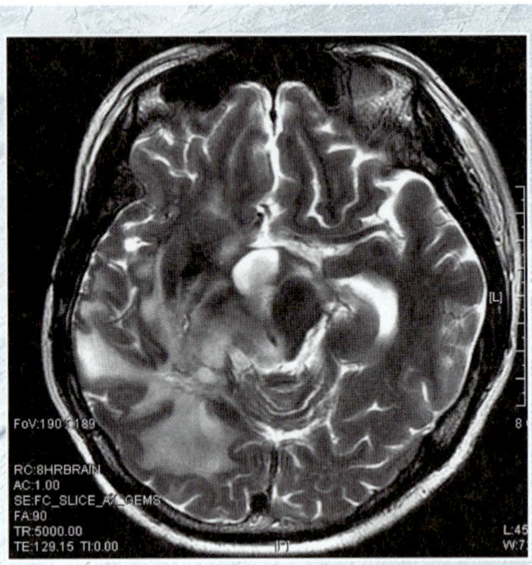

2007년 1월 18일

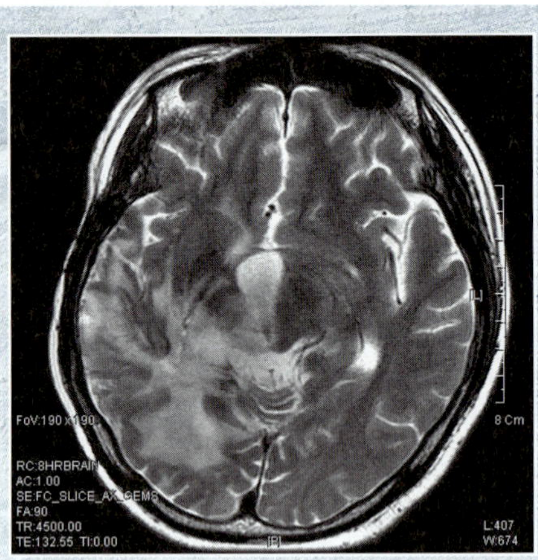

2007년 7월 6일

* 2007년 7월 이후 2008년 11월까지 MRI 영상은 크게 달라지지 않았으며 좌측의 편마비도 천천히 개선되고 있다.

02 항암요법 시작후 호르몬억제 주사로 발생한 폐렴

당시 43세, 여
진료일: 2007년 6월 22일

환자는 2006년 우측유방에서 종양이 발견되어 수술 및 방사선치료 후 종양은 모두 소실되었으나 최근 여성호르몬 억제제주사 후 목이 약간 아프더니 갑자기 기침을 하게 되었다. 기침은 24시간 끊임 없이 지속되어 방사선검사결과 우측의 폐에 음영이 발견되어 폐렴으로 진단되었으며 내과에서 마약성진해제(코데인)와 스테로이드를 복용하였으나 그 효과는 5시간을 넘기지 못하였으며 열이나 객담은 없었다.

증상분석

환자의 증상은 폐열肺熱로 인한 것으로 발병시점이 호르몬억제제 주사직후에 발생한 것으로 약물성인 것처럼 보이나 우측폐에만 발생한 점으로 미루어 볼 때 치료 후 면역력이 하강하고 이에 감염이 발생한 것으로 판단되었으며 방사선 및 수술을 하게 되면 자연히 해당부위는 기관지의 섬모운동 및 점액분비가 원활하지 않게 되므로 감염의 위험성이 클 수밖에 없다. 이에 마행석감탕가감방麻杏甘石湯加黃芩15g을 1주일간 복용하도록 하고 필자는 아직 마약성진해제를 대체할 정도의 즉각적이고 강력한 진해작용이 있는 한약을 발견하지 못했기 때문에 기존의 내과약은 그대로 사용하도록 했다.

치료경과

환자는 양약과 한약을 동시에 복용한 후 6월 28일 방사선결과에서 우측폐의 음영이 감소하였음을 알 수 있었다.
7월 9일 환자의 증상은 모두 소실되었으며 음영도 소실되었다.

후기

항암치료 중에 발생하는 폐렴은 상당히 특이한다. 일반적인 폐렴과는 달리 열도 없고 객담도 없는데 직접 기관지 및 폐의 염증으로 발생한다. 마약성 진해제와 스테로이드는 강력한 진해, 소염작용으로 증상을 일순간 억제하지만 지속적으로 반복 발생한다.
이 때 한방치료를 겸할 경우에는 상당히 순조롭게 회복될 수 있으나 그렇지 못할 경우에는 다음의 치험례에서 보는 것처럼 상당기간의 양약치료 후 증상은 개선될 수 있으나 무원인성 늑막염 및 폐기종, 기관지확장증, 간혹 암전이 등의 위험성이 있다.

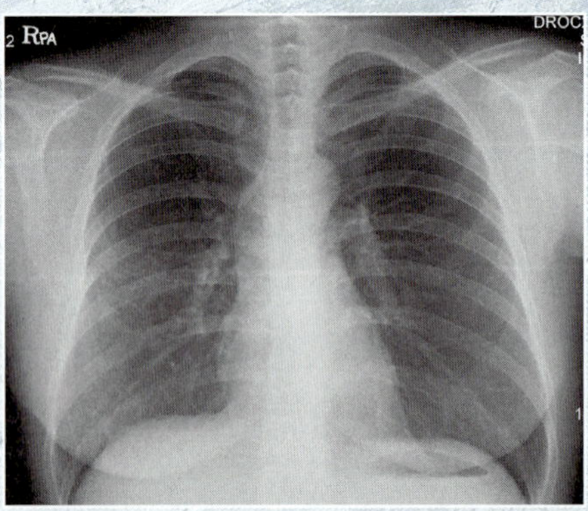

2007년 6월 28일

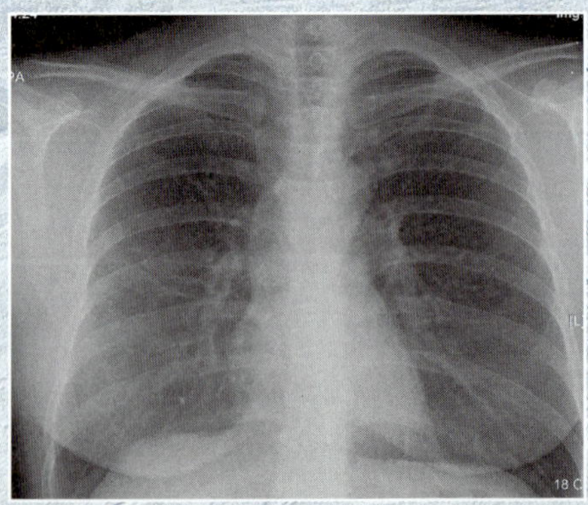

2007년 7월 9일

03 각종 항암 치료 후 암에서 해방되었으나 감기 후 발생한 우측폐의 늑막염

당시 58세, 여
진료일: 2007년 4월 21일

환자는 1997년 유방암으로 치료를 받았으며 1999년 우측폐암이 확인되어 종양적출술을 받았으며 2002년 다시 같은 부위의 방사선치료를 실시하였으며 2007년 3월까지 아무 이상없이 잘 살고 있었다. 그런데 최근 2주전에 갑자기 감기기운이 있더니 급기야는 극심한 기침으로 이어지게 되었고 그 후 2주간 내과약을 먹었으나 도저히 나아지지가 않았다. 방사선검사를 하였으나 아무런 이상이 없었다.

증상분석

이에 우측폐의 음허로 인한 음허천陰虛喘으로 판단하였으나 암과 상당기간 싸운 환자였으므로 한약에 대한 거부감도 있을까 두려워하여 맥문동탕가감방麥門冬湯加黃芩15g을 4첩(2일분) 정도만 처방하고 경과를 지켜보기로 하였다.
환자는 그 후 다시 동일한 처방으로 2일분을 더 복약하였으나 증상은 감소하지 않았으며 그 후 내과에서 마약성 진해제(코데인)를 복용한 후 증상이 개선되었다.

치료경과

2007년 6월 21일 환자는 2004년부터 늑막에 물이 차기 시작했고 당시에 1L이상을 주사기로 배출하였으나 항상 미량의 늑막액이 있었으며 최근에 그 양이 증가하여 내심 종양이 전이된 것이 아닌가 걱정스럽다고 하였다.

이에 특발성 늑막염에 필자가 자주 사용하는 시령탕가감방柴苓湯加丁力子15g, 防己6g, 人蔘2g을 늑막액이 흡수되어 검사에서 찾을 수 없을 때까지 복약하도록 했다.

2007년 9월 19일　환자는 그 후 지속적으로 복약하였으며 최근 시행한 PET-CT와 CT검사에서 우측의 늑막액이 모두 흡수되었으며 종양 또한 발견되지 않았다.

후기

환자의 경우는 일단 각종 항암치료를 통해 약해질 대로 약해진 폐 및 주변조직들의 기능저하가 이미 있었으며 4월에 발생한 기관지 및 폐렴의 치료가 철저하지 못하고 단지 기침증상의 개선에만 중점을 두었기 때문에 늑막염으로 진행된 것이 아닌가 생각된다. 물론 중증질환을 앓고 난 후 면역의 1차 방어선이 반응을 못하는 경우에는 감기가 바로 폐렴으로 가는 경우가 허다하다. 초기에 날카로운 처방으로 적극적으로 치료하지 않은 필자에게도 책임이 있다.

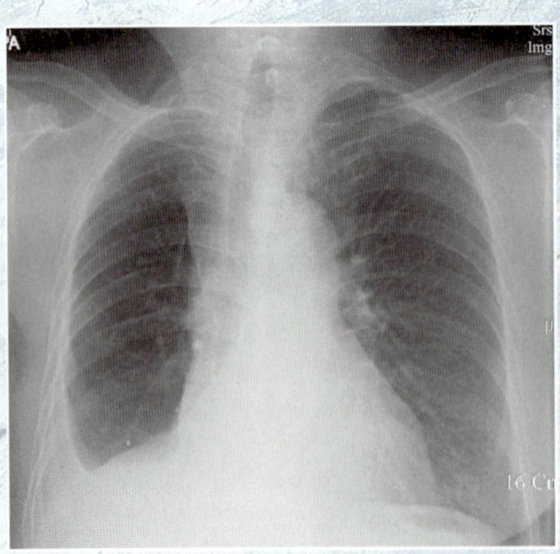

2007년 6월 20일

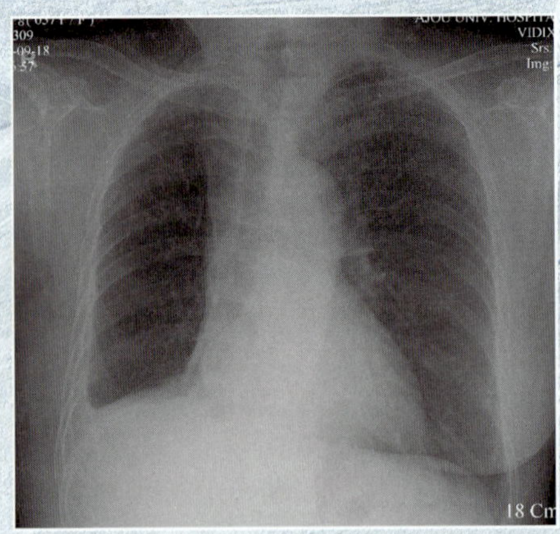

2007년 9월 18일

04 항암 화학요법 중에 발생한 백혈구 저하

당시 60세, 여
진료일: 2007년 5월 15일

환자는 2002년 우측 유방암으로 방사선, 화학요법을 하였으며 2004년 우측폐의 전이가 발견되어 다시 25개월 동안 항암화학요법을 하고 토모요법을 받았으나 조금 악화되었으며 금년 설 명절 후에 허리에 전이된 암에 대해 방사선 치료를 했다. 환자는 종양은 종양대로 치료하겠는데 너무 치료를 많이 받아서인지 백혈구가 상승하지 않아서 추가적인 치료를 받기가 힘들다고 했다. 환자의 백혈구수치는 4월에는 2400ul(정상 3400-9300ul), 5월 초에는 3000ul이하였으며 다른 임상적인 증상은 없었다. 물론 영상으로는 환자의 폐, 척추에는 종양이 전이되어 있었다.

증상분석

환자는 유방암이 폐와 골격으로 전이된 것으로 상당한 양의 방사선치료와 화학요법으로 골수의 기능이 억제되어 백혈구가 하강하게 된 것으로 판단되었다. 이 밖에 환자는 항상 속이 약간 메슥거렸으며 복직근이 미약하게 경결되어 있어 생강사심탕生薑瀉心湯, 傷寒論, 胃中不和을 우선 투여하기로 했다.

치료경과

2007년 6월 5일 환자는 비록 한약을 가져갔으나 복용하지 않고 있었으며 최근에 측정한 WBC가 3000이하인 결과를 보고 결심을 하여 복용하기 시작하였으며 최근에 방사선요법을 6회 하였다.

2007년 6월 18일 최근의 백혈구는 4100정도로 상승하였으며 이에 주치의가 혈액검사가 좋으니 항암제를 20일 분을 처방했다고 하면서 기뻐하였다.

그 후 환자는 약을 복용하지 않고 자신의 몸 상태가 이상하게 가라앉을 때마다 한번씩 한약을 복약하였으며 항암치료를 받은 후에도 백혈구가 하강하지 않았으며 현재도 지속적으로 검진과 동시에 항암치료를 받고 있다.

후기

항암치료 후에 발생한 혈구의 저하는 치료에 의해 골수의 기능이 억제되기 때문에 발생한다. 대부분은 백혈구가 하강하나 혈소판이 동시에 하강하는 경우도 있다. 보통 단기간 휴식을 하면 상승하지만 때에 따라서는 잘 상승하지 않는 경우가 있다. 이 때 한방치료는 매우 탁월한 효과를 발휘할 수 있으며 단기간의 한방치료는 절대적으로 종양에 영향을 미치지 않는다. 또한 어떤 약재가 암에 좋다고 해서 먹은 것이 아니라 예를 들어 항암치료 중 WBC, plt, Hb, AST, ALT, BUN, Cr, rGT, AFP, CEA, CA125, glucose, HCG, FSH, E2, prolactin, T3, T4 등의 이상 및 각종 점막염 발생시에 한방요법을 병행하면 안전한 효과를 얻을 수 있으며 면역계의 종양공격에도 일조할 수 있다.

최근 필자는 뇌종양의 항암치료 중 발생한 WBC, plt의 하강에 보기보혈補氣補血의 치료를 하여 종양이 줄어드는 현상을 직접 체험하였다. 악성종양은 처음부터 한 · 양방 협진을 하는 것이 좋을 것 같다. 그러나 혈액학적 지표의 변동이 없는 순수한 상태 종양은 허증虛症이 아니다.

05 말기 췌장암의 치료실패

당시 63세, 여
진료일: 2006년 1월 31일

환자는 젊어서부터 고생을 한 탓인지 위궤양과 위하수증으로 수십 년 동안 고생을 하였으며 항상 증상이 심하면 내과약물을 복약하였다. 그러던 중 2005년 여름부터 평소의 소화불량이 더욱 심해져서 병원에서 지속적으로 진찰을 받았으나 위궤양, 위하수만을 말할 뿐 다른 진단이 없어서 아들의 권유로 모 대학병원에서 다시 검진을 받고 췌장의 두부 및 중심대동맥을 감싸고 있는 췌장암말기 판정을 받은 것이 2005년 12월 12일이었다. 그 후 방사선치료와 항암치료를 시행하던 도중 구토가 심해지고 체력이 극도로 저하되고 간효소수치가 상승하여 환자 및 보호자는 일시 퇴원하여 잠시 요양한 후 다시 치료를 받기로 하였다. 휴식을 하였으나 증상이 개선되지 않아 본원에 내원하였다.

증상분석

환자의 상황은 종양의 압박으로 십이지장이 협착되어 이미 1회의 스텐트삽입술을 하였으며 2005년 12월 입원시의 CA19-9는 128.7이었으며 대변과 소변은 양이 극히 적었으며 복부전체에 따끔하는 통증이 있으며 두통이 심하였으며 등의 통증도 심하고 청력 및 시력도 상당히 저하되었으며 체중은 37kg정도로 극도로 탈진되어 있었다. 복진으로는 복수의 존재를 확인하기 어려웠으나 가능성을 배제할 수 없었다. 환자의 생명이 얼마남지 않았음을 직감적으로 알 수 있었으나 환자의 의지와 보호자분의 희망을 외면할 수는 없었다. 그래서 끝이 어떻게 될 줄 알고 있음에도 한방치료를 시작하기로 했다. 물론 치료의 목표는 완치가 아니라 3개월 생존으로 가닥을 잡았다.
향사육군자탕가감방香砂六君子湯加 山豆根, 山査, 澤瀉, 良姜, 金令子, 牡丹을 처방하였다.

치료경과

2006년 2월 11일 구토는 여전하였으며 진구제를 복용하여도 진정이 되지 않았다. 그러나 식사는 약간씩 할 수 있었으며 최근의 CA19-9는 340에 달하였다.

2006년 2월 18일 구토가 크게 감소하여 진구제의 복용을 줄였으나 복부전체의 통증으로 진통제를 복용하고 있었다. 그 밖에 미슬토(상기생제제)와 인삼배양액을 복용하고 있었다.

2006년 2월 25일 최근에는 구토가 많이 감소하였고 밥을 먹을 수 있을 정도가 되었으나 손과 발이 약간 부은 듯하며 체중이 400g가량 증가하였고 대변과 소변은 그런대로 문제가 없으나 연변제를 먹으면 과립이 깨지지 않고 대변으로 나온다고 하였다. 그런데 CA19-9측정결과는 2000이상이 나왔다고 하여 검진오류를 의심하였다.

2006년 3월 4일 CA19-9는 616으로 지난 번의 검진은 잘못된 것이었으나 여전히 상승곡선을 그리고 있었으며 구토는 그렇게 심하지 않으나 체중이 감소한다고 하였다.

2006년 3월 11일 등의 통증이 상당히 개선되었으며 시력과 청력도 좋아지는 것 같다고 하였으나 미량의 복수가 촉진되었으며 혈중 단백도 약간 하강하였고 CA19-9는 686이었으나 CT상에서는 이전보다 췌장암의 크기가 축소되었으며 이전에 십이지장부에 설치한 스텐트가 없어졌다고 하여 환자와 가족은 매우 기뻐서 가족파티를 했다고 하였다. 그러나 필자는 이것은 췌장암의 전이를 확신할 수 있는 증거로 속마음은 타들어갔으나 도저히 환자와 가족들에게 말을 하지 못하고 당신들께서 가진 마지막 만찬이었을지도 모르는 환희를 깨뜨리고 싶지 않아 체력이 많이 좋아지셨으니 다시 방사선요법과 화학요법을 하시기를 권유하였다.

2006년 3월 18일 최근 며칠 간 구토가 심해졌으며 복부의 통증이 진통제로도 억제되지 않고 복수가 발생하여 다시 협착된 부위에 스텐트를 설치하였다.

2006년 3월 25일 이제는 한약을 먹으면 한약을 토하고 약을 먹은 후에는 식도가 타는 듯한 느낌이 있으며 복수가 상당량 저류되기 시작하여 소변량이 거의 없으며 물을 조금만 먹어도 복수가 차오른다고 하였다. 며칠에 한 번씩은 단백수액을 맞고 있었다.

2006년 4월 1일 소변이 거의 없어서 비뇨기과 검진을 하였으나 방광에 소변이 거의 없다고 하였다.

2006년 4월 6일 CA19-9는 1140으로 상승되어 있었으며 복수가 심하게 발생하였고 대변도 잘 나오지 않고 소변은 거의 없으며 관장약을 먹으면 극소량의 대변이 나왔다.

2006년 4월 13일 전신의 기운이 너무 없어서 잘 걷지를 못하였으며 소변과 대변이 거의 나오지 않는다고 하였다.

2006년 4월 17일 어제 1200정도 복수를 배액한 후 구토를 극심하게 하였으며 너무 힘이 없어서 눈을 뜨기가 힘들다고 했다.

2006년 4월 24일 최근에는 매일 1500cc정도 복수를 배액하고 있으며 약간만 먹어도 복수가 발생하고 식후 1시간이면 어김없이 구토를 하였다.

2006년 5월 1일 조영제를 복용한 후 위장관의 상태를 보고자 하였으나 조영제가 배설되지 못하고 6일 동안 체내에 머물러 있다고 했다.

2006년 5월 30일 환자는 수일전 자택에서 조용히 숨을 거두셨다.

후기

이런 증례는 서로의 마음을 아프게 할 수밖에 없으며, 사람의 생명 앞에 모든 것은 하찮게 보일 따름이다. 치료중 일시적으로 증상이 개선된 시기가 있었으나 그것은 그저 일시적인 증상으로 결과는 위와 같았다. 비록 참담한 마음으로 이 글을 쓰고 반성하지만 다음에 또 다시 말기 췌장암의 환자를 만나게 되더라고 극적으로 치료에 성공할 수 있다는 자신감은 없다. 그러나 똑같은 환자를 다시 만나더라도 물러서지 않고 정면대결할 생각이다. 이것이 운명이기 때문이다. 삼가 고인의 명복을 빈다.

06 20% 성공의 말기 위암

당시 37세, 남
진료일: 2004년 12월 20일

환자는 원래 소화가 잘 되지 않았으며 약 2개월 전 우연히 위내시경검사를 하였는데 종양이 상당히 많이 존재하는 것으로 확인되었으며 급히 개복수술을 하려고 하였으나 복막전이가 확인되어 그만 수술을 하지 못했다. 약 2개월 전 필자는 절친한 벗과 술을 먹고 있었는데 술에 취한 다른 친구의 전화를 받고서는 깜짝 놀랐다. 그 친구가 아는 사람의 형이 위암말기라고 하면서 좀 도와주라고 했는데 정황을 듣던 도중 환자가 필자의 고교동창의 형이었다. 당시 필자는 상당히 놀랐으며 가능한 빨리 한방치료를 시작하고 동시에 할 수 있는 요법은 모두 다 해야지 생명을 연장시킬 수 있을 것이라고 말했으나 그 후 연락이 없었다.

증상분석

그 후 2개월 간 환자는 비록 말기암판정을 받았지만 자연의 치유력으로 나을 수 있다는 확신을 갖고 여러 미명의 약물을 복용하면서 운동으로 고쳐보려고 하였으며 다시 필자에게 전화가 왔을 때는 중환자실에 입원하고 있었고 체중은 30kg 정도로 야위어 있었다. 이미 위하부가 협착되어 자연적인 배변이 불가능하였고 물을 마시면 한 참 후에 꼬르륵 소리가 나면서 십이지장으로 들어가는데 그 양도 매우 적었다. 또한 2,3일 1회 1.5L정도의 복수를 배액하고 있었다.

환자는 필자를 보며 너무 늦게 불러서 미안하다고 하였으며 죽는 것은 두렵지 않은데 제발 대변을 조금이라고 보고 싶다고 했다. 그 정도면 필자도 한 번 해 보겠다고 하였으나 가능한 지는 확신이 서지 않았다. 처방은 말기 상부소화도 암에 가끔 사용한 적이 있는 유몰사물탕가미방乳沒四物湯加高良姜, 山豆根, 人蔘, 半夏를 사용하기로 하였다. 그러나 환자의 생명은 1개월 이상이 되기는 힘들어 보였다.

치료경과

2004년 12월 27일 환자는 복약 후 2회의 배변이 있었으며 가스의 배출이 쉬워졌다고 하면서 매우 즐거워 하였다.

2004년 12월 31일 환자는 약을 복약한 후 현재까지 복수를 배액하지 않을 정도로 잘 버티고 있다고 하였다.

2005년 1월 4일 급하게 걸려온 전화에서 친구가 말하기를 1월 1일 맛있게 음식을 먹은 후 얼마있다가 갑자기 모든 음식을 구토한 후 상황이 악화되어 호스피스병원으로 옮겨갔으며 가족들은 낙담을 하고 말았다고 하였다. 이에 필자는 음식이 들어갈 수 있게 바이패스를 하자고 했으나 이미 모든 희망을 놓은 상황이었다. 1주일 후 환자는 사망하였다.

07 유방 항암치료(항여성호르몬제) 중 발생한 인유두종바이러스 HPV, human papilloma virus 감염

당시 43세, 여
진료일: 2007년 4월 17일

환자는 2년 전 우측유방에 종양이 발생하여 수술, 방사선, 화학요법을 무사히 다 끝내고 재발을 막기 위해 항여성호르몬제를 복약하고 있었다. 그런데 항호르몬치료를 하면서 대하가 많아져 부인과에서 검사를 하니 인유두종바이러스에 감염되었다고 하였으며 자궁경부암의 고위험군(16,18,31,33,35,39,45,51,52,56,58 중에서 어느 것인지는 환자가 기억을 못함)이라고 하였으나 주치의사는 약 50%의 환자에서 자연적으로 없어지니 관찰하자고 하였다. 그 후 3개월이 지나 2개월 전에 다시 검사를 하니 아직도 인유두종바이러스 HPV, human papilloma virus가 양성으로 나왔다. 유방암에서 벗어났는데 다시 자궁경부암이 생길지도 모른다고 환자는 매우 두려워하고 있었다.

증상분석

환자의 여성호르몬억제 치료 후 발생한 HPV감염은 당연히 여성호르몬의 저하에 따른 점막의 보호능력저하로 감염된 것이며 성관계와는 어떤 관계도 없고 자연적인 감염이다. 이에 간담습열肝膽濕熱의 황대하에 해당되는 것으로 용담사간탕龍膽瀉肝湯에 황금黃芩을 18g으로 가중加重하고 토복령土茯苓, 보안만영단保安萬靈丹을 가미하고 다음의 HPV검진 때까지 연속 복용한 후 결과에 따라 치료지속의 여부를 결정하기로 하였으며 침구치료는 하지 않았다.

치료경과

2007년 6월 12일 며칠 전의 검진에서 HPV가 검출되지 않았다.

2008년 4월 18일 최근까지 3개월에 한 번씩 검사하였으나 HPV는 검출되지 않았다.

현재까지 정상이다.

고찰

HPV는 현재 백신형태로 예방치료를 하고 있으나 그 효과는 아직은 미지수이다. 또한 경산부에게는 적용되지 않는다. 또한 암이나 각종 중병 이후에 면역력저하로 발생하는 자연적인 감염에는 치료약이 없는 실정이다. 다행스럽게도 HPV감염환자의 50%는 자연적으로 없어진다고 하는데 이 50%에 들지 않는다면 자궁경부암의 위험에 아무런 대책도 없이 노출될 수 있다는 것이 문제이다. 한의학적으로 HPV는 대하에 해당되며 습열濕熱이 대체적으로 우세하다. 그러나 소양간경少陽肝經의 유형도 있다.

처방은 용담사간탕龍膽瀉肝湯, 소시호탕小柴胡湯, 황연해독탕黃連解毒湯, 비해萆薢, 토복령土茯苓, 치자梔子, 단피丹皮 등의 고한약苦寒藥을 주로 사용하며 고도위험일 경우에는 보안만영단保安萬靈丹을 함께 사용하기도 한다.

이와 비슷한 종양유발 바이러스로 EBVebstein-barr virus는 최근에는 혈중농도가 700이상이 되면 항암치료를 한다. 이 질환은 소양열少陽熱쪽으로 치우쳐서 소시호탕小柴胡湯과 용담사간탕龍膽瀉肝湯을 합방하고 보안만영단保安萬靈丹을 함께 사용한다. 초기에는 고한약苦寒藥의 용량을 가볍게 시작하여 1주일 단위로 배가하여 최종의 양이 18g이 되게 하며 조열潮熱이 있으면 청호青蒿, 지골피地骨皮 등의 청허열약清虛熱藥을 가미하고 만약에 당변溏便이 나타나면 창출蒼朮을 가미한다. 그러나 치료가 쉽지는 않다. Tamoxifen은 자궁이상을 유발할 수 있다고 한다.

제9장

기타질환

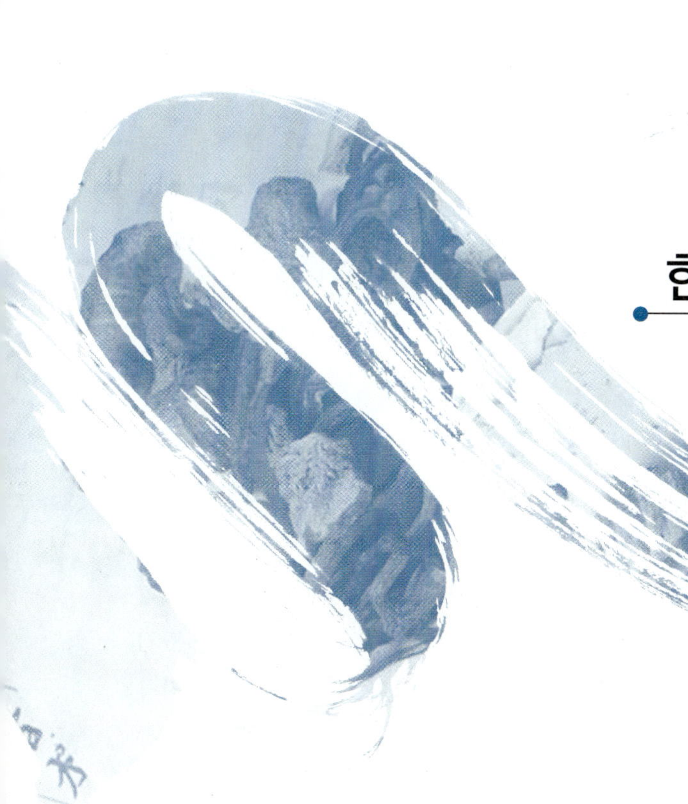

한방 임상이야기

소양열少陽熱은 일포발열日晡發熱이라고도 하며 각종 결체조직 및 림프, 신경, 종양, 말라리아 등의 열성병 등등에서 나타난다. 청호青蒿, 지모知母, 지골피地骨皮, 은시호銀柴胡 등을 선용選用하며 실질적인 발열이 있을 경우 황연해독탕黃連解毒湯을 함께 사용한다. 그러나 치자梔子는 체질에 따라 복용 후 피부의 착색이 발생할 수 있으므로 Bili의 이상이 있을 경우를 제외하고는 청열해독淸熱解毒에 신용愼用해야 한다.

01 오른쪽 겨드랑이의 종괴로 인한 팔 저림

당시 60세, 여
진료일: 2004년 4월 12일

환자는 수년 전 오른쪽 겨드랑이에 약 10cm가량의 혹이 생겼으나 아무런 증상이 없었는데 3개월 전부터 혹이 단단해지면서 오른쪽 팔과 오른쪽 목에 통증과 저린 증상이 발생하였다. 그래서 종합병원에서 진찰 결과 혹이 신경을 누르는 것 같으나 혹을 제거해도 통증이 없어지지 않을 수도 있다고 해서 수술을 하지 않고 계속 소염진통제를 복용하였다. 그러나 점점 통증이 심해져서 최근에는 밤에 자다가도 통증 때문에 깬다고 하였다.

증상분석

환자의 오른쪽 겨드랑이에는 약 10cm정도의 종괴가 있었는데 환자는 이 혹을 침치료로 없앨 수가 있느냐고 하였으나 필자는 치료를 장담하지 않았다. 더 이상 커지지 않으면 문제가 없을 것으로 판단하였으며 또한 겉으로 보기에는 낭종일지라도 안의 내용물이 혈종일 경우에는 혹에 직접적으로 시행하는 침구치료는 도리어 큰 화가 될 수 있기 때문이다. 이에 담음痰飮과 어혈瘀血이 동시에 존재하는 것으로 보아 이진탕합도인승기탕가미방二陳湯合桃仁承氣湯加桑白皮, 白僵蠶을 처방하고, 내관內關, 완골完骨, 청영靑靈 등에 침구치료를 하였으며 오른쪽 목과 팔의 저림이 없어질 때까지 치료를 하도록 하였다.

치료경과

2004년 4월 26일 겨드랑이의 종괴가 2/3(약 7cm)로 줄어들었으며 오른쪽 목의 통증은 사라졌으나 팔 저림은 아직 있다고 하였다.

2004년 5월 8일 팔 저림과 통증은 없어졌으나 겨드랑이의 종괴는 아직도 6-7cm 정도로 없어지지 않았다.

후기

환자는 치료 후 현재까지 목과 팔의 증상이 재발하지 않았으나 겨드랑이의 혹은 예상대로 6-7cm을 유지하고 있다.

액와부는 복잡한 구조물로 인해 수술의 위험성도 크며 후유증의 가능성도 높다. 또한 이처럼 신경을 압박하여 저린 증상이 나타나면 초기에는 수술 후에 증상이 개선될 가능성도 있지만 이미 신경변성이 생겼거나 수술 후 비정상적인 유합이 발생하면 외과적인 치료 후 통증이 없어지지 않을 수도 있다.

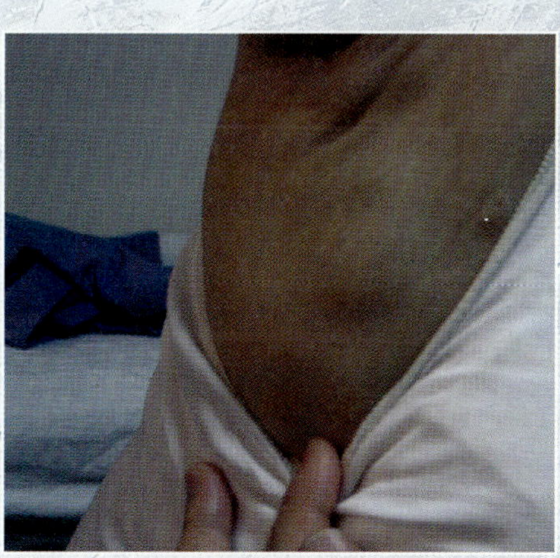

2004년 4월 치료전

02 말라리아 후유증

당시 25세, 남
진료일: 2006년 9월 28일

환자는 근육질 체격으로 체육학과에 재학 중이었는데 2년 전 여름 군복무 중 고열이 발생하여 말라리아로 진단되어 치료를 받았다. 그 후 감기가 잘 걸리고 가끔 극심한 피로를 느끼며 그 때마다 열이 나고 땀이 줄줄 흐른다고 하였다. 때로는 취침 중에도 자기도 모르게 땀이 흘러서 베개가 젖는다고 하였다. 이 밖에 턱이 아파서 턱을 벌리거나 딱딱한 음식을 씹을 때 가끔 심한 통증을 느꼈다. 기타 대소변, 식사, 수면의 변화는 없었다.

증상분석

환자의 증상은 조열도한潮熱盜汗, 소기침중少氣沈重, 악관통顎關痛 등으로 전형적인 신음허열腎陰虛熱의 증상이었다. 이것은 말라리아, 댕귀열 등 온열병溫熱病의 후유증으로 지백지황탕地柏地黃湯을 2주분 처방하였다.

치료경과

2006년 10월 15일 환자의 땀흘리는 증상과 피곤함은 거의 소실되었으나 양측의 악관절의 통증은 아직 없어지지 않아 이에 황금黃芩을 가하였다.

2006년 11월 4일 환자의 모든 증상은 소실되었으나 아직도 약간의 피곤함을 호소하여 위의 처방에 보중익기탕補中益氣湯의 의미로 황기黃芪를 가하였다.

환자는 치료 후 다음 해에 여름이 지나고 금년 여름까지 증상이 재발하지 않고 있다.

후기

치료 후 환자는 모든 것이 정상으로 되었으며 가끔 격심한 운동으로 손목, 발목의 통증 때문에 내원하여 치료를 받곤 하고 있다. 말라리아는 한국에서는 그리 흔한 질환은 아니지만 가끔 동남아여행 후 기침, 재채기 등을 동반하지 않은 피곤, 발열 등의 양상으로 나타나며 일단 급성기에 들어가게 되면 고열이 나타나게 되며 심지어는 사망할 수도 있다. 일반적으로 고열이 나타나면 대부분 서양의학적 진료를 받게 되지만 퇴원 후에도 지속되는 미열과 피곤 등으로 한방치료를 받는 분들이 간혹 있다. 이 때에 정혈휴손精血虧損, 기음양허氣陰兩虛, 골증조열骨蒸潮熱의 이론에 입각하여 치료하면 상당히 양호한 효과를 얻을 수가 있으며 치료는 조열潮熱이 완전하게 소실될 때까지 해야 한다. 한약재 중에 항말라리아 효과가 있다고 사전에 기재된 약물은 48종 이상이 있다. 그러나 한방치료의 특성은 증상제압에 있는 것이 아니고 증상제압과 동시에 인체의 정기를 보충하여 질병상황이전의 건강한 상태로 만드는 것이므로 하나의 약물에 의해 하나의 증상을 억제하는 것이 아닌 전체적인 음양조절이 치료의 관건이다.

03 오른쪽 목의 비결핵성 임파선염

당시 18세, 남
진료일: 2004년 1월 19일

환자는 수험생으로 1월 14일 공부하는데 지친다고 하여 부모님 손에 이끌려 왔으며 수험생용 보약을 원하여 별 수 없이 동의보감東醫寶鑑의 총명탕聰明湯을 처방하였다. 그런데 진료 당시에도 약간 있던 우측 후항부의 통증이 약을 먹기도 전에 갑자기 심해져서 보호자가 이 약을 지금 먹어도 되는지 문의하려고 내원하였다. 이에 그러면 그 약을 보관하고 병을 먼저 치료한 후에 드시는 것이 좋겠다고 한 후 환자를 보니 우측 목 뒷부분에 수개의 임파절이 부어있었으며 손으로 만지니 딱딱하고 열감이 느껴졌다. 또한 이전에도 가끔 동일한 증상이 있었으나 그 때마다 내과약을 수개월 동안 복용한 후 조금씩 나아지곤 하였다고 했다. 그러나 결핵성은 아니라고 했다. 발열(39도)과 경항부의 통증, 임파선의 종창을 제외하고는 다른 이상을 찾을 수가 없었다. 발열의 양상은 고열과 저열이 교대되었으며 밤에 통증이 더욱 심하며 열이 오를 때는 목에서도 대단한 통증이 발생하였으며, 이번에 증상이 발생한 후 내과에서 약물을 복용하고 주사를 맞았으나 증상이 호전되지 않았다. 환자의 맥은 부현삽浮弦澁하였으며 대소변은 정상이었다.

증상분석

이것은 바이러스 또는 긴장에 의한 경항부 임파선염으로 판단되었으며 발열의 양상은 오후에 심해지는 조열潮熱로 한의학에서 말하는 한열왕래寒熱往來의 표현과 동일하였다. 이에 소시호탕가감방小柴胡湯黃芩加重到18g, 玄蔘代人參加地骨皮15g, 牡蠣9g을 1주일분 처방하고 대추大椎, 풍지風池, 수삼리手三里 등에 침구치료를 하였다. 그러나 임파선염은 일반적인 감기보다는 병사病邪가 깊숙이 들어와서 발생하는 것으로 치료에는 조금 시간이 걸린다는 것을 말하니 어렸을 때 동일한 병으로 2, 3개월 가량 여러 병원에 다니다가 간신히 나은 적이 있기 때문에 시간이 걸리는 것은 알고 있지만 한방으로 치료가 될 수 있을지 확신이 서지 않는다고 했다.

치료경과

2004년 1월 26일　오른쪽 목뒤에 나왔던 임파절의 부종이 모두 가라앉았으며 열도 나지 않는다면서 1주일 만에 호전되어 매우 흡족해하였다. 동일한 처방을 7일분 더 복용한 후 현재까지 재발하지 않고 있다.

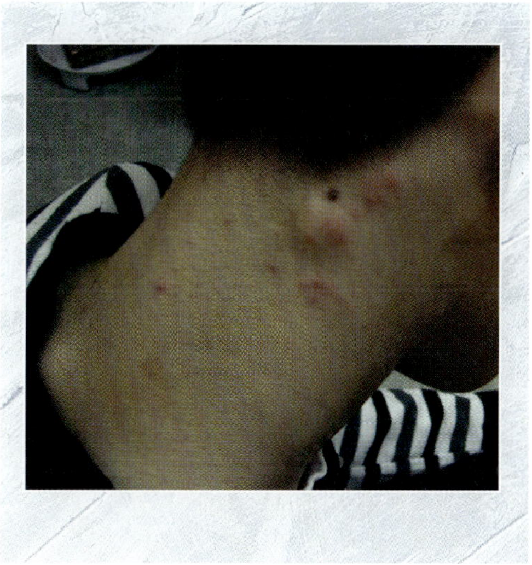

04 왼쪽 목 주변의 임파선염

당시 38세, 남
진료일: 2005년 12월 5일

환자는 1개월 전 감기에 걸려 목이 심하게 붓고 열이 난 후 왼쪽의 목 부분이 부풀어 오르고 열이 올라갔다가 내려왔다가 하기를 반복하였으며 감기에 걸린 후부터 내과의 약물을 복용하였으나 왼쪽 목에 나타난 임파선의 염증이 해결되지 않아서 한방치료를 받기 위해 내원하였다. 환자는 약 8년 전에도 똑 같은 증상이 있어서 결핵검사 등을 하였으나 원인을 찾을 수 없는 바이러스성질환이라고 하여 지속적인 병원의 치료에도 호전되지 않아 건강보조식품을 3, 4개월간 복용한 후 개선된 적이 있다고 했다.

증상분석

환자의 왼쪽 목 뒷부분에서는 열감이 느낄 수 있었는데 화농이 될 것 같이 붉게 되어 있지는 않았으며 발열이 있을 때에는 38도 좌우의 열이 지속되다가 수시간 후에는 하강하여 증상이 사라지곤 한다고 하였다. 발열은 특히 오후에 발생하기 시작하여 새벽이 되면 자연히 없어진다고 하였다. 맥脈은 부긴현浮緊弦하였으며 대소변 및 기타의 주목할 만한 증상은 없었다. 환자의 증상은 소양증少陽症 조열潮熱의 전형적인 형태로 감기 후의 여열미진餘熱未盡에 해당되었다. 이에 소시호탕가감방小柴胡湯加地骨皮18g, 牡蠣9g을 10일분 처방하고 대추大椎, 수삼리手三里, 양릉천陽陵泉 등에 침구치료를 하였다.

치료경과

2005년 12월 17일　복약 후에도 약간 증상이 개선될 뿐으로 완전히 치유되지가 않았다고 하여 환자와 보호자가 걱정을 많이 하였다. 이에 동일한 처방과 치료를 하였다.

2006년 2월 20일　환자는 이전의 치료 후 내원하지 않다가 요통으로 다시 내원하였는데 좌측 경항부의 임파선염은 당시에 치료를 한 후 금방 없어졌다고 하였다.

후기

경항부 임파선의 염증상황은 만성적인 체내의 염증, 결핵, 종양 등에서 간혹 볼 수 있으며 이전에 자주 있었던 급성 화농성 임파선염은 항생제, 스테로이드와 같은 강력 소염진통제의 등장과 함께 자주 볼 수 있는 질환이 아니게 되었으나 본 환자에게서 보는 바와 마찬가지로 만성적이고 고질적인 염증은 간혹 발생하고 있다. 이러한 경우를 소양열少陽熱이라고 하는데 그 증상은 황혼 즉 해가 질 무렵이 되면 열이 오르기 시작하여 오전 4-5시 정도 되면 약간의 땀이 남과 동시에 귀신처럼 열이 사라진다. 이러한 상황이 매일 반복되면 기력이 점진적으로 소모되게 된다. 그러나 이 증상은 원인질환이 매우 많기 때문에 원인을 먼저 찾는 것이 중요한다. 기쿠치 임파선염도 소양열少陽熱에 해당되는데 기쿠치의 진단은 임파선의 미세침습만으로도 알 수가 있다고 한다. 그러나 현재는 악성질환의 조기진단을 위해 부분절개를 통한 검사치료방법을 사용하는 경향이 있다. 이러한 검진과 치료를 동시에 하는 방법은 상당히 좋은 방법이기는 하지만 간혹 신경의 손상을 유발하기도 하며 이 때 발생한 신경손상의 치료는 상당히 곤란할 수도 있다.

05 수년 전부터 입안이 마르는 노인 (쇼그렌증후군)

당시 63세, 여
진료일: 2004년 6월 15일

환자는 수년 전부터 입안이 자주 말라서 물을 많이 마셔왔으며, 2,3년 전 살을 뺀다고 많이 굶은 후 증상이 더욱 심해져서 1년 전부터는 아무리 물을 많이 마셔도 입이 마르는 것이 조금도 나아지지 않아 여러 내과에서 처방을 받아 복약하였는데 처음에는 입이 마르는 것이 좋아지더니 시간이 지날수록 약효가 없을 뿐 아니라 이전에 없던 위장병까지 생겼다고 했다.

증상분석

환자는 입이 마르는 것이 심하여 매운 것은 물론 양치질도 치약을 사용하지 못하고 물로만 하고 있었다. 그 밖에도 큰 교통사고가 3회 정도 있었으며 심근경색으로 대학병원에서 수술(보형물삽입)을 한 번 하였으며 혈압도 높았다. 현재 복용중인 약으로는 병원에서 주는 혈압약(미상)과 심근경색에 대한 약(미상)을 복용하고 있어서 필자도 처음에는 치료를 사양하려고 하였지만 환자는 이미 입 마르는 것 때문에 한약을 수회 복용했었는데 효과가 없었으며 그 동안 한약을 먹어도 심장이나 혈압은 문제가 없으니 한약을 달라고 하면서 오히려 필자를 안심시켰다. 환자의 입안은 혓바닥과 입안이 모두 말라있었으며 군데군데 궤양이 있었고 혓바닥중심부에 균열이 있었다. 대소변은 정상이었으며 눈도 약간은 눈물이 없는 것 같다고 하여 필자는 내심 쇼그렌증후군Sjogren syndrome을 의심하였으나 관절염의 증상이 보이지 않아 환자의 보호자에게 물어보니 이미 모대학병원에서 검사를 통하여 쇼그렌증후군이라는 진단을 받았다고 했다. 그래서 이미 양약을 많이 복용하였다고 하였다. 환자는 완전히 치료되는 것은 바라지 않으나 고추로 양념이 된 김치를 먹어보는 것이 소원이라고 하였다.

환자의 혓바닥 모습, 이전의 병력 및 가정사 등을 종합하여 억간산가미방抑肝散合淸胃散加麥門冬15g을 1주일 분 처방하였다. 침구치료는 환자가 사양하였다.

치료경과

2004년 7월 2일 환자는 복약 후 입이 덜 마른다고 매우 기뻐하였다. 이에 동일한 처방을 1주일 분 처방하였다.

2004년 7월 9일 환자는 입이 덜 마르고 최근에는 김치를 조금 먹었는데 입이 그렇게 아프지가 않아서 매우 기쁘다고 하였다.

2004년 7월 20일 환자는 복약 후 양치질을 해도 입안에 불이 나는 듯한 느낌이 없어서 좋다고 하였으나 입과 입술이 약간 부은 듯하다고 하였다.

2004년 8월 4일 복약 후 김치를 먹을 수 있고 양치질도 마음대로 할 수 있어서 기분이 좋다고 하였다.

증상이 개선되어서 환자는 병이 다 나은 것 같다고 하였으나 재발 및 치료효과를 유지하기 위하여 복약횟수를 감소하고 장기간 복약하도록 하여 약 2개월간 하루에 1회씩 복약한 후 치료를 종료하였다. 그 후 현재(2008년)까지 재발하지 않고 있다.

후기

쇼그렌증후군은 원인은 정확하게 알려진 바가 없으며 일종의 자가면역질환으로 생각되고 있으며 구순의 건조, 안구건조 등을 주증상으로 하여 전신증상을 동반하기도 한다. 이 밖에 류마티스, SLE, 경피증과 동반되기도 한다. 이 증후군은 매우 완만하게 진행하며 관절통과 수족냉증이 발생한 후 8-10년 후 원래의 증상이 나타나게 된다. 물론 환자마다 증상은 매우 다양하게 나타날 수 있다. 치료는 대증적인 요법이 주로 사용되고 있으며 현재까지 일시적인 자율신경조절제를 제외하고는 근본적인 치료법이 없는 실정이다.

한의학적으로는 본 질환이 진액이 말라서 발생한다고 보는 견해가 주를 이루지만 음허陰虛의 증이 장기간 지속되게 되면 음허양항陰虛陽亢으로 전변되거나 또는 삼초실열三焦實熱의 경우도 허다하다. 이 질환은 치료에 상당한 시간이 필요하므로 환자는 물론 의사에게도 대단한 인내심을 요구한다.

06 베체트병이 의심되던 여자

당시 38세, 여
진료일: 2002년 3월 2일

환자는 5, 6년 전 하지의 정맥경결(?)의심되는 하퇴전면부의 홍반으로 피부과에서 검진을 받았으며 당시에 베체트병이 의심되어 종합병원에 검사를 의뢰하였으나 형편이 어려워서 검진을 포기하고 현재까지 살아왔다고 했다. 그 동안 수많은 홍반이 다리에 집중적으로 나왔다가 없어졌으며, 동시에 항문, 음부, 구강에 수많은 궤양이 출현하기를 수년 동안 반복하고 있다고 하였다. 이에 필자도 종합병원의 검진을 권유하였으나 환자는 병원에 가면 각종 검사비만 없어질 뿐이라며 한사코 한약으로 치료를 해달라고 하였다.

증상분석

환자는 음부의 궤양으로 1주일에 5,6일 정도는 걷기가 불편할 정도로 심하였으며, 구강의 궤양은 음식을 삼키기가 힘들 정도였고, 전신의 관절 즉 손목, 어깨, 무릎, 발목 등 여러 관절의 통증을 호소하였다. 체온은 36.8도였으며 체격은 보통, 볼이 약간 붉었으며, 대소변은 정상, 맥은 현삽弦澁하였으며, 자녀는 1남1녀가 있었으며 식당일을 하고 있었다. 환자의 증상은 비록 항원, 항체, 보체검사 및 기타 이학적인 자료가 없었으나 확실하게 베체트병의 증상과 일치하였으며 한방적인 관점에서 혈열血熱로 판단하여 온청음가미방溫淸飮去梔子加蒲黃, 龍膽草, 靑蒿, 地骨皮, 活絡丹을 처방하였다.

치료경과

2002년 3월 12일 복약 후 구강의 궤양은 거의 나타나지 않고 있으나 전신의 관절통과 음부의 궤양이 여전하다고 하였다.

2002년 3월 22일 구강의 궤양과 음부의 궤양은 없어졌으며 관절의 통증만 약간 남아 있다고 하여 동일한 약을 10일분 처방했다.

후기

그 후 10일이 지나도 연락이 없어서 경과를 모르고 기억에서 가물거리고 있는데 몇 달이 지난 후에 환자가 내원하였다. 환자의 안색은 처음에 본 얼굴과는 완전히 다른 미소를 띤 얼굴이었다.

환자가 말하기를 자신의 병이 완전히 없어진 것은 아니나 예전과는 완전히 다른 삶을 살고 있으며 일상생활, 직장생활도 정상인과 똑같이 하고 있으며, 지나가는 길에 얼굴이나 보려고 들어왔다고 하였다. 필자는 그래도 미심쩍은 마음에 환자에게 이것저것 물어보니 음부궤양은 그 이후 완전히 없어졌으며 입안의 궤양은 과로하거나 날씨가 추워지면서 조금씩 나타난다고 하였다. 이에 치료를 더 받으라고 권하고 싶은 마음은 굴뚝같았으나 환자의 경제상황을 생각하니 그냥 보낼 수밖에 없었다.

본 증례의 환자는 비록 완치라고는 할 수 없었으나 다른 베체트병 환자들과는 달리 순수하게 한방치료만으로 효과를 보였는데 이렇듯 한방치료가 빠른 효과를 보이고 장기간 증상을 완화시킬 수 있다는 것은 필자도 생각하지 못했던 부분이었다.

07 수년 전 고생한 후 재발한 궤양성대장염

당시 57세, 여
진료일: 2007년 7월 23일

환자는 2003년 9월 본원에 오른쪽 목의 통증으로 내원하여 당시 대변에 피가 섞인다고 하여 필자가 종합병원의 진료를 권유하였으나 환자는 대수롭지 않게 생각하고 있다가 대량의 대변출혈과 농이 섞인 설사가 발생하여 A대학병원에서 1개월 반 정도 입원하여 치료하였으나 증상이 개선되지 않아 대장절제를 권유받고는 낙심하여 다시 B대학병원에서 약 4개월 가량 입원치료 한 후 간신히 회복되었다. 당시에 A대학병원에서 입원하던 도중 필자에게 전화로 한의학으로 무슨 방법이 없느냐고 문의하여 주치의에게 한약을 먹을 수 있는지 문의해보라고 하였으나 주치의는 반대하였다. 그 후 B대학병원에서 호전된 후 아무런 증상없이 잘 지내고 있었는데 최근 이상하게 피곤을 느끼던 중 3, 4일 전 배변시 소량의 출혈이 나오기 시작하였으며 날이 갈수록 배변의 횟수가 증가하고 점액과 출혈이 대량으로 나오기 시작하여 본원에 내원하게 되었다.

증상분석

환자의 상황은 1일 10회 이상 다량의 끈적한 점액과 출혈이 동반된 설사를 하고 있었으며 발열이나 복부의 창만감 등은 없었고, 혈압도 100/70 정도로 안정되어 있었으며 정상적인 생활을 하고 있었다. 이에 대장습열大腸濕熱에 의한 적백리赤白痢로 판단하여 황금탕가감방黃芩湯加 地榆, 槐花을 처방하였으며 풍륭豐隆, 삼음교三陰交, 백회百會, 소부少府 등에 침구치료를 하고 만약 2주 내에 증상이 개선되지 않고 악화될 경우에는 정밀검진을 하도록 하였다. 환자의 증상으로는 궤양성대장염의 재발을 의심할 수 있었다.

치료경과

2007년 7월 26일 배변횟수가 8회 정도로 감소하고 대변의 양상은 이전보다 감소된 소량의 점액이 섞인 대변이었으며 방기가 나오면 내의에 소량의 혈색이 보일 정도로 출혈도 상당히 감소하였다.

2007년 7월 31일 지금도 방귀가 나오면 아주 약간 묻는 듯한 혈흔이 있었으나 대변의 횟수는 하루 3, 4회 정도로 감소하였고 묽고 끈적한 변이 조금씩 단단해 지기 시작했다.

2008년 1월 5일 환자는 7월 31일 1주일 분의 약을 더 가져간 후에 내원하지 않았으며 전화로 말하기를 마지막 1주일 분의 약을 먹는 도중 증상이 개선되었고 현재는 아무 이상 없이 잘 살고 있다고 하였다.

후기

궤양성대장염은 현재까지 원인이 알려지지 않은 자가면역질환으로 서양의학이나 한의학이나 치료가 상당히 쉽지 않은 질환이다. 치료는 증상의 초기진압 및 면역의 안정화가 가장 중요하다. 스테로이드나 면역억제제로 안정화가 되는 경우도 있으나 만성화 및 부작용이 발생할 수 있어서 장기간의 사용은 권장되지 않고 있다. 기존에 지속적으로 서양의학의 치료를 받고 있을 경우에는 초기에는 한약과의 병용치료를 해야 하며 일정 기간이 지나서 증상이 안정화된 후에는 주치의의 판단하에 양약을 점진적으로 감량하고 한약은 그 후에 서서히 중단하고 증상이 소실된 후에는 경과만 관찰한다. 이러한 면역계통질환의 특징은 정신적으로 안정되면 매우 빠른 속도로 호전되며 때로는 어떠한 치료가 없이도 호전되기도 한다. 마음의 건강이 가장 중요하다.

08 추위를 매우 많이 느끼고 손발이 차갑고 눈이 떨리고 다리에 쥐가 잘 나는 경우

당시 29세, 여
진료일: 2005년 11월 25일

환자가 호소하는 증상은 매우 많아서 대략적으로 정리하면 다음과 같다.

① 너무 추워서 잠을 잘 수가 없음(겨울에는 매우 극심함)

② 손발이 여름이나 겨울이나 얼음 같아서 참을 수 없음(여름이고 겨울이고 밖에만 나가면 손이 까맣게 될 정도로 차갑다고 함)

③ 자주 양쪽귀가 교대로 때로는 동시에 울리고 가슴이 자꾸 두근거림

④ 시도 때도 없이 발생하는 어지럼증

⑤ 오후에 다리가 많이 붓고 잘 때 다리에서 쥐가 잘 남

⑥ 꿈을 많이 꾸고, 자고 일어나도 피곤함

⑦ 전신의 다한증(이전에 손에 땀이 많이 나서 수술을 하였는데 그 이후로 손은 아주 건조하고 전신에 땀이 넘친다고 함)

⑧ 눈이 건조하여 자주 안약을 사용하며 눈꺼풀이 자주 떨림

⑨ 갇힌 곳에 있으면 답답하고 열이 가슴에서부터 올라옴

⑩ 소변이 쫄쫄거리고 나옴

이런 증상은 아주 오래 전에 발생하였으며 여러 병원과 한의원에 가도 홧병이나 신경성으로 진단하여 치료할 생각은 하지 않았다고 하였다.

증상분석

환자의 증상은 신음부족腎陰不足으로 인한 간양상항肝陽上亢의 증상으로 아주 어렸을 때부터 발생한 질환으로 보였으며 양의학의 진단명을 억지로 끼어 맞추다 보면 자율신경실조

정도의 병명에 해당된다고 할 수 있으나 이러한 것은 태생의 문제로 단기간의 치료로는 효과가 없을 것 같아 치료를 고사하였으나 환자 모친의 강력한 압박으로 6개월 이상의 복약을 다짐하고 치료를 시작하였다. 환자의 집이 한의원에서 멀리 떨어져 있어 침구치료는 하지 못하고 약물치료만 하기로 하고 우선 억간산가미방抑肝散加代赭石을 처방하였다.

치료경과

2005년 12월 9일 　환자는 눈이 건조한 것이 소실되었으며 가슴 두근거리는 것이 없어졌으며 조금만 움직여도 옷이 젖을 정도로 땀이 났으나 이제는 옷이 젖을 정도는 아니라고 하였다. 그러나 어지럼증과 귀 울리는 것은 복약 중에도 2회씩 발생하였다.

2005년 12월 27일 　최근의 추운 날씨에도 손발이 차갑다거나 추위를 느끼지 못하였으며 다리가 붓는 것도 많이 개선되었으며 어지러운 것과 이명은 발생하지 않았다고 하였다.

후기

2006년 7월 13일 　다시 진료를 받으러 오게 되었는데 다한증수술 후의 전신다한증으로 진료를 받고자 하였으며 이전의 수많은 증상은 대부분 없어졌다고 하였다. 그래도 가끔 신경을 쓰면 조금씩 나빠진다고 했다.

09 등이 뜨거워서 잠을 못 자는 환자

당시 69세, 여
진료일: 2004년 2월 19일

환자는 수십 년 전부터 류마티스관절염으로 고생을 해왔으며 현재도 각종 약물을 복약 중이며 손발가락의 모든 관절이 변형되어 있었고 각종 약물을 복용하는데도 계속 관절이 튀어나온다고 하여 침구치료를 원하여 치료를 받고 있었다.
그런데 문제는 17,8년 전 류마티스관절염으로 무릎의 연골이 완전히 없어져 인공관절수술을 하였는데 당시 수술을 한 후부터 등에서 열이 나서 수술 직후에 병원에 말하니 문제가 없다고 했지만 환자는 그 후부터 등이 뜨거워서 잠을 자다가도 수없이 깬다고 하였다. 이 문제로 여러 한의원에서 등에서 피를 빼는 부항요법을 하기도 하고 뜸을 해 보기도 하고 신경과의 약을 복용해보기도 했지만 치료 당시에는 약간 효과가 있는 듯하다가 다시 원상태로 돌아가서 별 수 없이 치료를 포기하고 가끔 한의원에서 부항치료를 받고 있다고 했다. 환자는 수술 당시 수혈한 나쁜 피때문이라고 굳게 믿고 있었다.

증상분석

환자는 등이 뜨거운 것 외에도 이전부터 류마티스관절염, 부정맥, 갑상선기능항진증 등의 질환을 갖고 있었으며 이미 복약하는 약의 종류가 너무 많고 복잡하여 한약을 복용하는 것을 두려워하고 있었는데 환자의 증상이 너무 심각하여 필자에게 등 뜨거운 것만 어떻게 해달라고 간절하게 부탁하여 필자는 막중한 부담감을 느끼고 환자를 진찰했다. 환자의 등이 뜨거운 증상은 십수년전의 큰 수술로 인한 심인성 후유증일 수도 있으나 직접 손으로 환자의 등을 만져보니 과연 뜨끈한 열감을 느낄 수가 있었다. 이 밖에도 치질이 항문밖으로 약 0.5cm정도 돌출되어 있었으며 변비가 심하여 4-7일에 한 번 정도 화장실에 간다고 하였다. 환자의 등이 뜨거운 것은 골증열骨蒸熱이라는 것으로 장기간 만성질환을 앓게 되면 나타나는 일종의 자각 및 타각적인 발열이다. 이에 지백지황탕가미방知柏地黃湯加地骨皮15g을 1주일분 처방하고 경과를 지켜보기로 하였다.

치료경과

2004년 2월 26일 복약 후 등이 뜨겁던 것이 따뜻한 느낌으로 변하였다. 이에 처방의 방향이 적중한 것으로 판단하여 다시 2주 분을 처방하고 경과를 보기로 하였다.

2004년 4월 6일 환자는 한참의 시간이 지난 후 내원하였는데 이전에 복약을 한 후 등이 뜨거운 것과 변비, 치질 등이 모두 없어져서 매우 기분이 좋다고 하였다.

후기

이후 환자는 크고 작은 문제로 내원하고 있는데 그 이후로는 등이 뜨겁다는 말은 하지 않고 있다.

10 중년 남성의 발기부전陰頭寒

당시 46세, 남
진료일: 2004년 11월11일

환자는 중년의 건장한 남자로 사회생활도 성공적으로 하고 있고 자녀들도 잘 자라고 있었으며 기타 집안일은 아무런 문제가 없었으나 언제부터 인지 발기부전이 발생하여 말 못할 고민을 하고 있었다. 물론 이러한 문제로 부부관계가 소홀해지거나 다툼이 있지는 않았지만 자신감이 저하되어 결심을 하고 병원에서 비아그라, 시알리스 등을 복용하였으나 그 때마다 얼굴이 빨갛게 달아오르고 눈에서 파란 불꽃이 튀면서 빠질 것 같고, 뒷목이 뻣뻣해져서 죽을 뻔 했다고 말씀하시면서 한방치료를 원하였다.

증상분석

환자는 오랫동안 아침의 발기도 없었으며 경도를 유지하는 시간도 매우 짧았으며 사정의 쾌감도 많이 없어져서 어느 때는 느끼지도 못하는 사이에 사정을 한 적도 있다고 하였다. 물론 귀두부위는 평소에도 색이 검게 되어 있고 온도가 낮아 혈액순환이 잘 안 된다는 것을 환자자신도 느낄 정도라고 하였다. 이러한 경우 신양허腎陽虛로 보아 금궤신기환金匱腎氣丸, 우귀음右歸飮, 오자연종환五子衍種丸, 계지가용골모려탕桂枝加龍骨牡蠣湯 등등의 각종 처방을 사용한다. 이에 우선 금궤신기환金匱腎氣丸을 처방하고 대장수大腸兪, 삼음교三陰交, 음릉천陰陵泉 등에 침구치료를 1주일에 2, 3회 정도 처방하면서 최소 6개월 간의 복약을 한 후 경과를 지켜보기로 하였다.

치료경과

환자는 2004년 12월 1일 동일한 약을 가져간 후 2005년 2월 22일이 되어서야 본인이 내원하였다. 환자는 침구치료도 받지 않았고 20일분을 가져가서 복용하였다. 진찰시 환자는 복용 후 아침의 발기가 생겼으며 부부관계의 시간이 길어지고 관계시의 경도가 증가되었다고 하였다. 그런데 약물을 중단한 후 한 달이 넘어 가면서 다시 약해지는 느낌이 있어서 다시 복용하기를 원하였다.

후기

그 후 2005년 4월 4일 환자는 사모님과 함께 내원하셨는데 우선은 사모님이 매우 만족해 하였고 환자도 흡족한 마음을 표시하면서 비아그라보다는 백배, 천배 좋다고 하였으며 환자는 이때에서야 말하기를 환자가 이전에 좋다는 보약, 여러 가지 강장제 등을 많이 복용하였으나 전혀 느낌이 없었으나 이번의 한약은 참 좋다고 말하여 한편으로는 기쁘기도 하고 한편으로는 정력제라고 하는 믿을 수 없는 약을 아무 의심 없이 복약하는지 답답하였다. 그러나 6개월이 지난 후 그간의 정황을 물어보니 복약 시에는 좋았는데 시간이 갈수록 약간씩 약해지는 것을 느낀다고 하여 1년에 3, 4회 정도 보양치료를 권하였다.

발기부전은 첫째는 심신증, 둘째는 각종 질병의 후유증, 셋째는 말초혈관장애 등으로 크게 나눌 수 있다. 이전의 고서에 보면 양위陽萎, 발기부전에 자하거紫河車, 녹용鹿茸, 구편狗便, 녹편鹿鞭, 해구신海狗腎 등등의 약물들이 사용되었으나 최근에는 신경성 즉 자율신경장애로 인한 말초혈액순환의 문제로 젊은 연령에서 발기부전이 발생하는 일이 많다. 이때는 약을 먹지 않아도 하루에 2, 3시간씩 힘차게 골반, 대퇴운동만 해도 발기부전은 자연스럽게 없어진다. 즉 운동을 통해 지친 마음을 달래고 요천추부의 신경순환을 강화하면 발기부전은 당연히 개선되며 인위적으로 말초순환을 증가시키게 되면 뇌, 심장, 신장, 간장 등에 필요이상의 과다한 혈액부하가 생기게 되어 이 환자 같은 부작용이 발생할 수 있다. 더욱이 생활의 긴장은 전신적인 혈액순환을 저하시키는데 체질에 따라 이러한 감소한 혈액순환의 보상작용으로 인체상부에 혈액순환이 편중되어 있는 사람들에게는 그런 류의 약물은 독이 된다.

11 하지정맥류로 인한 양쪽 다리의 통증

당시 61세, 여
진료일: 2005년 7월 15일

환자는 이전부터 오래 서 있는 날에는 밤이면 왼쪽 종아리가 터지는 듯이 아파서 잠을 깨곤 하였으나 최근에는 양쪽 종아리가 모두 통증이 심하여 잠을 자면 쥐가 나고 아파서 주무르곤 하다가 그래도 통증이 없어지지 않아서 병원의 진료를 받으니 하지에 정맥류가 있어서 통증이 발생한다고 하여 수술을 권유하였으나 경제사정상 수술은 하지 않고 병원의 소염제를 복약하였으나 통증이 개선되지 않아 내원하였다.

증상분석

환자는 식당에서 일을 하는 관계로 하루에도 8시간 이상을 서서 일하고 있었으며 일을 마치고 집으로 돌아오면 다리가 많이 부어 올랐으며 취침 후 2,3시간이 지나면 다리에서 쥐가 나면서 통증이 발생하였다. 그리고 양쪽 종아리에는 뱀이 기어가는 것 같은 정맥류가 있었다. 환자의 통증은 하지의 혈액순환불량에 의한 통증으로 정맥의 염증으로 인한 통증과는 확연하게 구분되었다. 즉 환자의 증상은 하지정맥류가 원인이 아니라 하지의 혈관신경계통질환인 하지초조증restless leg syndrom에 해당되었다. 이에 가미삼묘산가미방加味三妙散加乾薑, 肉桂, 黃芪, 茯苓, 澤瀉을 2주분 처방하고 승근承筋, 승산承山, 위중委中에 침구치료를 하였다.

치료경과

2005년 7월 21일 야간에 다리에서 쥐나는 횟수와 근경련의 강도가 크게 감소하였다.

2005년 8월 11일 야간의 종아리의 근경련과 통증이 거의 소실되었다.

후기 및 고찰

환자는 1년이 지난 후 내원하였는데 종아리의 통증이 거의 없다고 하였다. 물론 현재도 식당에서 하루 종일 서서 일을 하고 있다고 하였다.

하지정맥류는 일반적으로 미용상의 불편으로 수술을 많이 하고 있으나 수술을 한다고 하여 오랜 기간동안 지속된 혈류를 조정하는 것은 쉽지 않다. 그러므로 수술을 해도 통증이 없어지지 않는 경우가 많다. 하지정맥류가 문제가 되는 것은 물론 혈전이 축적되는 것이 문제가 되기도 하지만 대부분은 문제가 없다. 그러나 각종 원인에 의해 혈관 내에 염증이 생기거나 혈액순환장애로 나타나는 하지부의 부종 및 통증은 치료를 해야 한다. 개인적으로 미용상의 문제 또는 혈액순환의 차단으로 수술을 하는 것은 반대하지 않는다. 그러나 아무런 증상도 없는데 수술을 하는 것을 찬성하지도 않는다.

참고문헌

印會河 主編, 동양의학총서(東洋醫學叢書), 一中社, 1984
矢數道明, 한방치료백화(漢方治療百話), 동남출판사, 1989
矢數道明, 새한방처방해설(漢方處方解說), 보건신보, 1985
大塚敬節, 矢數道明, 淸水藤太郎, 한방진료의전(漢方診療醫典), 고문사, 1983
陳夢雷 等編(淸), 의부전록(醫部全錄), 일중사, 1984
吳謙 等編(淸), 의종금감(醫宗金鑑), 宏業出版, 1983
陸靑節, 만병의약고문(萬病醫藥顧問), 大中國圖書公司, 1983
張順晶, 상한론색인(傷寒論索引), 慈航中醫社,1983
저자 미상, 상한론연구(傷寒論研究), 출판년도 미상
張順晶, 금궤요략색인(金櫃要略索引), 慈航中醫社, 1984
張錫純, 의약충중참서록(醫藥衷中參西錄), 河北科學出版社, 2002
惲鐵樵, 운철초전서(惲鐵樵全書), 華鼎出版社, 1988
김호철, 한약약리학(韓藥藥理學), 집문당, 2004
上海科學技術出版社 編輯部, 중약대사전(中藥大辭典), 1997, 집문당
江楊淸 主編, 중서의결합내과학(中西醫結合內科學), 北京出版社, 1997
李乃卿 主編, 실용중서의결합외과학(實用中西醫結合外科學), 中國中醫藥出板社, 1997
陳寶全 主編, 중서의결합신경병치료학(中西醫結合神經病治療學), 人民衛生出版社, 2005
孫怡, 楊任民 主編, 중서의결합신경병학(中西醫結合神經病學), 人民衛生出版社, 1999
鮑遠程 主編, 현대중의신경병학(現代中醫神經病學), 人民衛生出版社, 2003
馬云枝 主編, 중서의결합탄탄병학(中西醫結合癱瘓病學), 人民軍醫出版社, 2002
程爲平 等 主編, 중서의결합신경계통질병치료학(中西醫結合神經系統疾病治療學), 人民軍醫出版社, 2002
沈丕安 主編, 현대중의면역병학(現代中醫免疫病學), 人民衛生出版社, 2003
조종관, 한방임상종양학(韓方臨床腫瘍學), 주민출판사, 2001
鮑學全 等 主編, 의난병중의치료급연구(疑難病中醫治療及研究), 人民衛生出版社, 2003
杜貴友 等 主編, 유독중약현대연구여합리응용(有毒中藥現代研究與合理應用), 人民衛生出版社, 2003
馬紹堯 等 主編, 현대중의피부성병진료대전(現代中醫皮膚性病診療大全), 山西科學技術出板社, 1999
傅志宜 編, 임상피부병감별진단학(臨床皮膚病鑑別診斷學), 中國醫藥科技出版社, 1990

肖少卿, 肖朝勇, 중화침구처방학(中華鍼灸處方學), 啓業書局, 2003
肖少卿, 陶航, 중화구료학(中華灸療學), 啓業書局, 2005
陸瘦燕, 육수연침구논저의안선(陸瘦燕針灸論著醫案選), 啓業書局, 1987
안덕균, 한국본초도감, 교학사, 1998
박재갑, 박찬일, 김노경, 종양학, 일조각, 2003
이귀녕, 권오현, 임상병리화일, 의학문화사, 2000
이규승, 일반내분비학, 선진문화사, 2002
서울대학교 약학교육연수원, Drug Formulary, 서울대학교출판부, 2002
대한신경손상학회, 신경손상학, 중앙문화사, 2002
이광우, 정희원 역, 임상신경학, 고려의학, 1997
신문균 등 역, 임상신경해부학, 한문사, 1999
G David Prekin, Fred H Hochberg, Douglas C Miller, atlas of clinical neurology, WOLFE, 1993
Frank H Netter, CIBA collection of medical illustrations, CIBA Pharmaceutical company, 1983
Golan 외, 하버드핵심약리학, E PUBLIC, 2005
E. Braunwald, A. Fauci, D. Kasper, S. Hauser, D. Longo, J. Janeson, 해리슨내과학16판, MIP, 2006

http://211.218.126.155/caj/caj.htm
http://ci.nii.ac.jp/
http://www.cjim.cn/
http://www.kmle.co.kr/
http://www.ncbi.nlm.nih.gov/
http://www.kimsonline.co.kr/drugsearch/identitysearch.asp